Doenças da Próstata

Doenças da Próstata

Um Guia para os Homens e para as Mulheres que os Amam

PATRICK C. WALSH
Urologista-Chefe do Johns Hopkins Hospital

JANET FARRAR WORTHINGTON
Autora de Textos Científicos

TRADUÇÃO
JEFFERSON LUIZ CAMARGO

REVISÃO DA TRADUÇÃO
ALMIRO PISETTA

REVISÃO TÉCNICA
DR. MANOEL DO NASCIMENTO RAMOS

Martins Fontes
São Paulo 1998

Ao leitor: Procuramos escrever este livro com o máximo de exatidão e clareza. Esperamos que ele o ajude a entender seu problema prostático e que, junto com seu médico, você possa planejar e fazer o tratamento ideal para o seu caso. Em outras palavras, o tratamento não deve fundamentar-se apenas no conteúdo deste livro, mas também nas suas necessidades específicas, que devem ser determinadas por você e pelo seu médico.

Esta obra foi publicada originalmente em inglês com o título
THE PROSTATE, por The Johns Hopkins University Press, Baltimore, USA.

1ª edição
julho de 1998

Revisão gráfica
Eliane Rodrigues de Abreu
Produção gráfica
Geraldo Alves
Paginação/Fotolitos
Studio 3 Desenvolvimento Editorial (6957-7653)

Dados Internacionais de Catalogação na Publicação (CIP)
(Câmara Brasileira do Livro, SP, Brasil)

Walsh, Patrick C., 1938-
Doenças da próstata : um guia para os homens e para as mulheres que os amam / Patrick C. Walsh, Janet Farrar Worthington ; [tradução Jefferson Luiz Camargo]. – São Paulo : Martins Fontes, 1998.

Título original: The prostate.
ISBN 85-336-0888-8

1. Próstata – Doenças – Obras de divulgação. I. Worthington, Janet Farrar. II. Título.

CDD-616.65
98-2555 NLM-WJ 752

Índices para catálogo sistemático:
1. Próstata : Doenças : Medicina 616.65

Livraria Martins Fontes Editora Ltda.
Rua Conselheiro Ramalho, 330/340
01325-000 São Paulo SP Brasil
Tel. (011) 239-3677 Fax (011) 3105-6867
e-mail: info@martinsfontes.com
http://www.martinsfontes.com

A todos os pacientes, do passado e do presente,
que nos inspiraram a escrever este livro,
com profunda gratidão pelas lições que nos
ensinaram – e que agora compartilhamos com outros.

Sumário

SEGUNDA PARTE: AUMENTO DA PRÓSTATA E PROSTATITE

Prefácio

Tom Worthington, pai de meu marido, sempre achou que um dia os cigarros iriam matá-lo. Durante anos, sua família o importunara para que parasse de fumar. Ninguém esperava que Tom morresse de câncer de próstata, pelo menos não na sua idade. Mesmo quando o diagnóstico foi feito – quando já era tarde demais, quando o câncer havia dado o fatal salto metastático para além da parede da próstata –, seus médicos estavam esperançosos. Asseguravam-lhe que "um homem pode viver muitos anos com câncer de próstata".

Iniciaram um tratamento à base de terapia hormonal, tão bem-sucedido na contenção do câncer em pacientes mais velhos. "É um câncer induzido por hormônios", dizia o médico da família. "Vamos eliminar os hormônios, e o câncer desaparecerá."

E foi o que aconteceu. Durante meses, os testes de antígeno prostático específico (PSA) não detectaram nenhum vestígio de câncer no sangue. Nessa época Tom, que em suas próprias palavras tinha "bagunçado" sua vida, começou a refazê-la de maneira positiva. Poucos meses depois de se divorciar da mulher com quem estivera casado por trinta anos, voltou para ela, viu nascer o bebê de sua filha – seu primeiro neto – e começou a freqüentar a igreja. Acreditava que a vida estava lhe oferecendo uma segunda oportunidade, e dessa vez não estava disposto a desperdiçá-la.

Foi então que, violentamente, o tumor voltou. Um ano depois do diagnóstico inicial, Tom estava numa clínica, castrado, ligado a um cateter, com dores atrozes, terrivelmente magro, com os ossos tão fragilizados pelo câncer que seu braço se partiu em dois quando uma enfermeira tentou mudá-lo de posição. Com a respiração arfante, alternando perdas e recuperações de consciência, ele nos disse adeus. Então parou de respirar. Tinha 53 anos.

A imagem do sofrimento de Tom deixou uma marca indelével em sua família. Estou escrevendo sobre isso agora, mostrando todos os seus tristes detalhes, porque não quero que outros sofram o que Tom sofreu. Lamentavelmente, o caso de meu sogro ilustra alguns equívocos básicos sobre o câncer de próstata: que é uma doença que só atinge os velhos, que tem um desenvolvimento lento e uniforme, que não é agressivo, que o tumor só é alimentado por hormônios, que a eliminação destes impede a disseminação do câncer e – talvez o equívoco mais grave – que o câncer de próstata será infalivelmente detectado durante um exame médico de rotina. A doença de Tom não foi descoberta apesar de dois exames médicos feitos num espaço de seis meses, e depois de semanas de dores nas costas, um de seus sintomas comuns.

Mark, meu marido (filho de Tom), é médico, mas estávamos separados por milhares de quilômetros, e não havia muito que ele pudesse fazer depois da apresentação do diagnóstico. Já era tarde demais, embora não soubéssemos disso na ocasião. No final, a única ajuda que Mark pôde prestar foi tomar uma providência que o médico de Tom havia negligenciado – garantir que seu pai sentisse o mínimo de dor possível, prescrevendo-lhe doses adequadas de analgésicos que aliviassem seu sofrimento atroz.

Ninguém deveria morrer da maneira como Tom morreu, pois é muito terrível. E nenhum de nós percebeu a rapidez com que sua doença avançava. A família de Tom estava ávida por boas informações sobre sua doença, e não havia nenhuma – a não ser uns poucos artigos esparsos extraídos da literatura médica, que Mark encontrou e traduziu para nós, e um ou outro livro que sempre terminava por mostrar-se inútil e, pior que isso, inexato.

Foi assim que nasceu o presente livro. Com Patrick Walsh, diretor do Departamento de Urologia do Johns Hopkins Brady Urological Institute e inventor do revolucionário "Procedimento Walsh" (que ele designa por outro nome), a operação mais aceita atualmente, que remove a próstata mas preserva a potência e a continência, escrevi um artigo sobre câncer de próstata para o *Hopkins Medical News*, uma revista médica dos ex-alunos da Faculdade de Medicina de Johns Hopkins, da qual eu era redatora-chefe. A revista nunca recebeu tantos pedidos de republicação de um artigo quanto dessa vez, o que nos deixou convencidos de que havíamos abordado uma questão fundamental. Constatamos, também, que era grande a necessidade de informações mais detalhadas.

Uma Palavra sobre o Título e o Modo de Usar este Livro

Este livro foi escrito para homens e mulheres. Assim é porque, para sermos francos, Tom Worthington talvez nunca tivesse tomado a iniciativa de comprar um livro como este. Muitos homens – inclusive meu marido, meu pai e meu irmão – não gostam de preocupar-se com sua saúde. Sua filosofia é simples: ignore o assunto, e o problema desaparecerá. Desse modo cabe a mim, a minha mãe e a outras mulheres da família insistir com eles para que procurem um médico. E os homens que conhecemos *realmente* não querem pensar sobre nada que seja remotamente urológico; morrem de medo só de pensar em fazer um exame de toque retal. A maioria dos homens, disse-me o dr. Walsh, nem mesmo sabe que tem uma próstata – e dela só tomam conhecimento quando surge um problema. O fato é que em sua maior parte os problemas de próstata podem ser evitados, e, se descobertos ainda no começo, *todos* podem ser curados, inclusive o câncer. Esta é a mensagem do presente livro, e nos capítulos seguintes vamos abordar, em detalhes, a maioria dos problemas relacionados à próstata.

Passaremos ao leitor muitas informações úteis e recentes – algumas delas tão recentes que talvez nem mesmo o seu médico tenha conhecimento delas; é possível que uma parte deste material vá além daquilo que você deseja saber, mas estará ao seu alcance se porventura se fizer necessário. Na seção sobre o câncer de próstata, por exemplo, há quadros e tabelas que o ajudarão a entender o significado dos resultados de alguns testes (e quais testes e tratamentos são inúteis), se você tem ou não um câncer que precisa ser tratado, a probabilidade de que seu câncer se tenha disseminado, e as melhores opções disponíveis para planejar um tratamento. Tendo em mente a experiência de Tom Worthington – e a de milhares de outros homens –, também lhe diremos sobre quais medicamentos e sintomas você deve consultar o seu médico, para poder ajudar a si próprio ou a um de seus entes queridos a aliviar a dor que é tão terrível e debilitadora.

De início, pensamos em não incluir uma parte dessas informações, deixando que os médicos usassem seus próprios critérios a propósito de informá-lo ou não de todos esses fatos. Mas você tem o direito de ser informado de tudo; afinal, você é a outra metade da relação médico-paciente! Além disso, a assistência médica neste país é desigual. Para sermos francos, alguns médicos estão menos atualizados que outros; alguns, devido a tentativas bem-intencionadas (mas equivocadas) de poupar a seus pacientes o peso da preocupação e do sofrimento, podem achar mais conveniente não contar-lhes a história toda. Seja como for, aqui você encontrará todas as informações necessárias, e poderá usá-las do modo que lhe parecer melhor.

Com os serviços médicos conveniados de nossos dias, em que alguns planos e seguros de saúde podem mostrar-se relutantes em oferecer uma assistência especial ou exames preventivos para doenças da próstata, é mais importante do que nunca que os pacientes procurem informar-se por conta própria.

O leitor deve ver este livro como um manual que contém vários tipos de informação, lembrando-se, como escreveu Francis Bacon há quatro séculos, de que *saber é poder*. O que você aprender sobre essa glândula problemática pode salvar a vida de alguém, talvez a sua própria. E a aquisição de boas informações sobre essas doenças também pode preservar a qualidade de vida de um homem. No caso do câncer de próstata, a época em que a questão da cura era bem pior que a doença em si já é, em grande parte, uma coisa do passado.

Este livro pode ser lido de duas maneiras: da primeira à última página ou por partes. Apesar de nosso esforço para facilitar ao máximo o entendimento deste livro, a questão da próstata não é fácil, e seus problemas específicos são bastante complexos. Nosso objetivo, aqui, é levá-lo a terminar a leitura do livro munido de boas informações, preparado e capaz de manter uma discussão inteligente com o seu médico.

Contudo, não é má idéia molhar os pés antes de mergulhar, e por esse motivo o final de cada capítulo traz uma seção intitulada "O Resumo da História". Essa seção contém uma síntese dos pontos básicos que você precisa saber sobre cada tópico abordado pelo livro. Talvez seja melhor ler primeiro essas seções, para ter uma visão geral do problema, e só depois, já com uma idéia global do assunto, voltar e ler o capítulo inteiro em busca de maiores detalhes.

Começamos apresentando um resumo das "três grandes" doenças da próstata, e em seguida discutimos cada uma delas detalhadamente, inclusive os sintomas, o diagnóstico, o tratamento e o prognóstico. No final, apresentamos algumas informações sobre os lugares onde se pode obter ajuda e o modo de adquirir mais conhecimentos.

Tom Worthington morreu um pouco antes de nascer minha primeira filha, para quem o avô paterno será sempre apenas uma foto na parede. Espero ansiosamente que, pensando em seus entes queridos, muitos homens comecem a fazer seus exames anuais da próstata – e possam, assim, curtir os seus netos.

Janet Farrar Worthington

Agradecimentos

Este livro não teria sido possível sem o trabalho e a experiência de muitas pessoas, na verdade tantas que se torna impossível nomeá-las aqui. Tentamos, mas o resultado parecia uma lista telefônica. Assim, em vez de fazer uma relação de todas as fontes das quais nos servimos para produzir este guia e, inevitavelmente, acabar omitindo uma ou duas, queremos apenas agradecer aos colegas, pacientes, amigos e familiares que nos prestaram uma grande ajuda. São eles:

Donald S. Coffey, John D. McConnell, Ken J. Pienta, Alan W. Partin, Carol Balmer, E. David Crawford, Gary G. Schwartz, John T. Isaacs, William Isaacs, Howard I. Scher, Michael Naslund, Jonathan I. Epstein, Joseph E. Oesterling, Eva Zinreich, Mario A. Eisenberger, Ulrike M. Hamper, Timothy J. Wilt, Louis Kavoussi, Charles B. Wentz, Bette Rank, David Sandberg, Alex Short, R. Carmichael Tilghman, John Anderson e Peter Weaver.

Também somos profundamente gratos às valiosas contribuições das seguintes pessoas: Peg Walsh, Mark Worthington, Barbara Downs, Ronald Farrar, Gayla Farrar, Bradley Farrar, Ann Finkbeiner, Melissa Sweeney, Howard Means, Mitchell Steiner,

William Whitworth, Ruth Freishtat, Barbara Lamb, Lee Sioles e Marilyn Shepherd.

Por último, gostaríamos de agradecer a Leon Schlossberg por sua extraordinária capacidade de contar uma história através de imagens, e a Jacqueline Wehmueller, nossa editora-chefe, pela infatigável paciência e pelo apoio nos últimos dois anos.

Patrick C. Walsh
Janet Farrar Worthington

INTRODUÇÃO

Uma Glândula Pequena, um Grande Problema

Os problemas clínicos da próstata não comportam respostas fáceis. Por que, por exemplo, alguns homens vivem quase um século sem sofrer nenhuma dilatação da próstata, enquanto outros, já a partir da meia-idade, precisam tratar-se mais de uma vez? Por que alguns homens morrem *com* câncer de próstata e outros morrem *de* câncer de próstata – enquanto outros nunca chegam a ter a doença? O que provoca o súbito intumescimento da próstata conhecido como prostatite, geralmente acompanhado por terríveis dores nas costas?

O grau de sofrimento provocado pelos problemas da próstata varia do irritante ao devastador. A boa notícia contida neste livro é que o tratamento eficaz – e, ainda mais importante, o alívio dos sintomas – encontra-se disponível para todos os "três grandes" distúrbios prostáticos: o câncer de próstata, a hiperplasia prostática benigna, ou HPB (geralmente conhecida como "dilatação da próstata"), e a prostatite. É especialmente reconfortante saber que *o câncer de próstata, quando descoberto no começo, é curável.* E, quando precocemente detectados, os distúrbios prostáticos em geral podem ser tratados sem levarem à perda do controle urinário ou da função sexual.

Poucos homens que têm um período de vida normal – cerca de 74 anos – deixarão este mundo sem ter sofrido algum tipo de doença da próstata, que varia desde a inflamação dolorosa até a dilatação benigna ou o câncer. E é importante observar que as doenças da próstata não configuram uma situação do tipo "ou isto ou aquilo". O fato de um homem ter HPB, por exemplo, não significa que ele "já teve o seu problema de próstata" e esteja, portanto, a salvo de ter um câncer. O risco de câncer também não é eliminado quando se fez uma cirurgia para tratamento do adenoma (tumor benigno) da próstata ou tratamento da prostatite.

Isso tudo significa que, depois dos cinqüenta anos de idade e pelo resto de suas vidas, os homens precisam fazer um *check-up* anual da próstata. Desse exame fazem parte o exame de toque retal – quando o dedo enluvado de um médico é introduzido no reto, à procura de um nódulo ou caroço, inchaço ou qualquer coisa de anormal – e um processo denominado "teste de PSA", que é um exame sanguíneo extremamente sensível para detectar possível vestígios residuais de uma proteína chamada "antígeno prostático específico". Os testes anuais de PSA dão ao seu médico uma *visão*, uma diretriz de leitura que lhe permite fazer comparações: qualquer alteração do nível de PSA significa que alguma coisa precisa ser averiguada. O PSA, normalmente secretado e eliminado pela próstata, aparece elevado na corrente sanguínea no câncer e é inofensivo quando em níveis normais (até 4mg/ml) na hipertrofia benigna de próstata (HPB). (Também pode aparecer elevado por um tempo breve, depois de um episódio de prostatite.) Para milhares de homens, o teste de PSA aumenta consideravelmente a probabilidade de um diagnóstico precoce de câncer da próstata ou de HPB (tumor benigno).

HIPERPLASIA PROSTÁTICA BENIGNA (HPB)

Para a maior parte dos homens, durante os primeiros quarenta anos de vida, mais ou menos, a próstata comporta-se admiravelmente bem. Depois dos quarenta, porém, muitos deles – cerca de oitenta por cento por volta dos oitenta anos de idade – desenvolvem hiperplasia prostática benigna (HPB), um problema irritante que leva a próstata a aumentar de volume e a interferir no fluxo urinário. A HPB pode deflagrar um processo de micções freqüentes (várias vezes por hora), uma sensação de urgência, uma longa espera até que a urina comece a fluir, uma repetição do ato de levantar à noite para urinar, uma interrupção do fluxo urinário (do tipo começa-e-pára), e uma sensação constante de que a bexiga está cheia. Às vezes, a HPB leva a infecções do trato urinário; em casos raros, pode provocar lesões na bexiga ou nos rins.

A HPB desenvolve-se de dentro para fora, à medida que o tecido prostático interno começa a comprimir a uretra, que atravessa a próstata como um canudo que alguém segurasse com a mão fechada. Quando as células prostáticas internas crescem, começam a comprimir a uretra; é como se a mão se fechasse ainda mais. Para a maioria dos homens com HPB, esse aperto provoca uma mudança irritante, mas ainda tolerável, em sua qualidade de vida. Contudo, ao avançar para além da simples inconveniência – ao tornar-se um obstáculo para o trato urinário, por exemplo, ou provocar problemas na bexiga ou nos rins –, a HPB exige tratamento.

CÂNCER DE PRÓSTATA

Ainda que as "complicações" da próstata realmente pareçam ser uma parte normal do envelhecimento, *o câncer de próstata não é apenas uma doença de senhores idosos.* Em 1994, o Departamento de Epidemiologia e Estatística da *American Cancer Society* estimou que duzentos mil novos casos de câncer de próstata seriam diagnosticados nos Estados Unidos, e que mais de trinta e oito mil homens morreriam da doença, que é atualmente o segundo tipo de câncer que mais atinge homens (só é superado pelo câncer de pele); além disso, o câncer de próstata é aquele cuja incidência aumenta mais rapidamente com o avanço da idade.

Mais uma vez, há boas notícias: *descoberto no início, antes de disseminar-se, o câncer de próstata é curável com cirurgia e radioterapia.* O aperfeiçoamento das cirurgias reduziu drasticamente os piores efeitos colaterais da operação, a impotência e a incontinência, e novas pesquisas têm lançado bases criteriosas para que se possa compreender o câncer de próstata e aumentar a expectativa de bons resultados do tratamento médico mesmo depois que a doença já se espalhou.

Se o câncer de próstata for descoberto no início, os pacientes podem ser curados; podem, inclusive, levar uma vida normal. Esta mensagem crucial precisa ser ouvida tanto pelos médicos quanto pelos pacientes. Os homens precisam submeter-se a exames, e os médicos devem começar a tentar descobrir o câncer de próstata mais cedo e mais atentamente.

PROSTATITE

O termo prostatite refere-se a uma próstata inflamada, inchada e mole. Esse problema doloroso pode ser provocado por uma infecção (por bactérias) ou por algum outro motivo – os médicos não sabem o que causa a prostatite não-bacteriana. De qualquer modo, os sintomas podem incluir dores nas articulações, nos músculos, na parte inferior das costas e numa área ao redor do escroto; dores, febre e calafrios (nos casos agudos); problemas urinários, inclusive sangue na urina, dor ou queimação, e uma ejaculação dolorosa.

A prostatite bacteriana manifesta-se de duas maneiras: aguda (que é grave e exige tratamento imediato) e crônica (a longo prazo), e pode ser detectada pela presença de bactérias na urina. *Nenhuma forma é contagiosa, e nenhuma delas pode ser transmitida à pessoa com a qual um homem mantiver relações sexuais.* O tratamento consiste em combater as bactérias e, desse modo, interromper a infecção. No caso da prostatite não-bacteriana, o arsenal de tratamentos inclui relaxantes musculares. Um problema afim, chamado "prostatodinia" (ou próstata dolorida), pode não ser uma verdadeira doença da próstata, sendo na verdade provocado por espasmos musculares na pelve.

A seguir, examinaremos o modo como normalmente funcionam os sistemas urinário e reprodutor masculinos, para depois verificar o que acontece quando a próstata – que está envolvida nos dois sistemas – causa problemas.

1

Um Manual de Anatomia

Guia dos Sistemas Urinário e Reprodutor do Homem

Por que começar por uma lição de anatomia? Digamos que você esteja planejando uma viagem: é provável que consulte um mapa, pois convém conhecer o itinerário, os marcos geográficos e os lugares problemáticos ao longo do caminho. Tendo em vista que sua destinação não se situa num vazio, entender e examinar o *contexto* é tão importante, para a sua viagem, quanto o objetivo em si.

Portanto, se lhe parecer útil, pense neste capítulo como o seu Guia Turístico da anatomia masculina. Não se trata de um estudo exaustivo, mas nele descreveremos o contexto da próstata como uma importante glândula envolvida tanto no sistema urinário quanto no reprodutor. O conhecimento do papel da próstata na anatomia normal pode levar a uma melhor compreensão daquilo que acontece quando alguma coisa vai mal.

O TRATO URINÁRIO

Os Rins

Começaremos pelos rins, que parecem dois suportes de livros em forma de feijões, incrustados em tecido conjuntivo fibroso e adiposo, um de cada lado da coluna vertebral, na base das costelas. Ficam atrás do pâncreas e abaixo do peritônio, a grande membrana de tecido que reveste o abdome e encerra e protege o fígado, o estômago e o intestino.

Os rins são de cor marrom-avermelhada, e não são imagens em espelho. O rim esquerdo tende a ser ligeiramente maior e mais estreito, e fica um pouco acima do direito, que ocupa um espaço um tanto quanto exíguo um pouco acima do fígado. Em média, os rins têm pouco menos de 13 cm de comprimento, 7,5 cm de largura e 2,5 cm de espessura. São extremamente vascularizados: o rim processa de três a cinco vezes mais sangue do que o coração, o fígado e o cérebro. Uma surpreendente quantidade de 25 por cento do sangue de cada batimento cardíaco flui através dos rins, e são eles que purificam o sangue eliminando resíduos tóxicos, excesso de água e sais. Desempenham um papel fundamental para a manutenção do equilíbrio de fluidos e eletróli-

Figura 1.1. (na página ao lado) *Como a Urina Deixa o Corpo*
Aqui está o sistema urinário masculino. Começa com dois grandes filtros – os rins, duas formas irregulares que lembram feijões e ficam uma de cada lado da coluna vertebral. Em seguida vêm os ureteres, tubos musculares e unidirecionais que espremem a urina como se esta fosse um creme dental líquido, levando-a dos rins para a bexiga, um tanque de retenção revestido de músculos. Da bexiga, a urina segue seu curso descendente através da uretra, um tubo com músculos circulares, em camadas, que forma um túnel através da próstata.

Em geral, a próstata – uma glândula muscular em forma de noz, que parece tão pequena (pouco menos de 4 cm de comprimento) mas pode causar tantos problemas – não tem muito a ver com a passagem da urina pelo corpo. Veja-se, porém, que ela envolve a uretra. Na hiperplasia prostática benigna (HPB), a próstata aumenta de tamanho e começa a comprimir a uretra, o que pode exercer um grande impacto sobre o fluxo urinário.

Depois dessa breve e angulosa viagem através da próstata, a uretra continua sua sinuosa trajetória até o pênis, o portal através do qual a urina finalmente deixa o corpo.

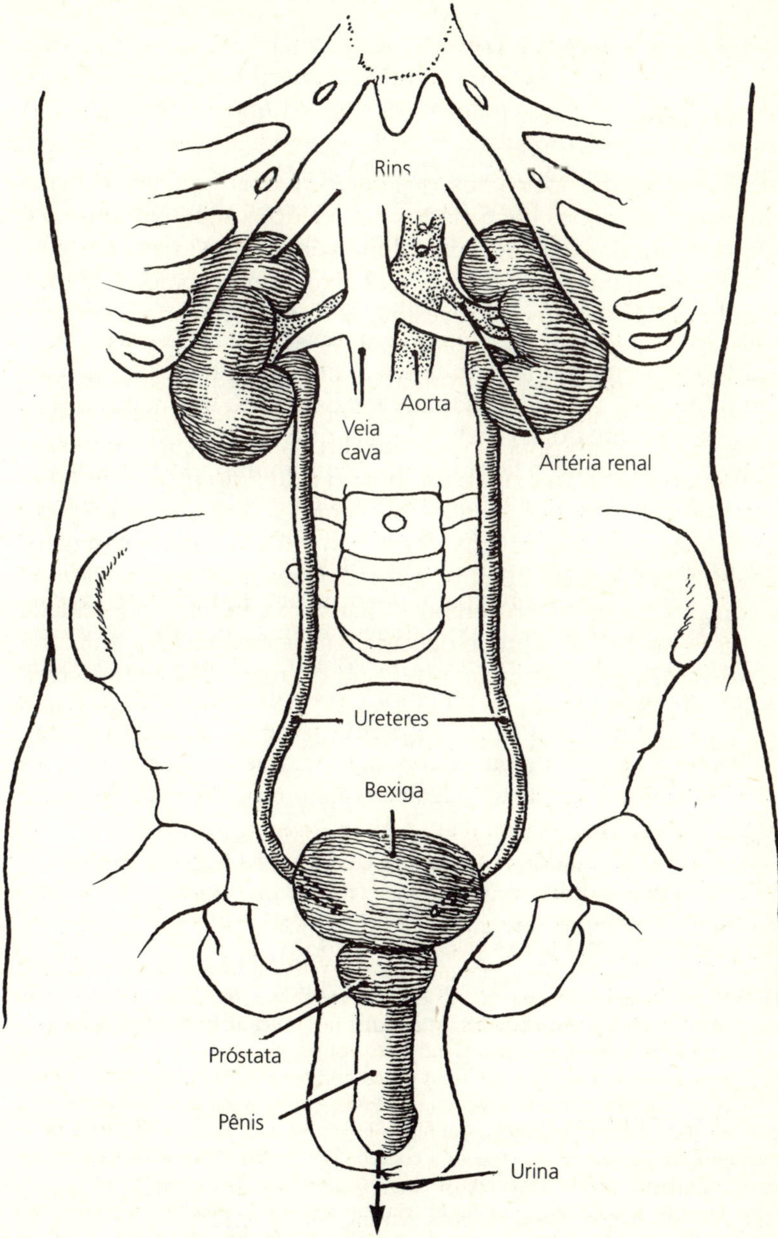
Rins
Aorta
Veia
cava
Artéria renal
Ureteres
Bexiga
Próstata
Pênis
Urina

tos do corpo (minerais como sódio, potássio e cloreto, bem como do equilíbrio ácido-básico (pH) do organismo. Ajudam a metabolizar a vitamina D, que fortalece os ossos. Também produzem a renina, que ajuda a regular a pressão sanguínea, e a eritropoietina, que regula a contagem de glóbulos vermelhos do corpo.

Os rins são os principais filtros de nosso organismo. O sistema através do qual limpam o corpo de impurezas – e, ao mesmo tempo, recuperam e reciclam materiais úteis – é tão complexo quanto elegante. Funcionam como um grande complexo de canais de drenagem, tributários e correntes que levassem a um rio. Cada rim contém mais de um milhão de unidades funcionais, ou minúsculos túbulos chamados de néfrons. Um néfron começa por uma taça de paredes duplas que contém um nódulo de filtragem (imagine-o como se fosse um minúsculo filtro de café enchumaçado), o glomérulo. Depois desse nódulo, a trajetória do túbulo torna-se inicialmente retorcida; endireita-se à medida que se aproxima do centro do rim, depois se afila e atravessa uma série de canais conectores para alcançar um grande duto coletor.

Essa complexa rede de filtragem permite que os rins processem diariamente um inacreditável volume de fluido. O corpo de um homem de 68 kg, por exemplo, contém cerca de 37,8 a 45,36 litros de água. Os seus rins, porém, processam mais ou menos 170 litros de água por dia – o que significa que essa água está constantemente sendo refinada, reabsorvida e reprocessada. Se a água e os minerais não fossem reabsorvidos, nossos corpos ficariam gravemente desidratados em questão de algumas horas.

O que acontece, então, com o fluido que não é reabsorvido? Continua seguindo seu caminho através da rede tubular, para formar cerca de 2 litros de urina – a quantidade média que um homem excreta por dia. Ao chegar aos dutos coletores, a urina está altamente concentrada e pronta para ser expelida do corpo.

Os Ureteres

A urina deixa cada rim através de um tubo muscular chamado de ureter. Os ureteres funcionam como tubos de creme dental, "espremendo" ou "ordenhando" a urina para fora dos rins. Cada ureter tem mais ou menos 30,5 cm de comprimento, e é bem estreito – cerca de 1,25 cm em seu ponto mais largo. Os ureteres são condutos de mão única. A urina sempre segue a mesma trajetória através deles, quer um homem esteja de pé, quer de cabeça para baixo. A principal função dos ureteres con-

Fig. 1.2. *Um Exame mais Detalhado do Rim*

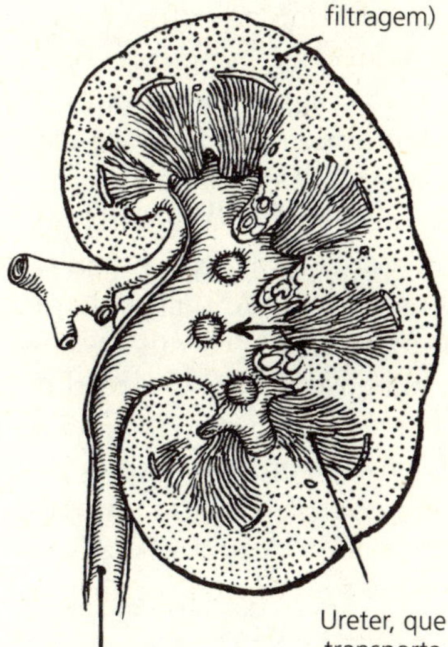

O sistema é ao mesmo tempo complexo e elegante. Os rins limpam o corpo de impurezas e, ao mesmo tempo, recuperam e reciclam materiais úteis. Funcionam como um vasto complexo de canais de drenagem, tributários e correntes que levassem a um rio. Cada rim contém mais de um milhão de unidades funcionais, ou minúsculos túbulos chamados de néfrons. Um néfron começa por uma taça de paredes duplas que contém um nódulo de filtragem (imagine-o como se fosse um minúsculo filtro de café enchumaçado) chamado de glomérulo. O túbulo endireita-se à medida que se aproxima do centro do rim, em seguida afila-se e atravessa uma série de canais conectores até alcançar um grande duto coletor. Essa complexa rede de filtragem permite que os rins processem diariamente um inacreditável volume de água.

O que é urina?

A urina é o que sobrou depois que os rins recuperaram e reciclaram a água e os minerais úteis que passam constantemente por eles. Contém pequenas quantidades de água, sódio, cloreto, bicarbonato, potássio e uréia, o produto da decomposição de proteínas.

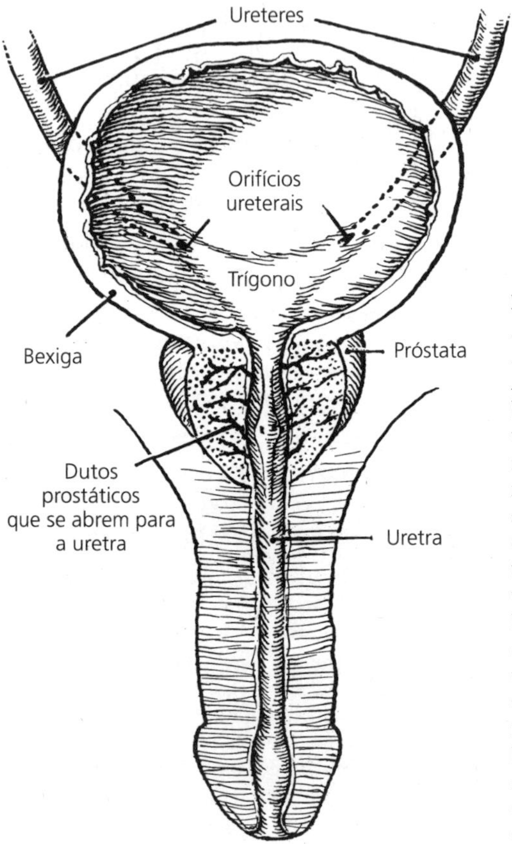

Figura 1.3. *Um Exame mais Detalhado da Bexiga, da Próstata e da Uretra*
As linhas pontilhadas na bexiga mostram onde os ureteres viajam sob o revestimento da bexiga para formarem uma aba semelhante a uma válvula, que é chamada de trígono. A função do trígono é manter o fluxo unidirecional da urina para baixo, a partir dos ureteres e dos rins, e impedir que haja um refluxo ascendente. O trígono fica cada vez mais retesado à medida que a bexiga se distende, mas mesmo durante a micção conserva sua vedação estanque.

siste em “empurrar” a urina para a frente, dando, assim, continuidade a sua trajetória até a bexiga.

A Bexiga

A bexiga é um reservatório oco, revestido por músculos, que funciona como um tanque de retenção. No máximo de sua capacidade, pode reter cerca de meio litro de urina. Em circunstâncias normais, a bexiga constitui o primeiro ponto do processo urinário – depois da ingestão de líquido, é claro – sobre o qual podemos exercer alguma influência, optando por eliminar ou reter a urina. (A incapacidade de controlar a eliminação da urina é chamada de "incontinência".)

A bexiga foi feita para contrair-se e expandir-se, dependendo da quantidade de líquido que tem de reter. Uma camada de tecido conjuntivo explica sua flexibilidade; como uma tira de elástico, esse revestimento mucoso fica plissado quando a bexiga está vazia, mas torna-se esticado e de textura mais uniforme quando cheia. Um complexo entrelaçamento de camadas e feixes de músculos alteráveis forma uma rede labiríntica que permite à bexiga contrair-se e expelir a urina. Um sofisticado sistema de apoio opera no sentido de proteger a bexiga de uma extrema distensão e do risco de ruptura: quando está muito cheia, há uma redução correspondente da produção de urina por parte dos rins.

Os ureteres não deixam de existir quando alcançam a bexiga; simplemente mudam de forma. Os dois tubos se achatam e encontram para formar uma aba em forma de válvula, o trígono, que fica no colo da bexiga. A função do trígono é permitir o livre movimento da urina para baixo, a partir dos ureteres e dos rins, e também impedir que o fluxo urinário siga uma trajetória ascendente – basicamente, manter um fluxo unidirecional. O trígono é uma válvula de mão única que impede que a urina volte para os rins quando a bexiga se distende. Mesmo durante a micção, o trígono conserva sua vedação estanque.

Com o caminho para cima efetivamente obstruído, a urina continua sua trajetória descendente através da uretra, um tubo com músculos circulares, em camadas, que começa no colo da bexiga e em seguida forma um túnel através da próstata.

A Próstata

A próstata é uma glândula muscular em forma de noz, de cerca de 3,80 cm de comprimento, que fica diretamente sob a bexiga. Sua função principal consiste em produzir parte do fluido que constitui o sêmen, a solução que transporta o esperma. Durante o orgasmo (o clímax de uma relação sexual), os músculos da próstata se contraem e forçam esse fluido para a uretra, o principal conduto dos fluidos urinários e sexuais. (O esperma, produzido pelos testículos, também é lançado na uretra

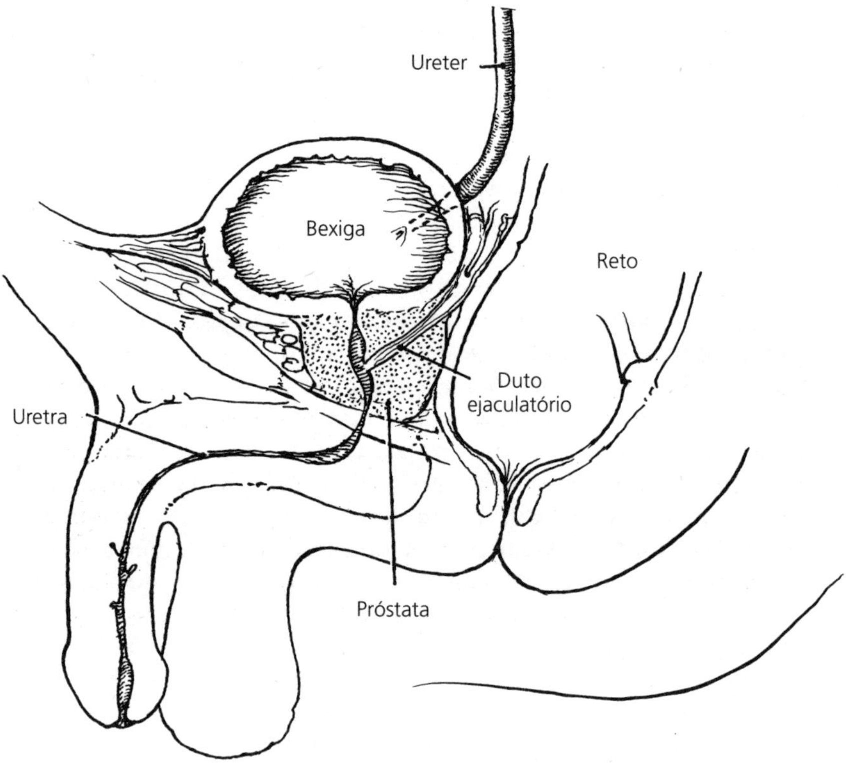

Figura 1.4. *A Próstata e a Uretra*
Você pode ver por que a trajetória da uretra através da próstata pode tornar-se tão precária com o passar do tempo: a próstata envolve-a por completo. E quando, à medida que um homem envelhece, a próstata cresce e começa a exigir mais espaço para si, a uretra fica cada vez mais comprimida num espaço exíguo – e a urina encontra maiores dificuldades para atravessar a próstata e sair do corpo.

nessa ocasião, juntamente com o fluido originário das vesículas seminais.)

A próstata se modifica com a idade. Quando um homem chega lá pelos quarenta e cinco anos, ela tende a aumentar, começando com as células mais profundas (aquelas que circundam a uretra). Na hiperplasia prostática benigna (HPB), o crescimento da próstata começa a asfixiar a uretra, que a atravessa num ângulo de trinta e cinco graus. Esse lento estrangulamento é a razão de a próstata exercer tanto impacto sobre o fluxo urinário. Vamos discutir a próstata de modo bem mais detalhado na próxima seção, que aborda o sistema reprodutor.

A Uretra

Depois de sua breve e angulosa viagem através da próstata, a uretra continua seu curso sinuoso até o pênis, o órgão que finalmente permite a saída da urina do corpo. A uretra, cujo comprimento total é de mais ou menos 20 cm, divide-se em três segmentos: prostático, membranoso (entre a próstata e o pênis) e peniano. Como a próstata, está envolvida nos dois sistemas, o urinário e o reprodutor; serve como condutor não só da urina, mas também das secreções dos dutos ejaculatórios e da próstata. A uretra prostática também possui um dispositivo para *impedir* o reflexo do fluido – um anel de tecido liso que, junto com o colo da bexiga, funciona como um torniquete durante a ejaculação. Esse torniquete impede que o sêmen siga a trajetória errada, para cima, em direção à bexiga, e dirige seu curso para baixo, para fora da uretra.

O SISTEMA REPRODUTOR

Os Testículos

Os testículos são os órgãos reprodutores do homem. São dois, cada qual com menos de 5 cm de comprimento e mais ou menos 2,5 cm de largura. Cada testículo fica protegido dentro do escroto, ligado, como um relógio de bolso preso a uma corrente, a um cordão espermático que, entre outras coisas, é responsável pelo suprimento de sangue dos testículos.

Os testículos dividem-se em centenas de minúsculos compartimentos, cada um dos quais contém pelo menos um par de túbulos filiformes, extremamente retorcidos. Se esses túbulos fossem esticados, cada um atingiria quase 70 cm de comprimento. Esses minúsculos túbulos se ligam, como tubos de sondagem, a tubos mais retilíneos que são as fábricas de esperma do corpo; o processo de produção do esperma, chamado de espermatogênese, acontece ali. Os testículos são também a principal fonte do hormônio masculino, a testosterona, que é responsável pela fertilidade e pelos caracteres sexuais secundários, como os pêlos pubianos e do corpo e o engrossamento da voz.

O Epidídimo

Os túbulos produtores de esperma em cada testículo convergem como correntes na foz de um rio, para formarem a cabeça do epidídimo. Neste caso, o rio é proporcionalmente maior e tortuoso. Apesar de ter só um milímetro de largura, cada epidídimo sinuoso e serpeante (um de cada lado) chegaria a um comprimento de mais ou menos 450 a 600 cm se fosse desenrolado. O epidídimo é a "estufa" onde o esperma amadurece e fica armazenado até o orgasmo, quando dois terços do esperma ejaculado são lançados de sua cauda durante uma série de poderosas contrações musculares. O epidídimo "abraça" o testículo, unindo-se a um lado deste antes de retorcer-se mais uma vez e voltar-se para cima, para a extremidade de sua cauda, indo depois juntar-se a outro tubo – o vaso deferente.

O Vaso Deferente

Ocorre uma mudança de topografia quase imediata no ponto em que epidídimo se transforma no vaso deferente. Esse poderoso tubo (de novo, um de cada lado; juntos, são também

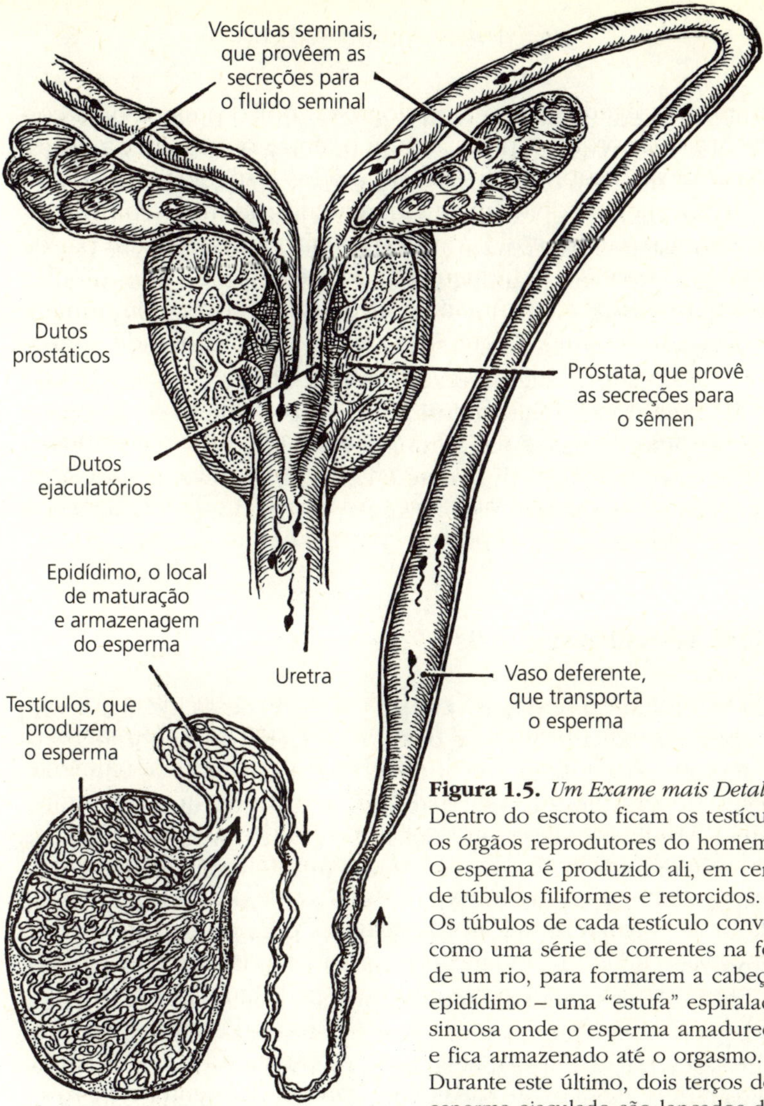

Figura 1.5. *Um Exame mais Detalhado*
Dentro do escroto ficam os testículos, os órgãos reprodutores do homem. O esperma é produzido ali, em centenas de túbulos filiformes e retorcidos. Os túbulos de cada testículo convergem como uma série de correntes na foz de um rio, para formarem a cabeça do epidídimo – uma "estufa" espiralada e sinuosa onde o esperma amadurece e fica armazenado até o orgasmo. Durante este último, dois terços do esperma ejaculado são lançados da cauda do epidídimo durante uma série de poderosas contrações musculares. O epidídimo transforma-se em outro tubo, chamado de vaso deferente – um cordão muscular duro que se destina a bombear o esperma para o segmento prostático da uretra. O vaso deferente termina por se juntar ao duto da vesícula seminal, formando o canal ejaculatório.

conhecidos, em latim, como *vasa deferentia*), é um cordão muscular duro de mais ou menos 46 cm de comprimento e três milímetros de diâmetro. Sua espessura característica – devido a sua bainha de músculos, destinada a bombear esperma para o segmento prostático da uretra – faz com que o vaso deferente possa ser facilmente sentido através do escroto, e até mesmo do cordão espermático. O vaso deferente segue seu sinuoso caminho até um espaço entre a bexiga e o reto, depois se volta para baixo, para a base da próstata, onde encontra o duto da vesícula seminal e forma o canal ejaculatório. É do vaso deferente que provém o nome da vasectomia, uma forma de contracepção masculina; quando o vaso deferente é cortado, o esperma não consegue sair do pênis através da ejaculação, sendo, pelo contrário, reabsorvido pelo corpo.

As Vesículas Seminais

As vesículas seminais, cada qual com cerca de 5 cm de comprimento, ficam atrás da bexiga e ao lado do reto, arqueando-se sobre a próstata como duas asas, ou, talvez, como dois cachos de uvas; têm um aspecto mais rugoso do que liso e uniforme. Arqueando-se acima delas, um de cada lado, estão os vasos deferentes, que se encontram com as vesículas seminais em ângulos com forma de V para formarem os canais ejaculatórios, aberturas em forma de fendas que vão introduzir-se na uretra prostática.

As vesículas seminais são compostas de alvéolos, pequenos becos sem saída que contêm secreções viscosas – fundamentais para assegurar a consistência do sêmen. (Devem seu nome à antiga crença de que as vesículas armazenavam sêmen e esperma, o que não é verdade.)

Como a próstata e os tecidos afins, conhecidos como "glândulas acessórias do sexo", as vesículas seminais dependem dos hormônios para seu desenvolvimento e crescimento, e para sua capacidade de produzir secreções. As vesículas seminais são extremamente variáveis entre as espécies: são grandes nos seres humanos, nos ratos, nos *hamsters* e em alguns coelhos, mas inexis-

O que é Sêmen?

A resposta mais fácil está em dizer que se trata do líquido ejaculado pelo pênis durante o orgasmo. O sêmen consiste em esperma mais as secreções dos tecidos acessórios do sexo (que incluem a próstata e as vesículas seminais), e é composto de prostaglandinas, esperminose, frutose, glucose, ácido cítrico, zinco, proteínas e enzimas como as imunoglobulinas, as proteases, as esterases e a fosfatase. Menos de 1 por cento do sêmen provém de outros órgãos reprodutores como os testículos e o epidídimo, que produzem esperma.

O sêmen não é somente esperma; o esperma é apenas uma minúscula fração do fluido seminal. Por que, então, as outras secreções? Em alguns mamíferos, o esperma removido do epidídimo – sem nunca ter tido contato com secreções da próstata e das vesículas seminais – mostrou-se capaz de fertilizar um ovo. Muitos cientistas acreditam que as variadas secreções que constituem o sêmen ali estão como um *buffer*, ou solução que tende a manter constante a acidez de uma solução, para ajudarem o esperma a sobreviver e permanecer ativo, estimular sua passagem pelos tratos reprodutores masculino e feminino e minimizar o choque ambiental durante a relação sexual. Os açúcares como a frutose e a glucose podem estar ali para alimentar o esperma, dando-lhe a energia necessária ao seu metabolismo durante sua viagem.

Outros produtos secretores – o zinco, por exemplo, e as proteases e imunoglobulinas – talvez existam para combater doenças, tendo a função de limpar a uretra, rechaçando o ataque de substâncias nocivas que entram pelo trato urinário.

O sêmen passa por extremas transformações químicas depois da ejaculação, metamorfoseando-se de um líquido viscoso em um semi-sólido, e em seguida fazendo o percurso inverso. Em geral, cinco minutos depois da ejaculação o sêmen coagula-se em uma substância gelatinosa; em seguida, dentro de mais ou menos quinze minutos, transforma-se num líquido pegajoso. Na maioria dos animais, as vesículas seminais e a próstata agem sobre o sêmen como um soco duplo: a coagulação se deve a uma substância produzida pelas vesículas seminais. Depois o PSA (antígeno prostático específico), uma enzima produzida pela próstata, leva o coágulo a liquefazer-se. A natureza do sêmen varia muito conforme as espécies. Por exemplo, nos touros e cães (que não possuem vesículas seminais), o sêmen não se coagula. Nos ratos e coelhos, porém, coagula-se rapidamente, formando uma pelota; no caso destes animais, o PSA é crucial para ajudar o esperma a chegar ao seu destino.

Uma vez que o sêmen é um fluido corporal, como o sangue, é passível da ação e influência de drogas, carcinógenos e patógenos (quaisquer agentes que provocam doenças) – inclusive os patógenos sexualmente transmissíveis como o vírus HIV, que provoca a AIDS – aos quais o corpo seja exposto. Já se provou que esses agentes são capazes de encontrar um caminho para contaminar o sêmen – e, através deste, de passar para os seus parceiros sexuais.

tem por completo em cavalos, gatos e ursos. Um mistério: as vesículas seminais, tão parecidas com a próstata em vários aspectos, são quase sempre imunes ao crescimento anormal – tanto benigno (como na HPB) quanto maligno. O porquê ninguém sabe ainda.

A Próstata

A próstata é um órgão complexo. Em parte, é um depósito de uma série de minúsculas glândulas esponjosas; os minilobos

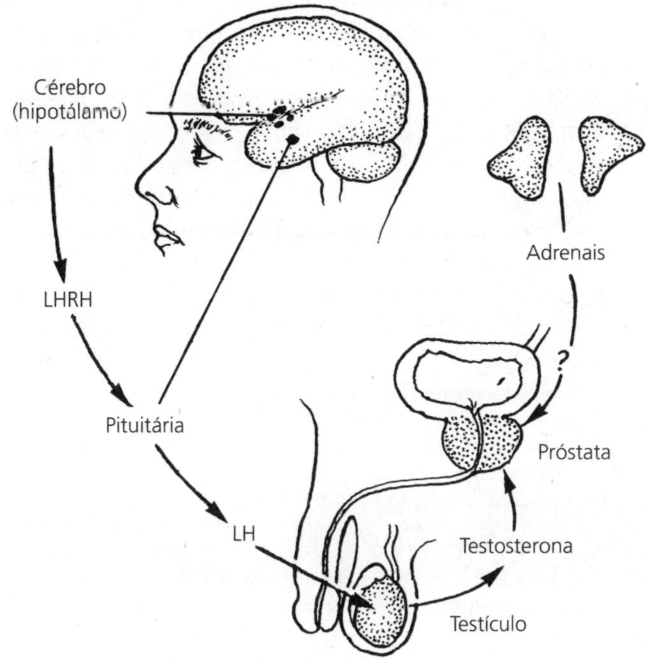

Figura 1.6. *Regulação da Próstata: A História Interna*
A próstata é afetada de bem perto – pelos testículos – e de bem mais longe – pelo cérebro. Comecemos por cima: o hipotálamo, localizado no cérebro, produz um mensageiro químico chamado de LHRH, que é enviado em forma de sinais de pulsação – como no código Morse ou em relâmpagos de luz – para a vizinha glândula pituitária. Essas pulsações dizem à pituitária para transmitir ainda outro sinal químico, este chamado LH, que motiva os testículos a produzir o hormônio masculino, a testosterona.

Entre outras coisas, a testosterona é responsável por características sexuais secundárias como os pêlos pubianos, pêlos do corpo e o engrossamento da voz, bem como pela fertilidade. É um dos principais hormônios que regulam a próstata. As adrenais também produzem alguns androgênios fracos; contudo, é questionável se esses androgênios adrenais exercem uma influência significativa sobre a próstata adulta.

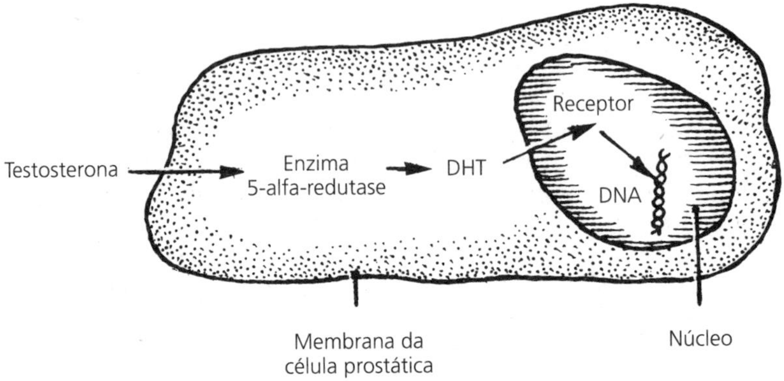

Figura 1.7. *No Interior de uma Célula Prostática*
A testosterona é importante para a próstata, mas não em sua forma original. Ela precisa tornar-se uma forma ativa. Ocorre que a testosterona é convertida em DHT por numa enzima chamada 5-alfa-redutase.

Seu funcionamento é o seguinte: a testosterona circula no sangue. Entra nas células na próstata por difusão, como a água em um saquinho de chá, e logo se transforma em DHT. O DHT liga-se quimicamente com uma proteína específica, vai para a sede do poder celular – o núcleo – e rapidamente se transforma numa poderosa força na transmissão de informação genética (DNA) das células da próstata.

que constituem essas glândulas formam de quinze a trinta dutos secretores, que esvaziam seu conteúdo na uretra. Incrustados em seu tecido fibromuscular estão os alvéolos, becos sem saída revestidos com uma floresta de células secretoras, em forma de altas colunas, que desaguam na uretra através de um sistema de ramificações de dutos e tubos.

Os ingredientes das secreções prostáticas, num fluido claro e levemente ácido, são muitos e variados: incluem ácido cítrico, fosfatase ácida, espermina, potássio, cálcio e zinco. A próstata é regulada por hormônios sexuais chamados de androgênios, que provêm dos testículos. O mais importante desses hormônios é a testosterona, produzida nos testículos mas controlada por um hormônio da glândula pituitária, o hormônio luteinizante. Liberada pelos testículos, a testosterona circula no sangue. Entra nas células da próstata por difusão, como a água em um saquinho de

Por que os Homossexuais Masculinos São Particularmente Vulneráveis ao Vírus que Causa a AIDS?

A próstata é naturalmente vulnerável a infecções e inflamações (prostatite, por exemplo). E os leucócitos, os soldados da linha de frente na luta do corpo contra as infecções, freqüentemente viajam da próstata para o sêmen ejaculado. O HIV, o vírus causador da AIDS, vive nesses leucócitos e é transportado por eles no sangue e no sêmen; os homens com o vírus da AIDS têm mais leucócitos em seu sêmen do que os outros homens. O mais importante, talvez, seja o fato demonstrado de que as enzimas como o PSA, produzidas pela próstata, são capazes de desintegrar o frágil tecido que reveste o reto – tecido muitas vezes já traumatizado pela prática do coito anal –, tornando essa área excepcionalmente suscetível aos patógenos mortais que os leucócitos trazem consigo.

chá, e logo se transforma em outra substância química chamada diidrotestosterona (DHT). A DHT liga-se quimicamente com uma proteína específica, vai para a sede do poder celular – o núcleo –, e rapidamente se transforma numa poderosa força na transmissão de informações genéticas das células da próstata.

Alguns componentes das secreções prostáticas podem servir para proteger o trato urinário e o sistema reprodutor contra substâncias nocivas do corpo que podem entrar na uretra (ver "O que é sêmen?"). Talvez o mais significativo deles seja o antígeno prostático específico (PSA), uma enzima detectável através de um exame de sangue. Nos últimos anos, o teste de PSA tornou-se um acréscimo crucial para o arsenal médico ter condições de detectar e, desse modo, tratar o câncer de próstata e a BPH. (Para maiores informações sobre este tópico, ver Capítulo 3.)

Apesar de tudo o que sabemos sobre as secreções prostáticas, seu exato papel na função sexual continua sendo um enigma. E os problemas da próstata, ao contrário daqueles que ocorrem na maior parte dos sistemas do corpo, não se manifestam com sintomas facilmente atribuíveis à função prostática. Em geral, um problema urinário é o primeiro sinal de que há algo de errado com a próstata.

Anatomicamente, a próstata é dividida em cinco zonas: a *anterior*, que ocupa 30 por cento do espaço e consiste basicamente de musculatura lisa; a *periférica*, o maior segmento, que contém três quartos das glândulas da próstata; a *central*, que detém a maior parte das glândulas remanescentes; o tecido *pré-prostático*, que desempenha um papel-chave durante a ejaculação (aqui, os músculos impedem que o sêmem reflua para a bexiga), e a *transicional*, que circunda a uretra e é o local exclusivo da hiperplasia prostática benigna (HPB). *Na maioria dos casos, o câncer de próstata ocorre na zona periférica.* Além disso, essa é a região mais passível de ser atingida numa biópsia da próstata com agulha.

A próstata não é a base exclusiva da fertilidade ou potência de um homem. Alguns animais cuja próstata (ou, na verdade, uma das vesículas seminais) foi removida continuam férteis. Contudo, o crescimento da próstata *está* claramente associado ao desenvolvimento sexual: a partir da puberdade, a próstata aumenta cinco vezes de tamanho – passando de mais ou menos 4g a 20g – por volta dos vinte anos de idade. Nas décadas que seguem, a prostatite é a forma mais comum de complicação da próstata; em seguida, depois dos cinqüenta anos, a HPB e o câncer tornam-se os problemas com os quais é preciso preocupar-se.

A maioria dos animais tem próstata. Contudo, só os seres humanos e os cães são propensos a ter problemas prostáticos, e ninguém sabe o porquê disso. O que, por exemplo, torna os touros imunes ao câncer de próstata? Por que os gatos não têm HPB? De novo, um mistério.

O Pênis

O pênis destina-se a cumprir duas funções básicas: a relação sexual e a micção. É uma extraordinária construção de nervos, musculatura lisa e vasos sanguíneos; não há osso no pênis humano (ao contrário do pênis de alguns outros animais, como

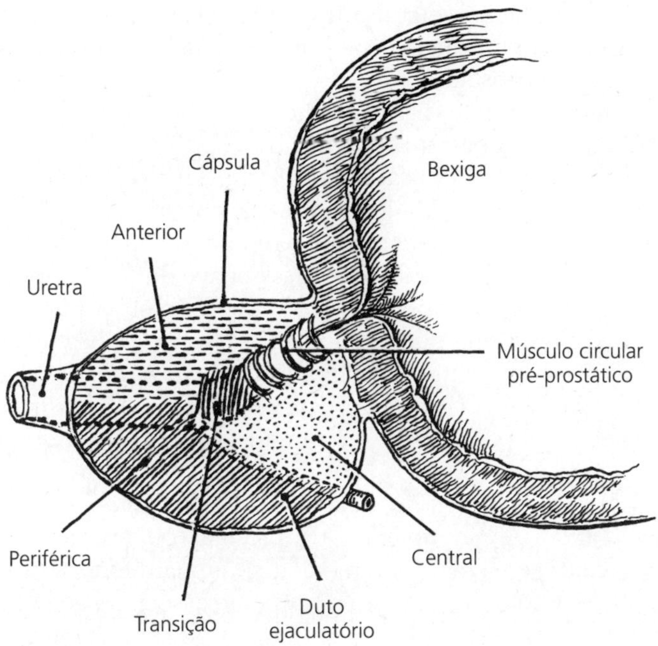

Figura 1.8. *As Zonas da Próstata*

os cães). Pelo contrário, o pênis funciona segundo princípios hidráulicos. Sua estrutura básica é a de um triângulo arredondado; todos os três ângulos têm cavidades cilíndricas de tecido que ficam ingurgitadas de sangue: são os corpos cavernosos e o corpo esponjoso. A ereção envolve uma delicada relação entre artérias e veias; as artérias continuam bombeando sangue no pênis, mas as veias se fecham, desse modo impedindo que o sangue recircule e mantendo o pênis "inflado" durante a atividade sexual. Tudo isso é orquestrado pelo vasto suprimento de nervos que levam ao pênis ou nele se originam. Muitos desses nervos também afetam a próstata, mas durante muitos anos eles foram mal compreendidos. O lamentável resultado desse desconhecimento foi que a remoção da próstata quase sempre levava à impotência, o que hoje deixou de acontecer.

O RESUMO DA HISTÓRIA

Para entender bem o que será apresentado neste livro, você precisa de um mapa. Eis a razão pela qual começamos pela anatomia. A próstata é um componente-chave de dois grandes sistemas do corpo: o trato urinário e o sistema reprodutor.

Aqui está um rápido guia do trato urinário:

Começamos pelos rins – os grandes e complexos filtros que limpam o corpo de resíduos tóxicos, reciclam materiais úteis e mantêm o devido equilíbrio de água e minerais. Vinte e cinco por cento do sangue de cada batimento cardíaco flui através dos rins. Esses órgãos também estão constantemente refinando água – processando cerca de 170 litros de água por dia. No homem médio, produzem mais ou menos dois litros de urina diários.

Cada rim esvazia seu conteúdo de urina num ureter, um tubo longo e muscular que "espreme", ou "ordenha" a urina a partir dos rins, exatamente como fazemos o creme dental sair de um tubo. No lugar em que o ureter se liga à bexiga há uma válvula simples, porém elegante, que mantém o fluxo unidirecional da urina – de tal modo que ela não tem como voltar para os rins quando você urina.

Em seguida vem a bexiga, um reservatório muscular que, quando na plenitude de sua capacidade, pode reter cerca de meio litro de urina. A urina sai da bexiga através da uretra, passa diretamente através da próstata até chegar ao pênis, por onde deixará o corpo.

A próstata está estrategicamente localizada na junção entre a bexiga e a uretra. É uma glândula em forma de noz, e sua função principal é produzir trinta por cento do fluido do sêmen. As secreções da próstata também podem proteger os homens contra infecções do trato urinário.

Façamos, agora, um breve exame do sistema reprodutor:

O esperma e a testosterona, o hormônio masculino, são produzidos nos testículos. A testosterona é a substância que faz a próstata crescer na puberdade, e também estimula a próstata a produzir suas secreções. O esperma viaja dos testículos para o sinuoso epidídimo, uma "estufa" bastante retorcida, onde amadurece.

O epidídimo liga-se com o vaso deferente, um cordão muscular duro que segue uma trajetória sinuosa do escroto para o corpo, e em seguida desce para a parte posterior da próstata. Nesse ponto, as vesículas seminais (que produzem setenta por cento do fluido do sêmen) ligam-se ao vaso deferente para formar os dutos ejaculatórios, que por sua vez seguem para o centro da próstata. Quando um homem ejacula, o esperma irrompe do epidídimo através do vaso deferente e para fora do duto ejaculatório, onde se mistura com os fluidos da próstata e das vesículas seminais.

Para certificar-se de que o sêmen não reflua numa trajetória ascendente rumo à bexiga, uma válvula muscular fecha-se no colo desta última, forçando o sêmen para fora da uretra, no pênis. Logo após a ejaculação, o sêmen coagula. Uma substância chamada antígeno prostático específico (PSA), produzida pela próstata, age então sobre o sêmen, fazendo-o voltar ao estado líquido.

Para entender o que pode haver de errado com a próstata, talvez convenha estudar as ilustrações deste capítulo e do resto do livro (a ilustração no glossário mostra os sistemas urinário e reprodutor masculinos ao mesmo tempo). Você pode ver na figura 1.4, por exemplo, como a próstata circunda a uretra como um punho fechado que segurasse um canudo – razão pela qual, quando sua zona de transição aumenta de volume na hiperplasia prostática benigna (HPB), a uretra se vê comprimida e surgem problemas urinários. Veja também, na figura 3.1, como o câncer de próstata pode ser detectado por um exame de toque retal.

Por último, ao compreender como o PSA é secretado a partir dos dutos prostáticos, você será capaz de perceber por que os níveis de PSA aumentam quando esses dutos ficam obstruídos, como acontece no câncer de próstata.

Uma Palavra Final

Na faculdade de medicina, antes de aprenderem qualquer outra coisa, os futuros médicos estudam anatomia. Durante meses, o que estão aprendendo não lhes parece fazer muito sentido. Lentamente, porém, as peças começam a encaixar-se. E só então, quando compreendem de que modo as coisas devem funcionar, é que os estudantes podem entender o que acontece quando algo vai mal. Pense neste capítulo como seu curso intensivo de anatomia. Agora que você já assimilou bem seu conteúdo, podemos começar a discutir as doenças da próstata e as maneiras de tratá-las.

Para começar, voltaremos nossa atenção para o câncer de próstata.

Primeira Parte
O Câncer de Próstata

2

Quem Desenvolve Câncer de Próstata?

Primeiro, algumas verdades alarmantes: a cada três minutos, um novo caso de câncer de próstata é diagnosticado nos Estados Unidos; a cada quinze minutos, um homem morre dessa doença. E não existe uma maneira delicada de descrever essa morte. Para um grande número de homens, a morte por câncer de próstata é o lamentável término de meses de dores atrozes, de ossos cada vez mais finos e quebradiços, infestados pelo câncer, de uma horrível constipação que resulta da ministração de analgésicos, e de deploráveis sintomas de obstrução urinária.

Em 1994, avalia-se que por volta de duzentos mil homens receberam o diagnóstico de câncer de próstata, e que trinta e oito mil deles morreram da doença – um de cada cinco que desenvolveram a doença. E os números estão se tornando mais sinistros. Enquanto a taxa de mortalidade por outras doenças vem diminuindo, a do câncer de próstata continua subindo – nos últimos cinco anos, aumentou em cerca de três por cento ao ano. Por volta do ano 2000, espera-se que a incidência do câncer de próstata aumente em 90 por cento, mais ou menos; as mortes dele decorrentes devem ir além dos 37 por cento. Um menino recém-nascido tem uma probabilidade de 13 por cento de desenvolver câncer de próstata, e uma porcentagem de três por cento de morrer em decorrência da doença. Com exceção do câncer de pele, o de próstata é o tipo mais comum entre os homens.

Os hormônios são um fator muito importante no desenvolvimento da doença, muito embora o seu papel não seja ainda compreendido em toda a sua extensão. Os homens castrados ou com insuficiência da glândula pituitária – quando o cérebro não mais estimula o funcionamento dos testículos – antes dos 40 anos de idade raramente desenvolvem câncer de próstata (há mais sobre este assunto no Capítulo 7).

A idade é também um fator importante. A maioria – mais de 80 por cento – dos homens diagnosticados com câncer de próstata são mais velhos, acima dos 65 anos; 90 por cento das mortes estão nesse mesmo grupo. Tradicionalmente, menos de 1 por cento dos casos de câncer de próstata tem sido detectado em homens com menos de 50 anos, e a doença só se manifestou em 16 por cento de homens entre 50 e 64 anos.

A idade média do diagnóstico de câncer de próstata é de 72 anos; a idade média da morte devido à doença é de 77 anos. O que isso significa? Significaria, por exemplo, que se você está com 52 anos pode ter a certeza de continuar vivendo sem problema algum pelos próximos vinte anos? A resposta é um *não* categórico. Significa que, historicamente, o câncer de próstata tem sido diagnosticado em homens mais velhos. Só há pouco tempo as técnicas para detectar precocemente o câncer de próstata passaram por um aperfeiçoamento significativo.

Historicamente, a maioria dos homens descobria que tinha câncer de próstata com o mal já em estado avançado, e eles então morriam poucos anos depois. (Isso explica por que a idade média da morte por câncer de próstata é tão próxima da idade média do diagnóstico.) Tudo leva a crer que, nos próximos anos, a idade média do diagnóstico vai cair em até uma década – à medida que mais homens forem diagnosticados num ponto em que a doença ainda está restrita à próstata, sendo, portanto, curável. Da mesma maneira, tudo nos leva a esperar que o diagnóstico precoce venha a reduzir o número de homens que anualmente morrem dessa doença.

A incidência do câncer de próstata aumenta, com a idade, mais rapidamente do que a incidência de qualquer outro tipo de câncer. Estudos epidemiológicos mostram um aumento de quarenta vezes na prevalência do câncer de próstata entre os 50 e os 85 anos de idade. Com melhores remédios, dietas e exercícios, e com menos cigarros, menos homens idosos estão morrendo de outras doenças, como, por exemplo, doenças cardíacas. Assim, à medida que aumenta a expectativa de vida, é provável que o câncer de próstata se desenvolva num número cada vez maior de homens, e que, *sem diagnóstico e tratamento precoces*, um número cada vez maior de homens venha a morrer dessa doença.

Outra razão pela qual mais casos de câncer de próstata vêm sendo descobertos diz respeito ao avanço das técnicas de diagnosticar. Na década de 1970, um número maior de homens submeteu-se a um procedimento chamado RTUP (resseção transuretral da próstata) para o tratamento da HPB, e o resultado foi a descoberta de um número maior de casos de câncer. Na resseção transuretral da próstata, o excesso de tecido prostático é removido em fragmentos através da uretra; esses fragmentos são rotineiramente enviados aos patologistas, que os examinam. Mais casos de câncer foram detectados à medida que mais homens passaram a submeter-se à RTUP. (O Capítulo 10 traz informações mais detalhadas sobre RTUP e HPB.)

A década de 1980 testemunhou um avanço das técnicas de biópsia – a pistola para biópsia, uma minúscula agulha acionada por molas e guiada pelo dedo do urologista durante um exame do reto. Esse avanço significou que um médico podia retirar amostras microscópicas de tecido da próstata durante uma visita rotineira a um paciente de ambulatório. (Antes disso, fazer uma biópsia significava que o paciente tinha de ser internado no hospital e receber uma anestesia. A pistola para biópsia pode ser usada sem anestesia.) Hoje, também, o teste de sangue PSA e o ultra-som transretal estão sendo cada vez mais usados para diagnosticar o câncer de próstata (ver Capítulo 3).

Seja como for, a verdade inquestionável é que *o câncer de próstata está aumentando sua incidência.* Quem corre o risco? Eis uma estatística bastante complicada. Alguns fatores como idade, histórico familiar e dieta são claramente muito importantes. Os papéis de outros, como o meio ambiente e a profissão, não podem ser definidos com tanta certeza.

O AMBIENTE FAZ ALGUMA DIFERENÇA?

Estamos diante de um fato desconcertante: durante uma autópsia, o câncer de próstata "incidental" – pequenos agrupamentos de células cancerosas, um tipo de câncer aparentemente latente que afeta milhões de homens – é encontrado em 30 por cento de homens de todas as raças e culturas do mundo. Para alguns deles, esse câncer latente não representa um perigo; para outros, é uma ameaça concreta.

Existem duas estatísticas-chave: 13 por cento dos homens desenvolvem câncer de próstata clinicamente significativo, em algum ponto de suas vidas. E 30 por cento deles têm o câncer de próstata microscópico, incidental, que é encontrado durante a autópsia (o que significa que eles viveram e morreram sem nunca terem sido perturbados pelas células cancerosas de sua próstata). A correlação entre o câncer clinicamente significativo e o câncer incidental é de 2,5. Portanto, se você fizer uma biópsia da próstata e for constatado a presença de câncer, eis as perguntas que você e o seu médico devem tentar responder em primeiro lugar: (1) A qual categoria você pertence?, e (2) Você tem câncer clinicamente significativo ou câncer incidental? E, mesmo que o seu câncer pertença, no momento, à "boa" categoria, lembre-se do seguinte: *o câncer de próstata incidental nem sempre permanece inativo.* Com o tempo, em um número bastante significativo de homens, esse câncer aparentemente inocente se transforma em uma variedade mais maligna que, se não tratada, pode ser fatal.

Alguns estudos em homens japoneses e norte-americanos apresentaram resultados interessantes: o câncer de próstata incidental é encontrado praticamente com a mesma taxa de incidência tanto em japoneses quanto em norte-americanos, e os dois grupos têm a mesma expectativa de vida – 74 anos. *No entanto, é muito difícil que um japonês venha a morrer de câncer de próstata.* Por quê?

O câncer de próstata se desenvolve ao longo de quatro estágios principais: iniciação, promoção, progressão e metástase, ou disseminação do câncer. Esses estudos em japoneses e norte-americanos sugerem que, seja qual for a causa do câncer, a *iniciação* é igual para todos os homens; as grandes diferenças parecem encontrar-se na promoção, na progressão e na disseminação. Os mesmos estudos também sugerem que pelo menos alguns dos elementos responsáveis por esses três últimos estágios – que transformam o câncer inativo numa doença mortal – são de natureza ambiental.

Já se mostrou que, *com o tempo, quando os homens mudam de meio ambiente, eles assumem o risco de câncer característico do país em que residem.* Assim, quando os japoneses, com baixo risco de desenvolvimento de câncer de próstata, mudam-se para o Havaí ou a Califórnia, há uma escalada de seu índice de câncer de próstata sintomático – em outras palavras, atingem o nível do homem norte-americano.

Durante muitos anos, os cientistas suspeitavam de que a dieta ocidental, muito rica em gorduras, fosse um evidente "réu ambiental" culpado pelo desenvolvimento do câncer de próstata. Mas as coisas não são tão simples assim. Por exemplo, acredita-se que uma dieta rica em gordura desempenha um papel muito importante em outras doenças, como o câncer de cólon e de mama. Considerando-se os brancos e os negros norte-americanos, a morte e a taxa de incidência do câncer de próstata é mais alta entre estes últimos – mas a incidência de câncer de cólon e de mama é mais ou menos a mesma nos dois grupos. O que explica essa diferença? E essas estatísticas colocam outra questão: geneticamente, serão os negros de algum modo mais suscetíveis ao câncer de próstata do que os brancos ou asiáticos? Não sabemos. Infelizmente, porém, sabemos que nos Estados Unidos muitos negros demoram a procurar assistência médica, só o fazendo quando já é tarde demais, quando o câncer de próstata já se disseminou.

Genética e ambiente – dois componentes definitivos da equação do câncer de próstata. Examinaremos algumas questões genéticas primeiro, e depois nos voltaremos para alguns dos riscos ambientais, abordando-os em maiores detalhes.

O CÂNCER DE PRÓSTATA É "DE FAMÍLIA"?

Como acontece no câncer de mama, parece haver uma estreita relação entre um histórico familiar de câncer de próstata e o risco que um homem corre de desenvolver a doença. Grande coisa, você pode estar pensando: se o câncer de próstata é inevitável para tantos homens – se é tão comum –, então que diferença faz se ele é característico de minha família? Infelizmente, *o câncer de próstata que acomete os membros de uma mesma família tem muito mais probabilidade de manifestar-se numa faixa etária mais baixa,* quando é extremamente provável que um homem não esteja pensando em problemas ou fazendo exames anuais de próstata.

Recentemente, cientistas do Johns Hopkins mostraram a inegável ligação entre um histórico familiar de câncer de próstata e a probabilidade de um homem desenvolver a doença (ver tabela 2.1). Esse estudo demonstrou que, se seu pai ou seu irmão tem câncer de próstata, o seu risco é duas vezes maior do que o do norte-americano médio (que é de mais ou menos 13 por cento). A partir daí, o risco aumenta: dependendo do número de seus parentes afetados e da idade na qual desenvolveram a doença, ele pode chegar a 50 por cento. Seu histórico familiar

Tabela 2.1. *O Câncer de Próstata Ocorre em sua Família?*

Número de parentes afetados	Risco
Pai e/ou irmãos	
Um	2 vezes maior
Dois	5 vezes maior
Pai/irmão ou Avô/tio	
Um	1.5 vezes maior
Dois	2.3 vezes maior

OBS.: Seu risco de desenvolver câncer de próstata começa em mais ou menos 13 por cento e a partir daí aumenta, dependendo do número de seus parentes afetados.

sugere câncer de próstata hereditário (HPC)? Você entra nessa categoria se tiver três parentes em primeiro grau (pai ou irmãos) que desenvolveram câncer de próstata, ou dois parentes em primeiro grau se ambos o desenvolveram antes dos 55 anos, ou se o câncer de próstata ocorreu em três gerações de sua família (avô, pai e filho). *Veja bem: o HPC pode ser herdado tanto de seu pai quanto de sua mãe.* Por esta razão, é importante pedir a seu pai e sua mãe que lhe façam um histórico da incidência de câncer de próstata em seus irmãos e pais. (Se nenhum deles estiver vivo, pergunte a outros membros da família, ou examine os registros familiares.) Em famílias com HPC, os homens têm uma probabilidade de 50 por cento de desenvolver câncer de próstata, sendo também mais provável que o desenvolvam mais cedo do que a maioria dos homens. *Nas famílias com HPC, os homens devem fazer um exame de toque retal e um teste PSA anualmente, a partir dos 40 anos.* (*Nota:* Nos Estados Unidos, se três ou mais membros da família de um paciente já tiveram câncer de próstata, o paciente talvez queira registrar seu nome junto ao *Hereditary Prostrate Cancer Study*, do Johns Hopkins. Ali, os cientistas pesquisam a genética do HPC, e disponibilizam informações atualizadas sobre os avanços de tais estudos.)

Suscetibilidade Genética

O mais importante nessas descobertas é o fato de elas estabelecerem solidamente o câncer de próstata como uma doença que, a exemplo do câncer de cólon e de mama, se deve em parte à suscetibilidade genética.

Partimos aqui da teoria segundo a qual o câncer não acontece do dia para a noite; toda uma cadeia de eventos genéticos deve ocorrer – imagine uma seqüência de pedras de dominó sendo derrubadas – antes que um tumor possa começar a crescer. Alguns homens podem nascer com parte dessa cadeia já concluída. "Se você herdar alguns desses estágios", afirma um biólogo molecular do Johns Hopkins, "então estará abreviado o tempo necessário para que todos se acumulem". Portanto, as mutações herdadas em um ou mais genes provavelmente acelerem a jornada do corpo rumo ao câncer, razão pela qual alguns homens desenvolvem seu câncer com menos idade. Os fatores ambientais – e variáveis como o regime alimentar – podem encarregar-se do resto.

Na opinião dos cientistas, isto é o que acontece, no nível genético, e torna o câncer possível: ocorrem mutações nos genes que regulam o crescimento normal das células. Quando um desses genes é alterado por algum fator que provoca o câncer, as células começam a desenvolver-se a uma velocidade anormal. Por exemplo: quando ativados, alguns desses genes mutantes, chamados oncogenes, transformam-se em comutadores que funcionam como o acelerador travado de um carro. Modificam-se de tal modo que se torna impossível desligá-los – e então as células são levadas a multiplicar-se sem parar. (Um oncogene é um gene normal que, ao apresentar-se numa forma anormal ou em quantidades excessivas numa célula, confere a ela um potencial maligno, o que a situa a apenas um passo de tornar-se uma célula cancerosa. O mais provável é que vários oncogenes devem ser ativados, e várias mutações ocorrer para que uma célula normal se torne cancerosa.)

Outros agentes-chave na genética do câncer são os genes supressores de tumores. Esses genes são o "posto de controle", vozes calmas e racionais no ciclo de uma célula que pode facilmente tornar-se incontrolável. Seu objetivo parece ser o de ativar os "freios" – controlar a divisão celular. A maioria dos cânceres exige que um ou mais desses postos de controle sejam nocauteados – mudados ou completamente eliminados – antes que uma célula possa tornar-se maligna. Portanto, as mutações que levam ao desenvolvimento do câncer de próstata podem envolver um processo no qual o acelerador está travado e os freios foram retirados, e a multiplicação celular está fora de controle.

Ambiente mais Genética Equivalem a...

Acredita-se que o segmento dos cânceres provocados apenas pelo ambiente, como o dos cânceres exclusivamente herdados, seja bastante pequeno – cerca de 5 por cento. "Se você eli-

A Etapa Seguinte: De Olho nos Genes

Num grande projeto genético, os cientistas estão estudando amostras de sangue de famílias com câncer de próstata hereditário. Para tanto, usam amostras extremamente específicas de DNA, em busca de diversos cromossomos que lhes permitam conhecer melhor as mutações genéticas. Também estão à procura da perda de regiões cromossômicas específicas em células de câncer de próstata, comparando-as com as células normais de homens que têm esse tipo de câncer. Uma das proteínas estudadas, a e-caderina, é uma molécula de adesão celular dependente de cálcio, cujo gene se situa no braço curto do cromossomo 16 – um cromossomo freqüentemente eliminado no câncer de próstata. Essa proteína parece desempenhar um papel importante no reconhecimento intercelular – atividade que fornece a uma célula detalhes vitais sobre a célula vizinha. Acredita-se que esse gene seja importante na metástase, a disseminação do câncer. Entendê-lo pode significar que, um dia, os cientistas serão capazes de prever quais cânceres de próstata vão disseminar-se, transformando-se, assim, numa ameaça à vida.

"Em primeiro lugar", afirma um cientista, "precisamos saber se a perda desse gene é um fato freqüente no câncer de próstata metastático". Um conseqüente método de tratamento, especula o mesmo cientista, poderá ser o simples confinamento do câncer na próstata – sem interromper seu crescimento, mas detendo o seu avanço. Algum dia, o bloqueio do avanço do câncer de próstata poderá significar, ainda nas palavras desse cientista, que "enquanto o câncer ficar restrito à próstata, está tudo bem".

minar cada extremidade do espectro", afirma um biólogo molecular, "os 90 por cento dos cânceres restantes provavelmente se devem a algum tipo de interação entre o que você come, fuma e a que se expõe, bem como ao modo como sua predisposição genética lida com todas as coisas".

MAIS SOBRE A DIETA RICA EM GORDURAS

Dissemos que a dieta talvez não seja suficiente para provocar, sozinha, o câncer de próstata. Ainda assim, não deve ser menosprezada como fator de risco significativo. Vários estudos têm demonstrado que homens com dietas com muitas fibras e pouca gordura apresentam menos probabilidade de ter câncer de próstata. Um dos estudos mostrou que, em trinta e dois países, as mortes por esse tipo de câncer estão muito ligadas ao consumo de gordura (animal, não vegetal). Outro estudo, este realizado com 122.261 homens, constatou uma taxa de mortalidade mais baixa em homens que comiam legumes verdes e amarelos todos os dias.

A vitamina A, encontrada em legumes amarelos como as cenouras, é uma vitamina lipossolúvel. Sua influência vai muito além de seu efeito sobre nossa visão, estendendo-se por outros sistemas de nosso corpo. É vital, por exemplo, para a formação normal das células epiteliais (essas células revestem a próstata e são importantes na HPB – ver Capítulo 9). Em experiências de laboratório, os cientistas associaram a deficiência de vitamina A ao desenvolvimento de diferentes tipos de tumores. Em experiências semelhantes, os pesquisadores também conseguiram reduzir o câncer de próstata com suplementos de vitamina A.

Há relatos conflitantes sobre a vitamina A e o câncer de próstata; parte da confusão pode dever-se ao fato de que um tipo de vitamina A – o beta-caroteno, que provém de plantas e faz parte da alimentação dos japoneses – parece *reduzir* o risco, enquanto outro tipo – o que é encontrado em animais e, em geral, na dieta norte-americana – provavelmente o aumenta.

Acredite-se ou não, o regime alimentar tem efeito até mesmo sobre hormônios como a testosterona. Uma dieta pobre em gorduras e rica em fibras reduz a quantidade de testosterona no sangue, e hormônios como a testosterona desempenham um papel muito importante no desenvolvimento do câncer de próstata. Um estudo constatou que, nos jovens negros, os níveis de testosterona no sangue são 15 por cento mais altos do que em jovens brancos; um estudo semelhante descobriu que os holandeses têm níveis mais elevados de hormônios masculinos do que os japoneses. Além disso, estudos sobre homens norte-americanos mostraram que estes têm níveis mais altos de metabólitos de DHT (diidrotestosterona) do que os japoneses. (A DHT é a forma ativa do hormônio masculino na próstata.) Alguns pesquisadores vêem nesse fato uma prova de que uma quantidade maior de DHT pode ser a causa do câncer. Contudo, a DHT é produzida pelos órgãos de reprodução secundários (como a próstata), e os orientais do sexo masculino tendem a ter próstatas e folículos pilosos menores. Qual a causa e qual o efeito? A menor quantidade de DHT pode simplesmente refletir o fato de que os japoneses têm, de modo inerente, menores órgãos de reprodução secundários, fato que é parcialmente responsável por uma menor quantidade de DHT na circulação.

Outros estudos constataram que os negros e brancos norte-americanos apresentavam, em sua urina, maiores quantidades desses hormônios masculinos do que os negros sul-africanos, e que os níveis desses hormônios tinham muito a ver com o regime alimentar. Quando os negros sul-africanos seguiam uma dieta ocidental, em vez de ingerir seus alimentos vegetarianos habituais, seus níveis hormonais subiam. E, quando os negros norte-americanos seguiam um regime alimentar vegetariano, seus níveis hormonais se reduziam. Mais uma vez, isso parece comprovar ainda mais o fato de que uma dieta pobre em gorduras e rica em fibras pode reduzir o risco de um homem vir a ter câncer de próstata.

OUTROS FATORES DE RISCO

Localidade

O lugar onde você mora pode afetar suas probabilidades de ter câncer de próstata? Na verdade, a resposta é afirmativa – é o que sugerem os resultados de um estudo recente sobre câncer de próstata e geografia (ver figuras 2.1 e 2.2).

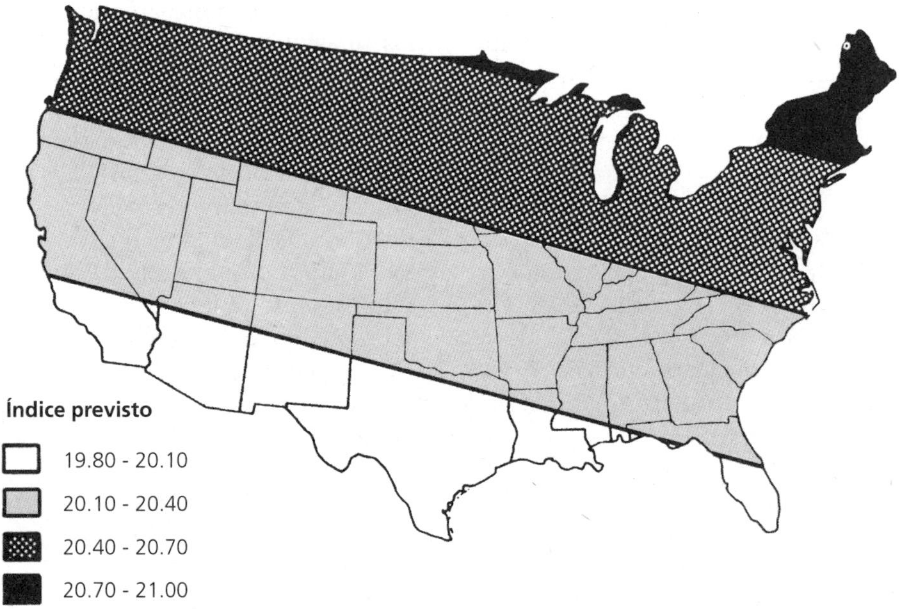

Figura 2.1. *Geografia e Câncer de Próstata: Mortes por Câncer Prostático*
Neste mapa dos Estados Unidos, as regiões mais escuras assinalam as áreas onde ocorrem mais mortes por câncer de próstata (entre homens brancos, segundo registros feitos de 1970 a 1979). As regiões mais claras mostram os lugares onde as mortes por câncer de próstata apresentam seus índices mais baixos. (Este é um modelo computadorizado que mostra o padrão de índices de mortalidade por idade. Extraído de Gary G. Schwartz e Carol L. Hanchette, "Geographic patterns of prostate cancer mortality" [Padrões geográficos de mortalidade por câncer de próstata], *Cancer 70* [1992]: 2.865. Reimpresso com permissão dos autores).

Segundo a teoria que fundamenta o estudo, níveis insuficientes de vitamina D, um hormônio conhecido por possuir propriedades anticancerígenas, podem aumentar o risco de um homem ter câncer de próstata clínico. Qual a maior fonte de vitamina D? A exposição diária aos raios ultravioletas do Sol. Os pesquisadores examinaram a distribuição geográfica dos raios ultravioletas e o número de mortes por câncer de próstata em todo o país. Os resultados que apresentaram foram surpreenden-

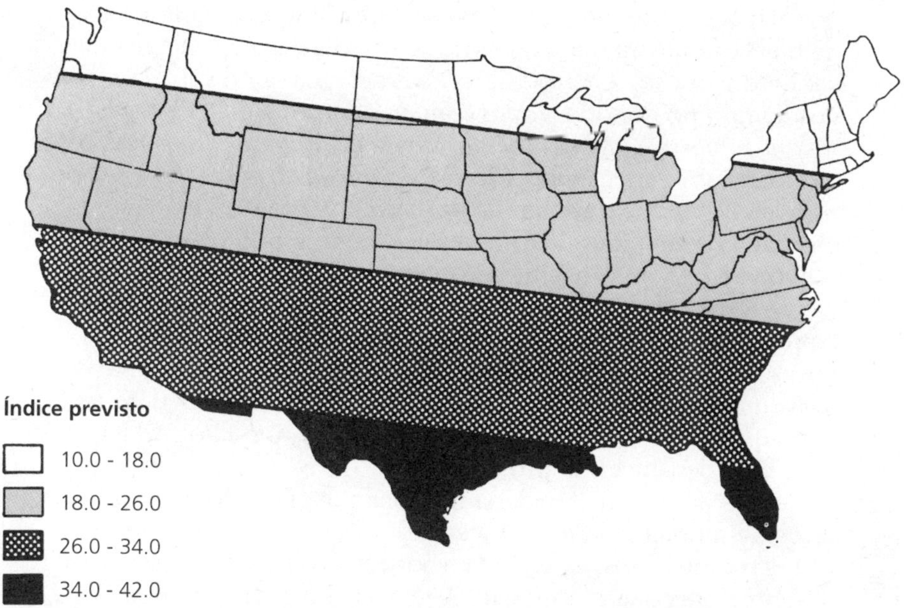

Figura 2.2. *Geografia e Câncer de Próstata: Exposição à Radiação UV*
Neste mapa, as áreas mais claras mostram as partes do país que recebem a *menor* quantidade de radiação ultravioleta, e as mais escuras mostram as que recebem mais radiação ultravioleta. Por coincidência, estas áreas são aquelas que apresentam os menores índices de morte por câncer de próstata. Esses mapas mostram que áreas com menos radiação UV apresentavam a maior incidência de câncer de próstata – o que, por sua vez, sugere que a radiação UV pode proteger os homens contra o câncer de próstata clínico. (Este é um modelo computadorizado que mostra o padrão de radiação UV. Extraído de Gary G. Schwartz e Carol L. Hanchette, "Geographic patterns of prostate cancer mortality" [Padrões geográficos de mortalidade por câncer de próstata], *Cancer 70* [1992]: 2.865. Reimpresso com permissão dos autores.)

tes. Mostravam um alarmante padrão norte-sul, com as áreas de maior incidência de câncer de próstata no norte, e as de menor no sul. (Isso apesar do fato de o sul ter uma menor concentração de homens mais velhos do que outras partes do país. Os dados foram ajustados às idades; usando esse método, os pesquisadores podem comparar grupos diferentes como se as populações apresentassem a mesma distribuição etária.) Mas, quando examinaram a exposição à luz solar, encontraram exatamente o oposto – a exposição mais acentuada no sul, e a menos intensa no norte. *As áreas com menos radiação UV apresentavam maior incidência de câncer de próstata, e vice-versa.* A que conclusão chegaram? *A radiação ultravioleta pode proteger os homens contra o câncer de próstata clínico.* E a vitamina D, chamada de "inibidor de tumores", de certo modo retarda o desenvolvimento do câncer de próstata incidental, ou impede que ele se torne clínico. (Se você mora no Alasca ou passa a maior parte do tempo dentro de casa, não precisa entrar em pânico. É necessário fazer mais pesquisas que confirmem essa teoria e, até o momento, ainda não se provou que o fato de alguém ter um suprimento inadequado de vitamina D é um fator de risco definitivo de câncer de próstata.)

Essas descobertas poderiam ajudar a explicar por que os índices de mortalidade por câncer de próstata são mais altos nos países escandinavos, no Canadá e nos Estados Unidos, e mais baixos em Hongcong e no Japão. Ademais, a dieta japonesa é rica em peixes que contêm vitamina D.

Essas descobertas também poderiam ajudar os cientistas a entender por que os negros norte-americanos são mais suscetíveis ao câncer de próstata: como as pessoas de pele escura absorvem menos luz solar, seus índices de vitamina D são menores. Cientistas africanos compararam níveis sanguíneos de vitamina D em negros do Zaire com os de negros zairenses que vivem na Bélgica, e descobriram níveis significativamente mais baixos de vitamina D naqueles que não mais viviam no ensolarado Zaire.

Profissão

Não existem informações muito precisas sobre este assunto, mas alguns estudos indicam que agricultores e mecânicos apresentam um risco mais alto de ter câncer de próstata. Ainda assim, é difícil saber o que fazer com as informações provenientes de tais estudos; é muito difícil separar o que as pessoas *fazem* daquilo que *são* – seu histórico familiar, seu regime alimentar e seus hábitos. Por exemplo: agricultores e mecânicos ingerem mais gorduras do que as outras pessoas? Fumam mais?

Um estudo de controle de caso descobriu que 75 por cento de 40 pacientes com câncer de próstata tinham um histórico de vida que os associava à agricultura, comparados com 37,5 por cento de pacientes de controle com HPB. (Por outro lado, seria possível argumentar que esses homens mais velhos eram produtos de uma geração que foi muito mais agrária. Quem sabe?)

Outros estudos mostraram que o cádmio, um mineral presente em quantidades mínimas na fumaça do cigarro e nas pilhas alcalinas, pode ter algo a ver com o câncer de próstata. Com o tempo, homens que são soldadores ou trabalham com eletrogalvanização ficam expostos a altos níveis de cádmio; esses estudos sugerem que essa exposição aumenta razoavelmente o risco de desenvolver câncer de próstata. Uma explicação talvez seja a de que o cádmio de certa forma opõe-se ao zinco, um elemento necessário a muitas das atividades do nosso corpo – e já se constatou que a próstata de pacientes com câncer nesse órgão têm níveis de zinco menores do que os de outros homens.

O que significa tudo isso? Se você é fazendeiro, mecânico, encanador, soldador, se trabalha na produção de jornais ou numa fábrica de borracha (sem grandes comprovações, já se sugeriu que todas essas profissões aumentam o risco de câncer de próstata), não precisa ficar preocupado. Até o momento, não há provas que justifiquem tal preocupação.

Fumo

Vários estudos têm sugerido que os fumantes podem correr um maior risco de ter câncer de próstata. Não há indícios *sólidos* que comprovem tal suspeita. Por ora, parece haver apenas uma ligeira ligação entre fumo e câncer de próstata. (Um estudo, porém, realmente sugere que os homens que fumam e são expostos ao cádmio correm um maior risco.) Isso posto, convém acrescentar que fumar, que leva o tabaco, a nicotina (um poderoso inseticida) e uma série de substâncias químicas tóxicas a todas as células do corpo – e não somente aos pulmões e à garganta –, provavelmente *aumenta* os riscos de câncer de próstata. Relatos conflitantes têm sugerido que o fumo pode aumentar os níveis hormonais, e que de alguma forma isso acaba afetando a próstata.

Vasectomia

Recentemente, uma avalanche de publicações apavorou milhões de homens e levou o governo a organizar grandes grupos de estudo para investigar a possível existência de uma ligação entre vasectomia e câncer de próstata. Temos boas notícias: *não há indícios de que a vasectomia aumente o risco de um homem ter câncer de próstata.* Por que, então, parece que tantos homens que fizeram vasectomia recebem um diagnóstico de câncer prostático? Em primeiro lugar, a vasectomia é comum, e são muitos os que já a fizeram. Em segundo lugar, como ressaltou um editorial do *Journal of the American Medical Association*, "a maior parte das vasectomias é feita por urologistas, e a maior parte dos cânceres de próstata é também por eles diagnosticada, quase sempre durante procedimentos que visam avaliar sintomas do trato geniturinário. Portanto, os homens que fazem vasectomia têm uma maior probabilidade de ver seu câncer de próstata diagnosticado". Em outras palavras, pelo fato de terem esse relacionamento anterior com os urologistas esses homens estão mais propensos a voltar a procurá-los, devido a sintomas urinários, quando então seu câncer é diagnosticado.

A posição oficial sobre esse assunto, expressa por um estudo realizado pelos Institutos Nacionais de Saúde sobre vasectomia e risco de câncer de próstata, é a seguinte: se você fez vasectomia, não precisa ficar alarmado; nada indica que esteja no limiar de um câncer. "Por ora, os médicos continuarão a fazer vasectomias; a reversão da vasectomia não representa uma garantia de que o câncer de próstata não venha a desenvolver-se, e a triagem desse tipo de câncer não deve ser diferente para os homens que fizeram vasectomia e aqueles que não a fizeram". Os médicos que participaram desse estudo acharam que os resultados de pesquisas sobre o assunto são "inconsistentes", e que as associações delas extraídas mostram-se muito frágeis. Mencionaram, também, "um forte potencial de tendência à detecção", devido a "possíveis diferenças no uso de serviços de assistência médica por parte de homens que fizeram vasectomia (...) o que, por sua vez, resultou num índice de detecção diferente".

Alguma Coisa Mais?

Outros fatores têm estado sob suspeita (e vêm sendo estudados) como potenciais fatores de risco de câncer de próstata, inclusive o comportamento sexual, os vírus, fatores socioeconômicos, outros aspectos ligados ao regime alimentar e, até mesmo, à hiperplasia prostática benigna. Nada disso, porém, significa que se tenha encontrado uma prova definitiva que associe esses elementos à doença.

O RESUMO DA HISTÓRIA

Quão comum é o câncer de próstata? Na verdade, é por demais comum. Nos Estados Unidos, diagnostica-se um câncer de próstata a cada três minutos. A cada quinze minutos, um homem morre dessa doença. Um menino nascido hoje tem uma probabilidade de 13 por cento de desenvolver câncer de próstata, e uma probabilidade de 3 por cento de morrer em decorrência disso.

Os cientistas não sabem exatamente o que provoca o câncer de próstata, mas é evidente que vários fatores contribuem para sua incidência. Em primeiro lugar e acima de tudo estão os hormônios e a idade. O câncer de próstata dificilmente se desenvolve antes dos 40 anos; a partir dessa idade, torna-se cada vez mais comum a cada década que passa. E raramente se desenvolve em homens que são castrados antes da puberdade.

Os fatores genéticos também desempenham um papel na doença. Há casos de câncer de próstata em sua família? Se seu pai ou seu irmão tiverem esse tipo de câncer, o seu risco de tê-lo torna-se duas vezes maior que o do norte-americano médio. Famílias com câncer de próstata detectado em três ou mais parentes em primeiro grau (pai ou irmão), ou em três gerações (avô, pai e filho) têm uma forma hereditária da doença. O significado disso é que, nessas famílias, os homens apresentam um risco de 50 por cento de desenvolver a doença. Além disso, ela tem maiores probabilidades de ocorrer numa idade mais precoce – quando um homem talvez não esteja nem pensando em problemas desse tipo, nem se submetendo a exames anuais da próstata.

Que dizer do ambiente? O câncer de próstata clinicamente significativo é raro em homens que vivem na China ou no Japão. Mas, quando eles mudam para o Havaí ou a Califórnia, seu índice de câncer prostático aumenta, chegando ao nível dos norte-americanos. O regime alimentar ocidental, rico em gorduras, apresenta-se como um "culpado" ambiental, mas as coisas não são assim tão simples. Outros fatores, como a vitamina A e a exposição aos raios ultravioletas – que aumenta os níveis de vitamina D no organismo – são importantes para se determinar quem desenvolve câncer de próstata.

Como os cientistas estão constantemente adquirindo novos conhecimentos sobre o que causa o câncer de próstata, talvez em breve possamos transformar esses conhecimentos em ações positivas – de tal modo que um dia, quem sabe, o câncer de próstata se torne evitável.

3

Câncer de Próstata

Triagem e Diagnose

COMO SABER SE TENHO A DOENÇA?

Quanto mais se lê sobre o câncer de próstata, mais parece que um fator é constantemente menosprezado – a ausência de sintomas precoces. Este é apenas um modo pelo qual o câncer de próstata difere de outras doenças, muitas das quais têm sintomas de advertência precoces. Para sermos mais claros, *a partir do momento em que um homem apresentar sintomas de câncer de próstata, é provável que já seja tarde demais para curá-lo.* Infelizmente, quando o câncer de próstata está em seus estágios iniciais, mais passíveis de cura – antes de espalhar-se para além da parede da próstata –, é silencioso e não produz sintomas.

É por esse motivo que estão sendo envidados tantos esforços no sentido de proceder à triagem e ao diagnóstico precoce. Na verdade, nosso conhecimento do câncer de próstata aumenta a cada dia, e a batalha está sendo travada em todas as frentes: *prevenção, diagnóstico precoce, tratamento efetivo de doen-*

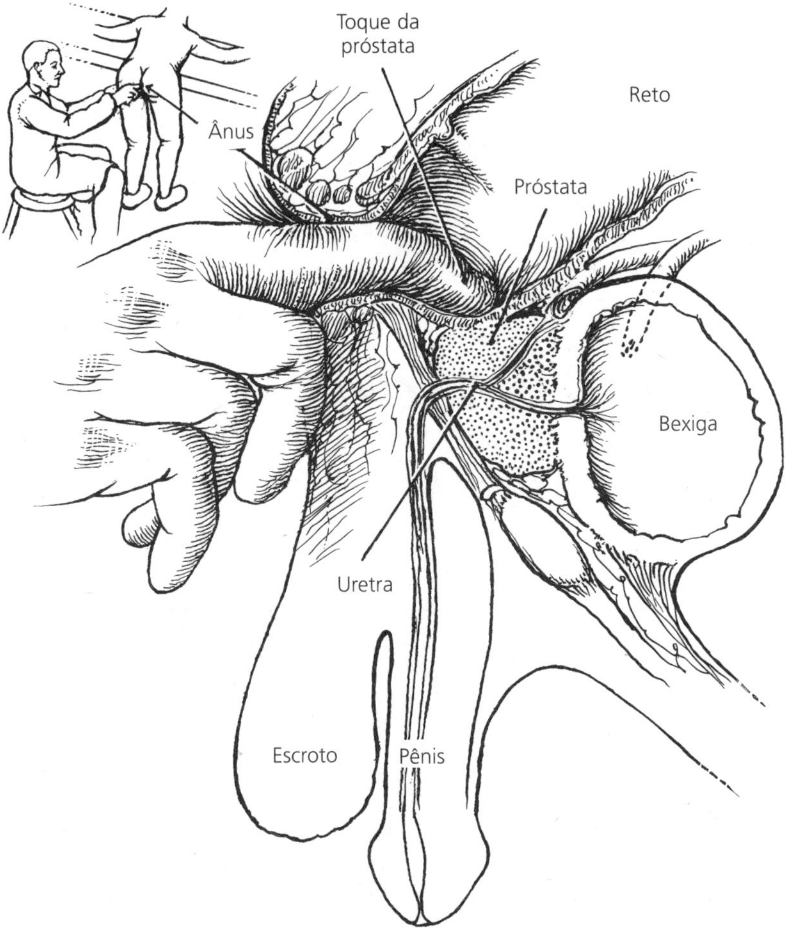

Figura 3.1. *O Exame de Toque Retal*
(O paciente está curvado sobre a mesa de exame.) Devido a sua localização, a próstata não pode ser vista ou examinada de fora, de onde a necessidade do exame de toque retal – um procedimento que os pacientes prefeririam evitar. É desconfortável, mas em geral não machuca, costuma ser breve e através dele é possível obter informações fundamentais. O dedo enluvado e lubrificado do médico é introduzido no reto para detectar caroços, dilatações ou áreas mais duras que poderiam indicar a presença de câncer. Tendo em vista que a HPB só afeta o núcleo mais interno da próstata, é possível que o médico não encontre nada de extraordinário; ao toque, um homem pode dar a impressão de ter apenas uma próstata muito pequena, e mesmo assim estar apresentando graves problemas de retenção urinária. Este exame também dá informações valiosas sobre o tom do esfíncter anal, que pode ser anormal em homens com algumas doenças neurológicas.

Uma Palavra sobre o Exame de Toque Retal

Esta é a parte do exame físico que os homens gostariam de evitar. É desconfortável, mas não machuca, costuma ser breve e pode oferecer informações essenciais, impossíveis de obter através de qualquer outro meio. Em geral, o médico vai lhe pedir para curvar-se ligeiramente sobre a mesa de exame, mas talvez ele prefira que você fique de joelhos sobre a mesa, ou deitado de lado. Veja bem: se o que você estiver sentindo for além do mero desconforto de ter o dedo de alguém introduzido no seu reto, e se houver dor inequívoca, isso pode ser um sinal importante de outro problema (prostatite, por exemplo). Se o exame for doloroso, essa informação deve ser passada ao seu médico.

Muitos homens temem esse exame por outro motivo – os modos de seu médico, ou, melhor dizendo, a falta de modos. Há homens que deixam de procurar um médico porque não querem se ver frente a frente com um profissional grosseiro e mal-humorado, alguém que se comunica mal e é desagradável em termos gerais, o que é muito lamentável. Os bons médicos sabem como deixar seus pacientes à vontade. Conversam com eles, tratam-nos com respeito. Se os maus modos de seu médico estão fazendo com que você evite este ou outro exame, procure outro médico, pois existem muitos profissionais excelentes por aí. Afinal, o que está em jogo é o seu dinheiro – e, muito mais importante ainda, a sua saúde!

ça curável, melhor tratamento de doença em estado avançado. A despeito de muitas conquistas, porém – pelo menos em termos do futuro imediato –, não é provável que um novo e definitivo avanço da terapia genética habilite os médicos a impedir que o câncer de próstata se desenvolva, ou permita que os cientistas façam grandes progressos na cura da doença já avançada. No momento, a triste verdade é que não existe cura para o câncer de próstata avançado. Enquanto não se descobre a cura, nossas melhores expectativas de reduzir as mortes por câncer de próstata centram-se em duas táticas – o diagnóstico precoce e o tratamento eficiente de doença curável.

Por que o Exame de Toque Retal não é Suficiente

Uma das razões pelas quais tantos casos de câncer de próstata não são descobertos no início é bastante óbvia: muitos homens não fazem exames físicos regulares que incluem um *exame de toque retal* (EDR). Trata-se do primeiro passo do diagnóstico, quando o médico tenta descobrir a existência de um nódulo ou caroço, ou de alguma coisa anormal que poderia ser um tumor. (Nos homens com câncer, o médico usa o exame do reto para obter o máximo possível de informações sobre o câncer – ele abrange parte de um lobo, um lobo inteiro ou os dois lobos da próstata? O câncer já se disseminou para fora da próstata, já chegou à parede lateral da pelve ou às vesículas seminais?)

Contudo, mesmo para aqueles que fazem exames anuais o exame de toque retal não representa uma garantia infalível de que o câncer será descoberto antes que seja tarde demais. Cerca de 40 por cento de todos os cânceres de próstata começam seu crescimento num lugar de difícil acesso, num ponto que simplesmente não pode ser alcançado pelo dedo do médico. Portanto, *muitos pacientes já têm a doença em estado avançado no momento em que ela é descoberta através do exame de toque retal.* Além disso, esse exame depende inteiramente da qualidade do médico que o faz, sendo, portanto, muito subjetivo.

Tendo em vista que (ao contrário do que acontece na HPB) a doença geralmente começa a desenvolver-se bem longe da uretra, a maior parte dos cânceres de próstata está bem avançada antes de causar sintomas que, por serem claramente percebidos, levam as pessoas a preocupar-se. Outro problema, também, é que *não existem, de fato, quaisquer sintomas de câncer de próstata que sejam precisos e reveladores* – sinais que levem um médico a exclamar: "Aha! Isto aqui só pode ser câncer de próstata!". *Todos os sintomas do câncer de próstata podem ser atribuídos a outras causas.* Alguns, por exemplo, aparecem quan-

Sintomas do Câncer de Próstata

Sintomas semelhantes aos da HPB (dificuldade de urinar, micção freqüente ou urgente, fluxo interrompido ou fraco, hesitação, gotejamento);
Sangue na urina ou no sêmen;
Forte dor nas costas, na pelve, nos quadris ou nas coxas;
Ereções menos firmes, ou impotência;
Diminuição da quantidade de fluido ejaculado.

do um tumor cresce a ponto de afetar a uretra e obstruir o trato urinário. Esses sintomas – micção freqüente ou urgente, hesitação, fluxo interrompido ou fraco, gotejamento, dificuldade de urinar em termos gerais, ou mesmo sangue na urina – são muitas vezes confundidos com HPB. Outro sintoma (ainda que menos comum) é o desenvolvimento da impotência ou de ereções menos firmes, o que pode ocorrer quando o câncer invade os nervos associados ao processo de ereção. Esse problema também costuma ser interpretado como alguma outra coisa – como um sinal de envelhecimento, por exemplo, e não como motivo para alarme. O mesmo se pode dizer da diminuição da quantidade de fluido ejaculado, um problema que ocorre quando os dutos ejaculatórios são obstruídos por um tumor. (Essa obstrução também pode levar à presença de sangue no sêmen.) Muitas outras manifestações podem ser interpretadas como decorrentes de outras causas; por exemplo, fortes dores nas costas, na pelve, nos quadris ou nas coxas (que podem ocorrer quando o câncer começa a atacar os ossos).

Por que o Teste de Antígeno Prostático Específico (PSA) se Faz Necessário

Já faz muitos anos que os médicos vêm tentando descobrir uma versão masculina do exame de Papanicolaou – um detector precoce de câncer que localiza um tumor antes que ele se torne clinicamente evidente. Nesse campo, nenhum avanço tem sido mais promissor (ou controvertido) do que o teste de PSA. Nos últimos tempos, é possível que você tenha ouvido dizer muitas coisas – boas ou más – sobre esse teste. O PSA não é uma novidade. Anos atrás, porém, sua finalidade era limitada; funcionava basicamente como um meio de monitorar o câncer de próstata já diagnosticado, e como indicador do volume do tumor. Seu uso poderia ser expandido? Poderia, por exemplo, detectar um câncer ainda não diagnosticado? Muitos anos atrás, a resposta encontrada pelos médicos foi afirmativa – *os níveis elevados de PSA realmente podem indicar a presença de câncer.* Em 1992, a Sociedade Americana Contra o Câncer recomendou a prática de testes de PSA anuais para todos os homens com mais de 50 anos, e acima dos 40 para todos aqueles que correm maior risco (particularmente os negros norte-americanos e os homens com um histórico familiar de câncer de próstata; ver Capítulo 2).

Na verdade, porém, o PSA não é uma vara de condão que indique, com precisão infalível, a existência do câncer de próstata – e é este o problema. Mesmo os médicos não têm uma certeza absoluta quanto ao melhor modo de usar o teste e decifrar as informações através dele obtidas.

Prostato-Específico, não Câncer-Específico

O PSA é uma enzima cujo objetivo parece ser o de decompor o sêmen coagulado (o que é especialmente útil no caso de alguns animais; ver "O que é sêmen?", Capítulo 1). O PSA é produzido quase exclusivamente pela próstata, e é prostato-específico, não câncer-específico. Em outras palavras, você pode ter um câncer de próstata e, ainda assim, apresentar um baixo nível de PSA. É por isso que um teste de sangue não é suficiente por si só, tornando imprescindível, também, a prática do exame de toque retal. O simples fato de você ter um PSA alto não significa, necessariamente, que tenha câncer de próstata – muitos homens com PSA alto não têm a doença.

Contudo, quando o PSA é alto, acima de um nível de quatro nanogramas por milímetro, isto significa que você tem *al-*

gum tipo de problema prostático – talvez HPB, talvez câncer, talvez uma infecção. Talvez a próstata tenha sofrido algum trauma, como uma biópsia por meio de agulha, ou você tenha se submetido a uma resseção transuretral da próstata (RTUP) em decorrência de HPB, ou mesmo a um vigoroso exame retal – fatores que podem, todos, elevar o PSA. (Por outro lado, a ingestão da droga finasteride para o tratamento de HPB pode *reduzir* artificialmente a leitura do PSA – ver Capítulo 10.)

Grama por grama, os níveis de PSA no sangue são cerca de dez vezes mais altos em tecidos cancerosos do que em tecidos benignos. O PSA é normalmente secretado e eliminado através de minúsculos dutos na próstata. No câncer de próstata, porém, o sistema de dutos não vai escoar na uretra. O PSA forma-se, deixa a próstata e vai aparecer na corrente sanguínea, fato que explica sua grande e comprovada eficiência como indicador da presença de câncer.

Tabela 3.1. *Passos para o Diagnóstico Precoce do Câncer de Próstata*

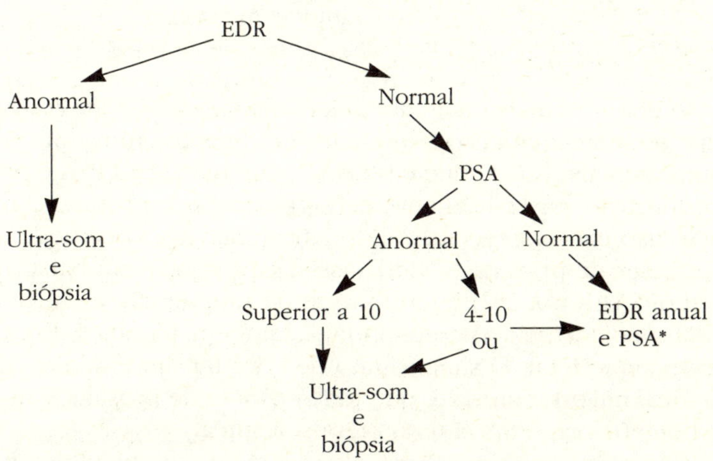

* A cada seis meses, se o seu PSA for superior a 6.

O teste PSA, porém, está longe de ser perfeito. Assim como as leituras altas podem apontar para um problema diverso do câncer, as leituras baixas também podem ser enganosas. O ponto fundamental é que *mesmo tendo um PSA baixo, ainda assim você pode ter câncer.* Cerca de um quarto dos homens que descobrem ter câncer de próstata apresenta um nível baixo de PSA, inferior a 4 nanogramas por milímetro. Em cerca de 25 por cento dos homens com um PSA entre 4 e 10 descobre-se a presença de câncer. Em homens com um PSA acima de 10, descobre-se que mais ou menos 65 por cento têm câncer. (Qual o significado disso? Ver tabela 3.1.)

Um Debate Acalorado

Se você acha que tudo isso parece muito incerto, saiba que não é o único a pensar assim, e que é esse o ponto central da controvérsia. Recentemente, um grupo de médicos estudou a fundo o PSA, o ultra-som transretal e o exame de toque retal. Descobriram que esses testes são inoperantes, questionaram sua relação custo-benefício e concluíram que "a triagem do câncer de próstata representa um dilema clínico sem indícios claros que sugiram o decréscimo da mortalidade a partir de qualquer teste diagnóstico". Os críticos têm argumentado que os resultados do teste de PSA poderiam estimular milhares de homens a submeter-se a procedimentos diagnósticos desnecessários e caros que, por sua vez, poderiam levar a cirurgias desnecessárias. Uma importante revista afirmou a seus leitores que o PSA "poderia fazer mais mal do que bem, levando à biópsia ou ao tratamento prematuros"; que as biópsias por ele estimuladas são "uma infecção esperando para acontecer" (na verdade, não é esse o caso; ver a seção sobre biópsia ainda neste capítulo), e que o teste de PSA pode dar resultados errados "em quatro dentre dez casos".

Os médicos que participaram, nos Estados Unidos, de um congresso do Instituto Nacional Contra o Câncer, levaram ainda muito mais além essa discussão sobre o PSA. Muitos homens acima de 50 anos têm células cancerosas em suas próstatas, argumentaram eles, mas só uma pequena porcentagem morre de câncer de próstata. A maior parte desse tipo de câncer, afirmaram, tem um crescimento lento e não causa problemas. Como disse um médico a um repórter do *New York Times*, "Há muitos milhões de norte-americanos que têm esse câncer e nunca ficam doentes; mesmo assim, esses poderosos testes (o PSA) vão detectá-lo (...). Se o PSA for alto, a probabilidade de ser câncer de próstata é relativamente pequena. Mas, mesmo que represente câncer de próstata, não há como saber se testes e tratamentos podem alterar o resultado final e melhorar a saúde dos pacientes". Alguns médicos chegaram mesmo a afirmar que os homens deveriam assinar contratos de consentimento com conhecimento de causa antes de se submeterem a um teste de PSA. "As informações obtidas através desse teste podem levar o paciente a uma série de intervenções em cascata que, por sua vez, podem ser fatais", afirmou um médico, citando estatísticas controversas extraídas de um estudo do Medicare* sobre incontinência, impotência, lesão retal e morte resultantes de cirurgias para a remoção do câncer de próstata.

Arre! Depois de uma denúncia assim tão grave, por que alguém desejaria submeter-se a um teste de PSA? *Porque ele pode salvar vidas.*

Tudo bem; muitos homens *realmente* têm câncer de próstata que não lhes causa maiores problemas. Parece que ele apenas toma forma na próstata e fica circunscrito a ela, sem disseminar-se por outros órgãos. Você é um desses homens? Está disposto a apostar, *com sua vida*, que é um deles? Ou que não vai viver o suficiente para que o seu câncer prostático se espalhe? Em termos ideais, os médicos deveriam perceber a diferença entre tumores inofensivos e agressivos, e tratar apenas o câncer "mau". No entanto, como recentemente concluiu um urologista da Clínica Mayo, "Uma vez que não temos a capacidade de estabelecer uma diferença infalível entre os tumores agressivos e aqueles que são clinicamente insignificantes, é preciso admitir que qualquer câncer de próstata identificado num homem *com uma expectativa de vida de 10 anos ou mais* repre-

---

* Nos Estados Unidos, sistema federal de seguro-saúde para pessoas com mais de 65 anos. (N. do T.)

senta uma ameaça potencial à vida e deve, portanto, ser tratado". Isso não significa, como afirmariam alguns, que a cirurgia – e, em particular, a cirurgia desnecessária – seja automaticamente o próximo passo; e não é mesmo, de modo algum. (Sobre decisões a propósito do tratamento, ver Capítulo 4.)

Alguns céticos afirmam que, como procedimento rotineiro, o teste PSA levará ao diagnóstico daqueles cânceres incidentais que estão presentes em 30 por cento dos homens com mais de 50 anos (sob a alegação de que, por serem incidentais, esses cânceres não precisam de tratamento, nem mesmo de diagnóstico). Como os fatos muitas vezes acabam comprovando, a maioria dos cânceres diagnosticados em decorrência de um teste de PSA *são* na verdade significativos, não incidentais. Há estudos recentes que confirmam esse fato. Em um deles, feito em homens em situação de autópsia, nenhum paciente com um câncer insignificante tinha um PSA superior a 4. Segundo outra pesquisa, em homens com um PSA acima de 4 que fizeram prostatectomia radical, sua probabilidade de ter um tumor insignificante é de 10 por cento, ou menos. E lembre-se: alguns desses homens com câncer de próstata aparentemente inofensivo vão desenvolver a doença, e eventualmente morrer em decorrência dela.

Quer dizer, então, que o PSA recebeu um duro golpe? Depende; grande parte de seu valor depende do modo como é usado. Boa parte da controvérsia em torno do PSA diz respeito ao fato de que muitos homens mais velhos (acima de 75 anos) abrigam o câncer de próstata – mas, muito provavelmente, não viverão o suficiente para que o câncer venha a tornar-se um problema. Portanto, *não há motivo para que os homens com mais de 75 anos – ou homens com uma expectativa de vida inferior a 10 anos – submetam-se a um teste de PSA*. Criar ansiedade quanto ao que fazer – que decisões tomar com relação ao tratamento – não é útil, humanitário ou necessário para esses homens. Isso parece sensato, e deveria eliminar muitas das discussões mais acirradas que têm caracterizado o debate sobre triagem através do PSA.

Outra importante mensagem de muitos estudos é a de que o PSA não deve ser usado por si só, que *nenhuma decisão de*

PSA Preso e PSA Livre

No que diz respeito às enzimas, o PSA é uma espécie de sujeito durão. Como um irritado lutador sempre à procura de uma briga, ele ataca ativamente as proteínas a cada oportunidade que se lhe ofereça. Na corrente sanguínea, porém, o PSA é geralmente contido por inibidores que o impedem de destruir proteínas; como poderia acontecer a um membro de uma gangue, ele é atado, ou preso.

Numa nova e promissora área de pesquisa, os cientistas estão trabalhando para classificar as formas de PSA na corrente sanguínea. O PSA é preso aos inibidores ou fica solto – livre? Em geral, os testes que os médicos usam para mensurar o PSA detectam tanto moléculas presas quanto moléculas livres. Mas seria muito bom se pudéssemos saber "quem é quem" aí; novos sinais indicam que, no sangue, a quantidade de PSA preso pode ser maior em homens com câncer de próstata do que em homens com HPB. Se isto se mostrar verdadeiro, está próximo o dia em que poderemos distinguir entre o PSA decorrente do câncer de próstata e o que provém da HPB, mensurando tanto suas formas livres quanto as presas.

No futuro, conheceremos uma nova e mais específica geração de testes de PSA, capazes de quantificar diferentes formas da molécula no fluxo sanguíneo. Esses testes podem nos oferecer informações clínicas muito úteis, e não só para a diagnose do câncer de próstata; serão preciosas, também, para a avaliação e o acompanhamento da doença.

tratamento deve ser tomada com base em uma única leitura do PSA, que o parceiro do PSA na diagnose deve ser um exame de toque retal, com ultra-som e biópsia (ver a seguir) sendo feitos em pacientes nos quais se descobriu algo de anormal. Além disso, o teste de PSA pode detectar cânceres diferentes daqueles percebidos pelo exame de toque retal – outra razão pela qual os médicos não podem confiar numa abordagem do tipo "ou isto ou aquilo" quando se tem em vista a descoberta precoce da doença. Juntos, o exame digital e o de PSA podem fazer muito mais do que se usados sozinhos. (É como usar, em conjunto, exames de mama e mamogramas para descobrir o câncer de mama nas mulheres.) Isso foi confirmado por um estudo em 2.634 homens; os pesquisadores descobriram que o PSA e o exame de toque retal mostraram-se praticamente iguais em termos de sua capacidade de descobrir câncer, mas que nem sempre encontraram os mesmos tumores – que, se apenas uma técnica tivesse sido usada, alguns tipos de câncer não teriam sido descobertos. (Também perceberam que, quando tanto o exame digital quanto o teste de PSA deram resultados normais, não era necessário usar o ultra-som transretal.) Em resumo, se o exame de toque retal e o de PSA forem usados juntos, em sua maior parte os cânceres clinicamente significativos terminarão por ser descobertos.

A Luta para Tornar o PSA mais Significativo

Os médicos também estão trabalhando para transformar o PSA num teste mais significativo e específico. Algumas das novas abordagens do PSA incluem:

A Densidade do PSA. Essa técnica parte de uma teoria segundo a qual a maioria dos homens nos grupos etários passíveis de câncer de próstata também tem pelo menos um pouco de HPB, o que pode elevar a concentração de PSA e tornar o diagnóstico mais difícil. Para alguns médicos, uma maneira de estabelecer uma distinção entre HPB e câncer é *a densidade do PSA – a contagem de PSA no sangue dividida pelo volume da próstata, conforme determinado pelo ultra-som transretal.* Basicamente, se você tem câncer benigno, seu PSA não deve ser superior a 15 por cento do peso de sua próstata.

Num estudo preliminar de sessenta e um homens, os cientistas descobriram uma diferença de densidade de PSA no câncer de próstata e na HPB. O valor médio da densidade de PSA para quarenta e um homens com câncer clinicamente localizado (confinado à próstata) era 0,58; para os vinte homens com

HPB, era 0,04. Cerca de 83 por cento dos homens com câncer de próstata que apresentaram um teste PSA normal tinham uma contagem elevada de densidade de PSA; só dois homens com câncer de próstata tinham uma densidade de PSA abaixo de 0,05. A mais alta leitura de densidade de PSA para quaisquer dos homens com HPB foi 0,117; a maioria dos homens com HPB tinha um nível de densidade de PSA inferior a 0,10. Esse estudo também levou os pesquisadores a desenvolver uma curva de probabilidade que ajuda os médicos a avaliar a probabilidade de um homem ter câncer de próstata.

Os resultados desse e de outros trabalhos sugerem que a densidade de PSA pode ser mais útil para homens com uma contagem de PSA superior à normal (entre 4 e 10); e que, se um homem tiver uma contagem de PSA ligeiramente alta e um nível de densidade de PSA superior a 0,15, será maior sua probabilidade de ter câncer de próstata.

A densidade de PSA, conclui um desses estudos, pode ser "um instrumento útil para ajudar os médicos a decidir quais pacientes com um nível de soro PSA alto e normal, ou ligeiramente elevado, devem submeter-se à biópsia prostática, e quais devem ser (simplesmente) acompanhados."

A Velocidade do PSA. Talvez a abordagem mais promissora do problema esteja no exame da *velocidade do PSA – seu índice de mudança de ano para ano.* A suposição é a seguinte: se as células se duplicam a uma velocidade muito mais rápida no câncer de próstata do que na HPB, e se o câncer de próstata produz mais PSA do que a HPB, é provável que o índice de mudança anual do PSA será muito maior num homem com câncer de próstata do que num homem com HPB. Em outras palavras: é evidente que, se o PSA de um homem está subindo, ele tem um câncer – e que o câncer está provavelmente aumentando.

Num dos estudos, os pesquisadores de Johns Hopkins usaram um grande banco de dados chamado "Baltimore Longitudinal Study of Aging" [Estudo Longitudinal do Envelhecimento de Baltimore]. (Desde que o estudo começou em 1958, cerca de mil e quinhentos homens participaram dele, retornando ano sim, ano não, para serem submetidos a exames físicos e a uma bateria de testes médicos. Suas amostras de sangue de cada *check-up* foram armazenadas para estudos futuros.) Os pesquisadores examinaram o caso de três grupos de homens envolvidos nesse estudo – os que tinham HPB, os que tinham câncer de próstata e um grupo de controle formado por homens que não apresentavam nenhuma doença na próstata. Estudando as amostras de sangue armazenadas durante vinte anos, os pesquisadores constataram que os homens com câncer de próstata tinham "índices significativamente mais elevados de mudança dos níveis do PSA do que aqueles sem câncer de próstata *até dez anos antes do diagnóstico*". Em outras palavras, ao rastrearem as mudanças de nível do PSA eles foram capazes de detectar câncer de próstata anos antes de ele poder ser diagnosticado através de outros meios. Por exemplo, cinco anos antes do diagnóstico – quando os níveis de PSA não apresentavam uma diferença sensível entre homens com HPB e homens com câncer de próstata – já havia uma grande diferença de velocidade do PSA em homens que se revelaram vítimas do câncer de próstata *versus* aqueles que tinham HPB e o grupo de controle.

A velocidade do PSA tem o potencial que poderá torná-la extremamente valiosa para detectar o câncer de próstata, e para distingui-lo precocemente da BPH – particularmente em nossos dias, quando um número cada vez maior de homens volta ao seu médico todos os anos para fazer um exame de toque retal e um teste de PSA. *A velocidade do PSA é uma série fluida, não uma leitura estanque e única.* É como ter um barômetro prostático – o seu médico não precisa esperar que a contagem do PSA chegue a um número mágico (em geral, 4 nanogramas por milímetro). Com a velocidade do PSA, o que importa é uma mudança significativa no decorrer do tempo – um aumento médio *consistente* de mais de 0,75 nanogramas por milímetro por ano, durante o transcurso de três testes separados no mínimo pelo espaço de 12 a 18 meses. Digamos que, durante 24 meses, o nível de PSA de um homem subiu de 1,2 para 2,3, e depois para 3,6. Claramente, há um processo em andamento aí. Essa elevação óbvia e constante poderia permitir que, ao monitorar a velocidade do PSA, um médico detectasse um câncer de próstata clinicamente significativo e *curável*, em seus estágios iniciais mais sutis, em vez de esperar que o nível de PSA chegasse ao número mágico (4) para só então fazer novos testes. "Portanto, o potencial da velocidade do PSA significa que podemos fazer um diagnóstico mais exato do câncer de próstata mesmo em níveis mais baixos do que o simples limite de 4, uma vez que funciona em todos os níveis", afirma um dos pesquisadores. (No momento, não se sabe ao certo que índice de mudança é significativo em homens com PSA superior a 10.) Além disso, a velocidade do PSA é *mais específica*. Se os médicos usarem o nível de PSA de 4 como um ponto limítrofe, cerca de 40 por cento dos homens que só tem HPB irão submeter-se a biópsias desnecessárias. Mas, com o critério da velocidade do PSA, esse número se reduz; só 10 por cento de homens com HPB fazem uma biópsia desnecessária.

Devido a tais estudos, muitos médicos estão entusiasmados com a velocidade do PSA. Contudo – embora seja um grande avanço sobre o mero exame de um índice de PSA e a subseqüente tentativa de decifrar seu significado –, mesmo a velocidade do PSA não constitui um sistema perfeito. Há um ponto importante a ser lembrado: 25 por cento dos homens com cânceres de próstata em fase de crescimento *não* apresentam um grande aumento de seu PSA. Desse modo, não é porque o seu PSA não é alto, e porque o seu PSA não está subindo que você não tem câncer, ou que o seu câncer não está aumentando.

(Nota: Por outro lado, pode-se dizer da velocidade do PSA que uma dose exagerada do que é bom também não ajuda muito. E homens muito zelosos ou preocupados, que fazem *testes contínuos* de seu PSA, também podem ficar escravos de suas preocupações. Lembre-se de qual é a questão-chave, aqui: "Meu PSA está subindo mais de 0,75 nanogramas por milímetro por ano, num período de 18 meses a dois anos?" Por exemplo: se o seu PSA subiu de 2,5 para 3 em dois anos, isso não deve ser motivo de grandes preocupações. Mas, se passou de 2,5 em fevereiro para 3,0 em maio, você poderia pensar: "Meu Deus, está disparando! Estou com câncer! Preciso de tratamento AGORA!", quando, na verdade, seu PSA *talvez não tenha sofrido, absolutamente, nenhuma alteração significativa*. Lembre-se, também, de que o PSA não é perfeito. Pode haver ligeiras variações no teste básico. Na verdade, estudos recentes indicam que até mesmo o fato de ejacular dois dias antes do teste pode elevar um pouco, e artificialmente, o número do seu PSA.)

O PSA e a Idade de um Homem. Esses fatos nos levam a discutir o PSA e a questão da idade. *A teoria aqui é a seguinte: à medida que um homem envelhece, sua próstata aumenta de tamanho.* Portanto, por que o ponto limítrofe do PSA deveria ser o mesmo para um homem de 40 anos e outro de 80 (que, de qualquer modo, talvez tenha um nível mais alto de PSA, devido à HPB?). Num estudo conduzido pela Clínica Mayo, os médicos determinaram índices de PSA para faixas etárias específicas: inferior a 4 para homens mais jovens (com uma expectativa de vida de 25 a 30 anos), e superior a 4 – o que talvez seja um excesso de rigor – para os homens mais velhos. Recomendaram um ponto limítrofe de 2,5 para homens entre 40 e 49 anos; de 3,5 para homens entre 50 e 59 anos; de 4,5 para homens entre 60 e 69 anos, e de 6,5 para homens entre 70 e 79 anos.

"A idéia é que os índices de referência por faixa etária específica transformem o PSA num indicador mais seletivo da presença de um tumor", afirmaram os pesquisadores, "de tal modo que cânceres de próstata significativos possam ser identificados num estágio precoce, curável, em homens que apresentam maiores probabilidades de beneficiar-se ao máximo da terapia definitiva (...), e que diagnósticos desnecessários não sejam rotineiramente feitos em homens que provavelmente não abrigam um câncer de próstata capaz de pôr em risco suas vidas, homens que não se beneficiariam da terapia". (Observe-se, a esse respeito, que o limite mais alto estabelicido para homens acima dos 60 anos pode significar que alguns cânceres potencialmente curáveis não são detectados até essa altura da vida. Os pesquisadores pretendem lidar com essa questão em pesquisas futuras.)

O Estudo PLCO

Há uma outra ressalva na discussão sobre a possibilidade de o tratamento do câncer de próstata ter ou não algum efeito na sobrevivência a longo prazo. Os críticos têm sido eloqüentes em afirmar que "não há indícios de que o tratamento definitivo do câncer de próstata localizado aumente a sobrevivência". Contudo, não se tem conhecimento de nenhum estudo abrangente e bem planejado que avaliasse a eficácia do tratamento precoce do câncer de próstata no prolongamento da vida dos pacientes. Além do mais, também não há indícios de que o tratamento definitivo *não* aumente a sobrevivência! A questão nunca foi devidamente estudada.

O estudo PLCO espera poder dar uma resposta a esse problema. Trata-se de um projeto muito vasto envolvendo milhões de dólares, patrocinado pelo *National Cancer Institute* e voltado para a pesquisa dos cânceres de próstata, pulmão, cólon e ovário (de onde seu nome, PLCO). Quanto ao câncer de próstata, a questão é determinar se a triagem representa ou não uma diferença para a questão da expectativa de vida. (Isso também tem muito a ver com a controvérsia em torno da eficácia do teste de PSA – ver, no início deste capítulo, "O Debate Acalorado".) Os homens passarão por uma triagem anual ao longo de quatro anos, e depois serão acompanhados durante doze anos. Os intervalos de triagem são semelhantes aos usados num estudo que visa determinar a eficácia da mamografia na detecção do câncer de mama. Contudo, o câncer de próstata tem um crescimento muito mais lento do que o de mama, e alguns médicos acham que quatro anos não são um período longo o suficiente para que o nível de mudança anual do PSA seja tão significativo quanto tem o potencial de ser.

Outra preocupação é que a triagem não seja feita da melhor maneira possível, e que em decorrência disso o acompanhamento, que é caro, venha também a ser inútil. O problema é que ainda desconhecemos a melhor maneira de usar o PSA. O caminho a seguir é a densidade do PSA? Ou a velocidade do PSA ou os índices por faixa etária específica? Os cientistas simplesmente não sabem. Para alguns pesquisadores, portanto, parece prematuro iniciar um estudo a longo prazo.

Da mesma forma, segundo esse estudo, o tratamento é incerto – uma vez feito o diagnóstico, a escolha do tratamento fica a cargo do paciente e de seu médico. *Portanto, como poderemos saber se o PSA faz uma diferença em termos da expectativa de vida se um homem morrer por ter optado por não fazer tratamento, ou por um tratamento ineficaz?* E, por último, para o estudo o índice por idade não é significativo; inclui homens de até 74 anos. Infelizmente, o fato é que muitos desses homens talvez não vivam para ver o fim do período de doze anos de acompanhamento. É improvável, então, que vivam o suficiente para poderem trazer novos *insights* à eficácia a longo prazo do tratamento.

Parece vergonhoso, portanto, que esse gigantesco estudo – que os contribuintes estão financiando – esteja prosseguindo sem um planejamento mais criterioso.

O Estudo PIVOT

Outra tentativa de lançar luz sobre o tratamento do câncer de próstata é o estudo PIVOT (Prostate Cancer Intervention *vs.* Observation Trial – Intervenção no Câncer de Próstata *vs.* Experiência de Observação), conduzido por um internista de Minnesota e um urologista de Seattle e financiado pelo *Department of Veterans Affairs* e pelo *National Cancer Institute.* Seu objetivo é descobrir o que funciona melhor para o câncer de próstata clinicamente localizado – a prostatectomia radical com intervenção precoce (como radioterapia, por exemplo), caso o câncer volte a manifestar-se, ou a espera vigilante, com tratamento dos sintomas se o câncer se disseminar.

"Não estamos vendo a radiação como um tratamento básico", comenta o internista que está liderando o estudo, "pois os estudos indicam que, de qualquer maneira, a radiação não é melhor que a prostatectomia radical". Em vez disso, o estudo PIVOT pretende "comparar a espera vigilante com a mais freqüentemente recomendada (e talvez a melhor) das abordagens de intervenção precoce – a prostatectomia radical".

Como o estudo PLCO, o PIVOT é demorado; tem um período de recrutamento de três anos, e um acompanhamento de doze anos; 2.000 homens poderão participar. Os homens com mais de 75 anos são candidatos aceitáveis – mas esses mais idosos, como todos os outros que participam do estudo, devem ser suficientemente saudáveis para terem condições de submeter-se a uma cirurgia. Só poderão participar do estudo homens com câncer de próstata que sejam considerados candidatos à cirurgia; serão colocados em um de dois grupos – ou serão submetidos a uma prostatectomia radical, ou serão acompanhados de perto (espera vigilante) e tratados conforme o exigirem os sintomas específicos ou as metástases. Muitos centros de combate ao câncer e hospitais para veteranos do país estão participando desse estudo.

Qual é, aqui, a medida do sucesso? É aquilo que poderíamos chamar de ponto culminante do processo – a morte ou a sobrevivência. "Realmente, é com isso que os pacientes se preocupam", afirma o internista. "Minha doença vai ter cura? Minha vida fica melhor sem a cirurgia? Não temos a resposta para nenhuma dessas perguntas. Os que são favoráveis à prostatectomia radical dizem: 'Como os médicos podem se atrever a não tratar? Eles estão matando as pessoas com a espera vigilante!'. Por sua vez, os defensores da espera vigilante afirmam que a cirurgia não aumenta a sobrevivência. Esses dois grupos são formados por pessoas inteligentes e bem-intencionadas, e há informações em defesa de ambos os pontos de vista."

Os homens que participam do estudo serão examinados pelo menos a cada três meses no primeiro ano, e a cada seis meses a partir de então, e periodicamente deverão responder a questionários sobre sua qualidade de vida. Seus médicos vão procurar quaisquer indícios de que o câncer de próstata progrediu, documentando todas as mudanças ocorridas na condição dos pacientes. Quando um paciente morrer, por qualquer razão, todas essas informações serão enviadas a um comitê independentemente de revisão de processos, cujos membros vão estudar todos os dados acumulados e determinar se a morte em questão foi definitivamente, provavelmente ou possivelmente devida ao câncer de próstata, ou absolutamente não.

O estudo PIVOT é interessante por várias razões; a despeito do limite de idade de seus pacientes – é difícil saber quantos homens de 75 anos estarão vivos quando da conclusão do estudo –, os critérios de seleção parecem bastante rigorosos. Segundo os diretores do estudo, homens que obviamente não são bons candidatos à cirurgia não serão nele incluídos. Além dos mais, devido a suas dimensões o estudo promete resultados extremamente específicos.

Ultra-som Transretal

Como o sonar de um submarino, o ultra-som produz imagens a partir de ondas sonoras. O ultra-som transretal pode detectar diferenças entre tecido canceroso e tecido normal da próstata através de uma sonda especial que é introduzida no reto. Na maior parte dos casos, permite que os médicos vejam a próstata inteira. Essa abordagem transretal (através do reto) constitui um grande avanço sobre uma técnica de baixa freqüência e baixa resolução usada vários anos atrás, na qual as ondas sonoras tinham de atravessar todo o abdome para chegar à próstata. O ultra-som transretal é capaz de detectar cânceres que não podem ser percebidos pelo exame de toque retal; descobriu-se que seu índice de detecção é de 2,6 por cento – em oposição ao índice de 1,3 a 1,7 por cento do exame de toque retal, e ao de 2,2 a 2,6 do PSA. Além disso, descobriu-se que muitos homens com câncer de próstata detectado por ultra-som transretal (e não encontrado pelo exame de toque retal), que foram submetidos a uma cirurgia (prostatectomia radical) para tratar o câncer, tinham sua doença confinada à próstata. Em outras palavras, graças ao ultra-som, para esses homens o câncer foi descoberto a tempo de ser curado.

Passos no Diagnóstico do Câncer de Próstata

Exame de Toque Retal (EDR)
Teste de Sangue PSA
Ultra-som Transretal
Biópsia

Resultados estimulantes. E, assim como os médicos esperavam que o PSA se tornasse um "Papanicolaou masculino", muitos acharam que o ultra-som transretal poderia ser um "mamograma masculino", outra maneira de fazer uma triagem precoce do câncer de próstata e detectá-lo. Isso ainda não aconteceu. O ultra-som transretal não é nem rápido nem barato, e os resultados quase sempre dependem da habilidade do médico que usa o equipamento de ultra-som. Até o momento, portanto, esses três fatores não permitem que ele seja o instrumento perfeito para a triagem rotineira – simplesmente, não vale a pena usar o ultra-som em todo e qualquer paciente.

Sendo um instrumento para a diagnose, o ultra-som é atualmente usado como um passo seguinte – depois de um exame de toque retal anormal ou da de uma contagem anormal de PSA, ou quando um homem apresenta sintomas de câncer de próstata, ou, ainda, quando está preocupado com a existência de um histórico familiar da doença. (O ultra-som raramente encontra câncer em homens que tiveram uma contagem de PSA e um exame de toque retal normais, e não se faz necessário quando esses dois testes deram resultados normais.)

Talvez sua maior desvantagem esteja no fato de que – apesar de representar um avanço sobre a abordagem transabdominal – *o ultra-som transretal não consegue captar todo tipo de câncer*. Deixa passar mais ou menos metade dos cânceres com mais de um centímetro de tamanho, pois o escaneador de ultrasom interpreta-os como se fossem tecido prostático regular. (Por alguma razão desconhecida, em alguns homens não há diferença acústica entre tecido normal e anormal.) E, como alguns tecidos normais às vezes são confundidos com câncer, o ultra-som também confunde muitas lesões benignas com a doença.

O que essa técnica pode fazer. Ainda assim, o ultra-som é de grande utilidade para a diagnose. É um excelente modo de avaliar o tamanho da próstata de um paciente – o que, entre outras coisas, pode ajudar os médicos a terem uma melhor idéia da densidade de PSA (já discutida neste capítulo) –, e desempenha um papel fundamental no direcionamento de uma agulha de biópsia, ajudando a selecionar o fragmento de tecido apropriado.

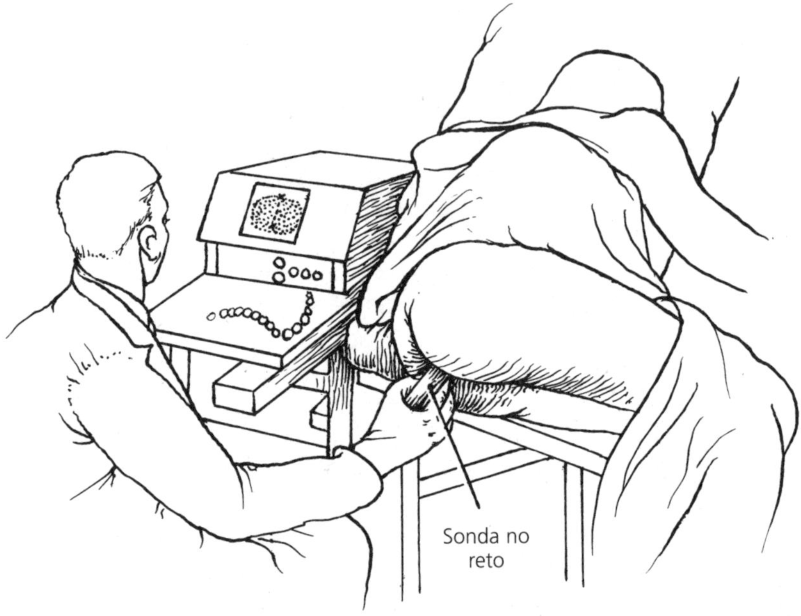

Figura 3.2. *Ultra-som Transretal*

Apesar de não ser muito agradável, sem dúvida, o ultra-som transretal é indolor e pode ser extremamente útil para o diagnóstico do câncer de próstata. Uma sonda especial (mostrada na ilustração acima) é introduzida no reto, em geral permitindo que o médico veja a próstata inteira – e que descubra cânceres que passariam despercebidos num exame de toque retal.

Sendo um instrumento para a diagnose, atualmente o ultra-som é usado como um passo seguinte – depois de um exame de toque retal anormal, ou de uma contagem anormal de PSA, ou quando um homem apresenta sintomas de câncer de próstata, ou, ainda, quando está preocupado com a existência de um histórico familiar da doença. O ultra-som transretal raramente descobre câncer em homens que tiveram uma contagem PSA e um exame de toque retal normais, e não é necessário que um homem se submeta a esse procedimento quando esses dois testes deram resultados normais.

Biópsia

Poucos anos atrás, a biópsia da próstata era feita "às cegas" – os médicos não tinham como ver o que estavam fazendo – e, quando a agulha de biópsia atingia a próstata, o impacto às

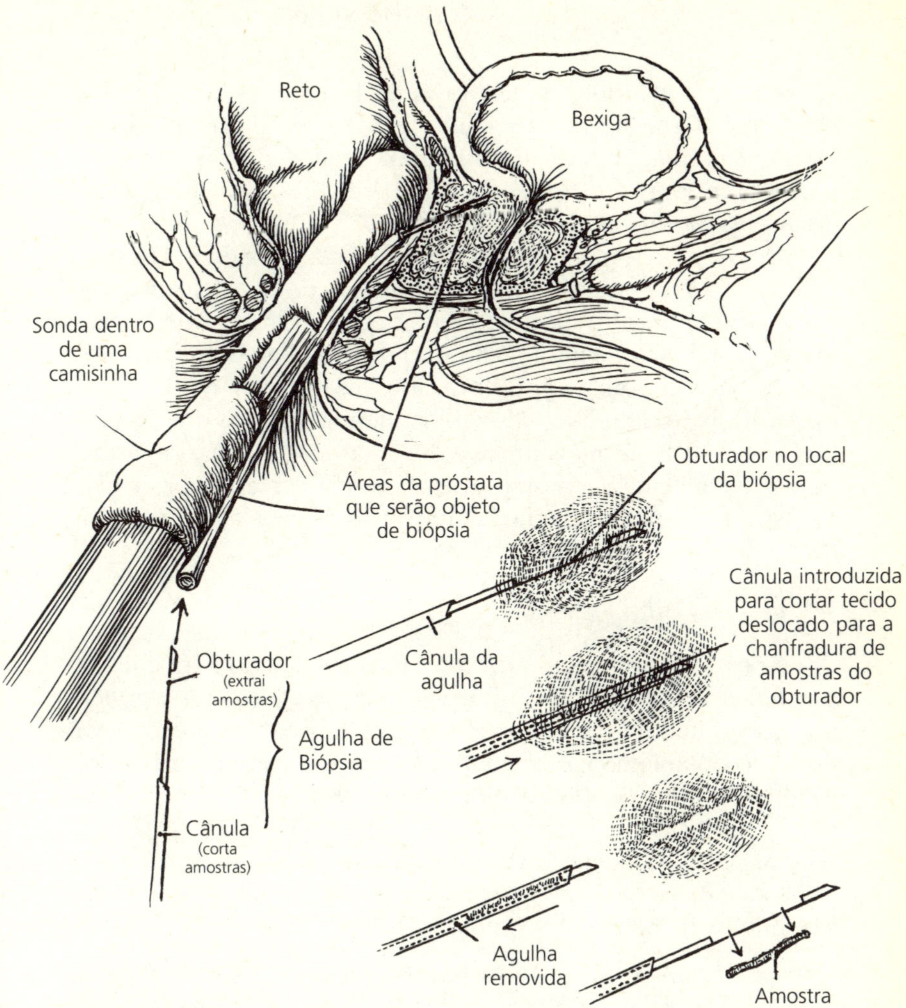

Figura 3.3. *Biópsia da Próstata Feita com Agulha e Guiada por Ultra-som*
Usando o ultra-som transretal como guia, os urologistas podem ver o que estão fazendo *no momento em que o fazem.* Este é um grande avanço sobre as técnicas de biópsia usadas até poucos anos atrás. Feita assim, a biópsia da próstata é mais exata – e, como a agulha é menor, menos dolorosa – do que nunca antes. O dispositivo para biópsia tem um formato que lhe permite captar uma *massa central* de tecido de aspecto anormal (cada massa central de tecido tem um milímetro de espessura), em vez de apenas algumas células. Em seguida, os patologistas estudam essas amostras sob o microscópio.

vezes fazia a glândula "saltar" ou girar levemente, de tal modo que a biópsia acabava não sendo feita na parte do tecido que os médicos imaginavam ter atingido. Hoje, tendo o ultra-som transretal por guia, os urologistas podem ver o que estão fazendo *no momento em que o fazem.*

Desse modo, uma biópsia da próstata é mais exata – e, como a agulha é menor, menos dolorosa – do que nunca antes.

Outro avanço da técnica de biópsia, além do aperfeiçoamento da técnica de ultra-som, foi o desenvolvimento do revólver de biópsia com molas, um minúsculo dispositivo que fica preso ao dedo do médico. A agulha menor significa que os urologistas podem ser mais precisos ao visarem uma massa central de tecido anormal – mesmo que ela esteja cercada por células de aspecto normal. Significa, também, que o paciente vai sentir apenas um ligeiro desconforto.

E o Risco de Infecção?

Apesar do fato de a biópsia ser feita através do reto, a infecção dificilmente constituirá um problema se o risco for mantido ao nível mínimo – se um enema para limpeza do intestino for aplicado de antemão, e se antibióticos forem administrados tanto antes quanto depois da biópsia. Outras complicações passageiras da biópsia da próstata incluem sangramento retal sem maiores conseqüências e vestígios de sangue na ejaculação.

Por que as Biópsias com Agulha não São Perfeitas

Apesar desses avanços, a biópsia com agulha nem sempre oferece respostas definitivas. Às vezes, a agulha não chega ao câncer, e, em outros casos, o que está sob o microscópio é quase impossível de rotular, em definitivo, como câncer.

Alguns cânceres, em particular os que se desenvolvem na zona periférica da próstata, disseminam-se lateralmente – como uma fina folha de plâncton na superfície do mar. Portanto, não é incomum que a agulha de biópsia penetre fundo demais e passe além da área visada. É por isso que, numa tentativa de obter um quadro abrangente, os médicos também retiram várias amostras minúsculas de toda a próstata, fazendo aquilo que é chamado de "biópsia sextante" (seis biópsias, retirando amostras da parte superior, do intermediária e da inferior da glândula, bem como do lado direito e do esquerdo).

"O câncer de mama ou de pulmão produzem um nódulo sólido, semelhante a um punho, que podemos detectar por apalpação ou através das imagens de raios X, ultra-som, tomografia, etc.", afirma um patologista do Johns Hopkins especializado em diagnóstico do câncer de próstata. Mas o câncer de próstata tende a infiltrar-se pelo tecido normal, abrindo caminho ao redor das células normais. Ou, como explica outro cientista do Johns Hopkins, espalha-se como uma mão cujos dedos se estendessem pelo tecido adjacente "como um rio que inundasse um vale". Nesses casos, pode haver uma quantidade significativa de câncer, mas não na forma de um caroço "conveniente", fácil de sentir ou ver mediante o ultra-som.

Assim, não é incomum que uma biópsia com agulha seja negativa – *ainda que o câncer esteja presente.* Dá-se a isso o nome de "falso negativo", fato que pode dar ao urologista e ao paciente "uma falsa impressão otimista de que ali não há câncer", continua o patologista. Desse modo, mesmo que uma biópsia seja suspeita e sua repetição seja negativa, "isso não exclui a possibilidade de que a primeira biópsia *não fosse* câncer".

Imagine-se a dificuldade de tentar apresar esse tecido evasivo em uma biópsia, usando-se, para tanto, apenas uma pequena agulha. Em alguns casos, é como procurar *com* uma agulha num palheiro. As finas agulhas usadas na maior parte das biópsias da próstata apresam minúsculas massas centrais de tecido – cada uma de mais ou menos um milímetro de espessura – que, em seguida, os patologistas estudam sob o microscópio.

Nos diagnósticos mais fáceis, muitas glândulas cancerosas são encontradas. Nos casos mais difíceis, porém, só se encontram algumas. E é aí que o diagnóstico fica complicado: essas poucas glândulas significam que se trata apenas do tipo inativo de câncer? Ou a biópsia apreendeu as origens de um câncer que, por ser mais grave, exige tratamento? E como fazer para estabelecer uma distinção entre os dois tipos?

"Do ponto de vista da patologia, não chega a ser exatamente um pesadelo", afirma o patologista do Johns Hopkins, "mas é quase". Vários anos atrás, a única razão pela qual se introduziam agulhas nas próstatas dos pacientes devia-se ao fato de terem uma lesão palpável. Naqueles casos, se encontrássemos câncer – ainda que apenas uma ou duas glândulas durante uma biópsia com agulha –, havia, quase invariavelmente, um câncer significativo na próstata. (Obviamente, o diagnóstico é bem mais fácil quando o câncer pode ser percebido; ao chegar a esse ponto, quase sempre há um tumor de tamanho razoável, que precisa de tratamento.)

Um homem fez uma biópsia que foi considerada negativa por um patologista. Seu urologista mandou-a a esse patologista para ter uma segunda opinião. "Havia cerca de quatro glândulas cancerosas. Dissemos que era câncer, ele teve sua próstata extirpada, e o tumor estava em toda parte. Para cada paciente assim, porém, existe outro homem no qual se constata que o câncer não afetou quase nada."

Isso nos leva a uma questão espinhosa: todos os homens cujas biópsias indicam a existência de câncer precisam de uma terapia agressiva? De novo, o problema está em nossa capacidade de estabelecer uma diferença entre câncer benigno e maligno. "Se fosse um membro de minha família", confessa o patologista, "eu não desejaria correr o risco."

No fim das contas, porém, o objetivo não é tratar todos os cânceres de próstata, mas sim prever quais tipos da doença vão tornar-se graves, e tratar agressivamente esses tumores. E, também, prever quais cânceres vão permanecer inativos, monitorando-os com extremo cuidado.

Até bem recentemente, a tecnologia que tornava possível a biópsia precoce também dificultava muito essas tomadas de decisão – era difícil, para os patologistas, estabelecer uma relação entre a quantidade de câncer na agulha e a quantidade de câncer em toda a próstata. Agora, porém, as pesquisas realizadas no Johns Hopkins prometem lançar uma nova luz sobre a questão – tornar as descobertas feitas através da biópsia por agulha muito mais úteis para a definição do curso do tratamento a ser seguido por um paciente.

Digamos que a próstata de um homem pareça normal durante um exame de toque retal, mas que seu PSA seja alto e uma biópsia tenha detectado células cancerosas (isso é chamado de "doença no estágio T1c – ver tabela 3.2). Estaremos diante de um câncer significativo? É preciso tomar providências concretas? A nova pesquisa sugere que, *para os homens com doença no estágio T1c*, se algum câncer for encontrado em três massas

Tabela 3.2. *Dois Sistemas para Determinar o Estágio do Câncer de Próstata*

Estágio TNM	Descrição	Estágio Whitmore-Jewett	Descrição
T1a	Não palpável num EDR; encontrado incidentalmente quando tecido benigno é removido por RTUP; 5 por cento (ou menos) do tecido removido é canceroso.	A1	Igual a TNM.
T1b	Não palpável; encontrado incidentalmente, mas mais de 5 por cento do tecido removido por RTUP é canceroso.	A2	Igual a TNM.
T1c	Não palpável; identificado por biópsia com agulha devido ao elevado PSA.	—	Esta categoria não faz parte do sistema Whitmore-Jewett.
T2a	Palpável; envolve menos da metade de um lobo.	B1N	Palpável; envolve menos da metade de um lobo; é cercado por tecido normal.
T2b	Palpável; envolve mais da metade de um lobo, mas não os dois lobos.	B1	Palpável; envolve menos de um lobo.
T2c	Palpável; envolve os dois lobos.	B2	Palpável; envolve um lobo inteiro, ou mais.
T3, T4	Palpável; penetra a parede da próstata e/ou envolve as vesículas seminais.	C	Igual a TNM.
N+	Disseminou-se pelos linfonodos.	D1	Igual a TNM.
M+	Disseminou-se pelos ossos.	D2	Igual a TNM.

OBS.: Estes estágios podem causar confusão; embora o sistema TNM, mais recente e mais explícito, esteja se tornando cada vez mais popular, muitos médicos tendem a usar permutavelmente os dois sistemas.

Biópsias com Agulha: Como Interpretar as Descobertas no Estágio T1c

O câncer é significativo se...

For encontrado em três massas centrais extraídas por agulha, OU
Estiver presente em mais da metade de qualquer massa central extraída por agulha, OU
O número no Sistema de Gradação de Gleason for 7 (ou mais)

O câncer provavelmente NÃO é significativo se...

Só for encontrado em uma ou duas massas centrais extraídas por agulha, E
Constituir menos da metade dessas massas centrais, E
O número do Sistema de Gradação de Gleason for 6 (ou menos), E
A densidade do PSA for inferior a 0,1-0,15

centrais de tecido retiradas por agulha, ou numa quantidade superior a 50 por cento de qualquer outra massa extraída por agulha, ou se o sistema de gradação de Gleason (discutido adiante neste capítulo) for 7, ou mais, então é extremamente provável que haja câncer na próstata. Por outro lado, se no sistema Gleason o câncer for 6 (ou menos), e só tiver sido encontrado em uma ou duas massas de tecido extraídas por agulha, o câncer constitui menos da metade dessas massas, *e*, se a densidade do PSA for inferior a 0,1-0,15, há uma boa probabilidade de que o câncer seja insignificante (de que haja menos de 0,2 centímetros cúbicos de câncer de próstata, e de que ele esteja ali confinado).

Os cientistas do Johns Hopkins e de outras instituições também estão tentando desenvolver um modo de previsão que seja mais científico que o atual, que em grande parte depende do olho humano. Hoje, grande parte da interpretação do câncer fica reduzida a meras suposições que têm por base o aspecto de centenas de milhares de células vistas sob o microscópio. No horizonte talvez assome a perspectiva de um sistema de análise de imagens por computador que poderá mensurar e quantificar diferentes formas e irregularidades celulares – e, ao longo do processo, gerar imagens mais nítidas a partir de uma paleta obscura.

E se For PIN?

Às vezes, diagnosticar o câncer de próstata é como tentar não ser reprovado num teste de múltipla escolha particularmente difícil – o tipo que contém respostas perturbadoras, como "Todas as alternativas acima" e "Outras".

Isso nos leva a outra sugestão no universo já tão complexo das biópsias por agulha – PIN, ou *neoplasia intra-epitelial prostática*. Na falta de uma melhor descrição, as células PIN (que, quando presentes, aparecem no tecido que reveste a próstata) são, basicamente, "engraçadas". Não são cancerosas, mas também não são benignas. São "outras": *são anormais, e fortemente associadas ao câncer de próstata.*

Os patologistas se referem à PIN como uma forma de "hiperplasia atípica", ou uma hiperatividade anormal de crescimento. A PIN se apresenta em três padrões básicos de crescimento: brando (PIN1), moderado (PIN2) e grave (PIN3). Em geral se acredita que a PIN branda é insignificante, e que prescinde de novas avaliações.

Em sua maioria, porém, os especialistas agora acreditam que a PIN moderada e a grave (PIN2 e 3) devem ser agrupadas como "PIN de alto grau", e que é preciso levar essas células muito a sério. Alguns cientistas chamam-nas de células "pré-malignas" (ainda que, tecnicamente, não se saiba ao certo se as células *em si* chegam a tornar-se cancerosas). "É comum encontrarmos PIN de alto grau na periferia do câncer", explica Jonathan Epstein, M.D., renomado patologista do Johns Hopkins. Diz ele que, se essas células forem encontradas, mas não houver câncer, em vez de tal ausência indicar que a próstata está livre de câncer, o mais provável é que a doença simplesmente passou despercebida. "Se repetirmos a biópsia, há probabilidade de o câncer ser encontrado ali." As células PIN de alto grau, acredita ele, "constituem uma indicação de câncer prostático", um sinal de advertência que significa – se for encontrado em sua próstata –, que você precisa de outra biópsia para excluir (ou não) a possibilidade da presença do câncer.

ONDE ME SITUO? COMO DETERMINAR O ESTÁGIO DO CÂNCER DE PRÓSTATA

Tudo bem: a biópsia deu positivo, e o diagnóstico é de câncer prostático. Mas o que é que significa isso? O passo seguinte consiste em determinar o estágio – até que ponto o câncer se disseminou – e o grau – que aspecto têm as células cancerosas, para se ter uma idéia da rapidez com que estão se multiplicando.

Determinação de Estágio para o Tratamento

Há duas maneiras diferentes de classificar o câncer de próstata: o sistema Whitmore-Jewett e o sistema TNM. Ambos têm por base o grau em que o câncer se desenvolveu. Está confinado à próstata ou disseminou-se? Neste último caso, até que ponto? Outra vez, o sistema de classificação reforça a mensagem vital de que o diagnóstico precoce é fundamental para a cura – porque o câncer de próstata só é considerado curável em seus estágios iniciais, quando ainda confinado à próstata.

A situação mais favorável ocorre quando células cancerosas insuspeitadas que não são palpáveis (grandes o suficiente para que um médico possa senti-las durante um exame de toque retal) acabam sendo detectadas por acaso – quando se remove tecido durante uma RTUP, por exemplo (ver Capítulo 10), ou quando o médico pede uma biópsia para investigar

A ilustração ao lado mostra o câncer de próstata em todos os seus estágios, usando tanto o sistema TNM quanto o de Whitmore-Jewett.

Figura 3.4. *Que Aspecto Tem o Câncer de Próstata?*

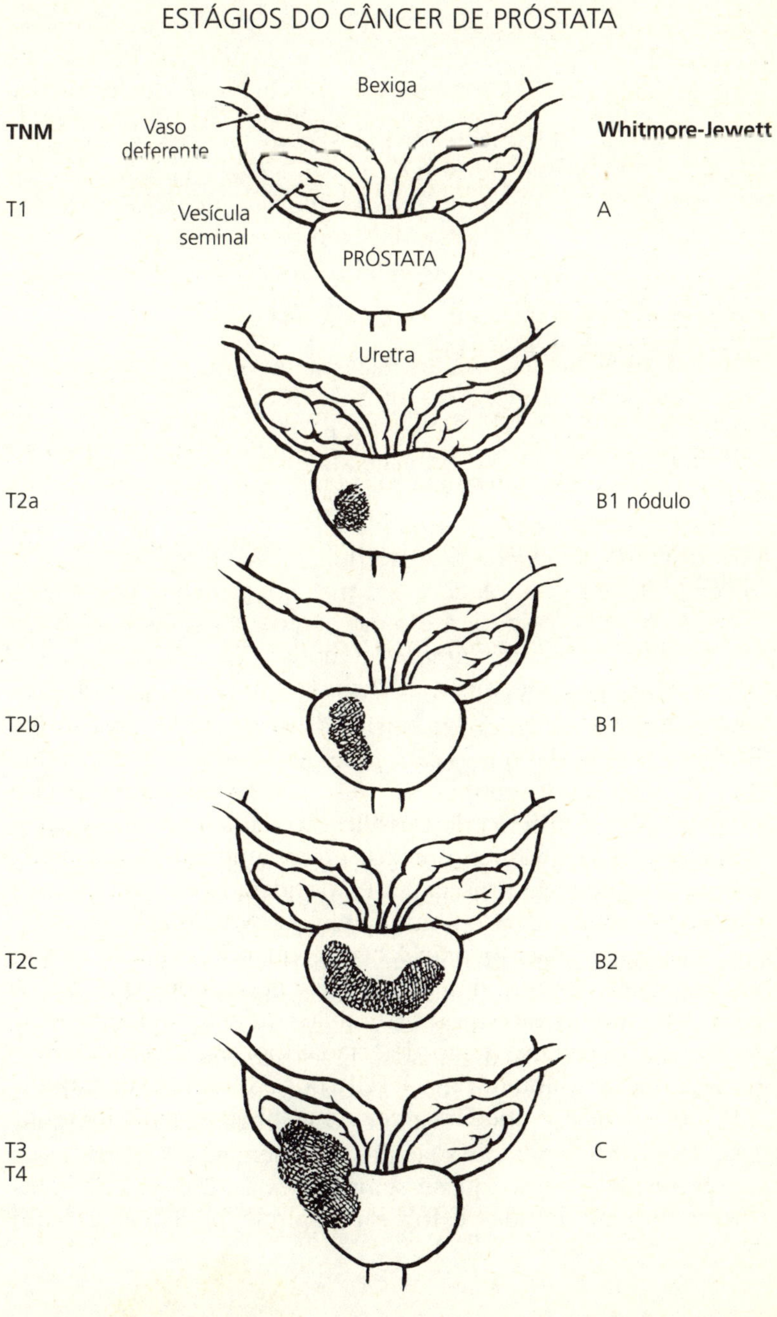

uma contagem elevada de PSA. (Numa RTUP, ou resseção transuretral da próstata, um procedimento que visa tratar sintomas de uma próstata dilatada, excrescências de tecido prostático são removidas em fragmentos através da uretra. Esses fragmentos de tecido são rotineiramente enviados a um patologista para uma avaliação.) Outros cânceres mais graves são encontrados durante um exame físico, quando o dedo enluvado do médico detecta um caroço ou uma aberração – um pequeno nódulo de um ou de ambos os lados da próstata. A categoria seguinte é a do câncer que penetrou a parede da próstata ou invadiu as vesículas seminais adjacentes.

Em termos gerais, quanto mais alta a letra, pior o caso do câncer. Em seus estágios mais altos (D, N ou M), o câncer já entrou em processo de metástase – uma parte dele separou-se e estabeleceu-se em outro local, geralmente num linfonodo nas imediações da próstata. O estágio mais grave é aquele em que o câncer infiltrou-se por outros linfonodos e disseminou-se por áreas distantes, mais comumente por ossos. Nesses estágios, o câncer pode ser controlado e até mesmo "acuado" por meses ou anos, mas não curado. Até o momento, não se sabe ao certo por que as coisas se passam desse modo – que mudanças cruciais ocorrem quando o câncer deixa a próstata, e por que razão, de repente, resiste a um tratamento que pode ser tão eficaz em suas fases iniciais.

O Sistema de Gradação de Gleason

Que aspecto tem o câncer visto no microscópio? As células são bem ou mal diferenciadas? A arquitetura das células normais, bem diferenciadas, apresenta bordas claramente definidas. As células bem diferenciadas têm centros nítidos – como se fossem pequenas roscas redondinhas. Quando as células cancerosas se tornam mal diferenciadas, parecem fundir-se e formar sólidos borrões de malignidade. Esses cânceres são os mais agressivos. Avançam com fúria, assolando os tecidos vizinhos e lançando mísseis a partes distantes do corpo, não mais respeitando fronteiras – nem as suas próprias nem as de outras células. Os resultados são quase sempre devastadores; as células cancerosas mais rápidas e fora de controle podem matar um homem um ano após sua manifestação clínica inicial. Os cânceres bem diferenciados tendem a progredir muito lentamente, e os mal diferenciados tendem a espalhar-se como um rastilho de pólvora.

Os patologistas usam um sistema denominado "Gradação de Gleason" para classificar a diferenciação celular. Basicamente, uma contagem baixa no sistema Gleason – 2, 3, 4 – é um sinal favorável, o que não se pode dizer de uma contagem alta – 8, 9, 10. E a contagem intermediária? Trata-se de mais uma área obscura na qual é difícil prever a trajetória a ser seguida pelas células.

Os cientistas demonstraram que os cânceres com alta contagem no sistema Gleason apresentam maior probabilidade de terem "margem positiva" (isto é, o câncer penetrou a parede da próstata até um ponto em que se tornou impossível removê-lo por completo através da cirurgia); nesses casos há também, ao contrário do que se verifica nas contagens mais baixas, uma maior probabilidade de câncer nas vesículas seminais e uma resistência mais forte ao tratamento. As contagens mais altas também implicam a probabilidade de o câncer disseminar-se pelos linfonodos. Portanto, se um homem tiver uma alta contagem no sistema Gleason, é perfeitamente possível que seu câncer se tenha disseminado para além da parede da próstata e, talvez, também para as estruturas vizinhas.

Uma Palavra Sobre História Natural

Dissemos ser impossível prever a trajetória do câncer de próstata. Esse dilema está no centro do debate sobre o tratamento. Contudo, alguns pesquisadores têm mostrado que o *volume* de um tumor prostático tem muito a ver com seu comportamento. Cientistas que estudaram 100 amostras de prostatectomia radical (tecido removido por cirurgia) descobriram que o volume do câncer correspondia à amplitude (ou à falta) de diferenciação celular, com penetração capsular (câncer que ultrapassou a parede da próstata), invasão das vesículas seminais e metástases em tecidos distantes. Esses pesquisadores mostraram que os tumores com menos de 1 centímetro cúbico raramente entram em processo de metástase, e que a maioria dos tumores com menos de 3,5 centímetros cúbicos permanecem no interior da próstata. Mas eles também demonstraram que conforme um tumor vai crescendo sua tendência é tornar-se mais agressivo – e, quando o câncer de próstata tem mais de 5 centímetros cúbicos, diminuem suas probabilidades de ser curável.

Eis como o câncer de próstata se dissemina: primeiro, é claro, ele cresce dentro da próstata. A maior parte dos cânceres – cerca de 72 por cento – começa na zona periférica, 20 por cento na zona de transição, e 8 por cento na zona central. (As zonas da próstata são mostradas na figura 1.8.) Depois de alcançar a parede da próstata (também chamada de "cápsula"), o tumor a penetra. Avançando aos poucos, chega às vesículas seminais, à bexiga, à uretra e às paredes laterais da pelve. Também pode expandir-se *aos saltos*, por metástase – invadindo o sistema linfático (canais que correm através do corpo) ou usando a corrente sanguínea como "carona" para atingir regiões mais distantes. Quando os médicos falam de "metástases distantes" do câncer de próstata, em geral estão querendo dizer que ele chegou aos linfonodos, aos ossos – coluna, costelas ou ossos pélvicos – ou aos pulmões.

Ao crescerem, os tumores prostáticos tornam-se mais heterogêneos, ou mal diferenciados. Em geral, o câncer de próstata tem um crescimento lento; em seus estágios iniciais, um tumor pode levar mais de quatro anos para duplicar de tamanho. Antes mesmo de tornar-se grande o suficiente para que um médico consiga senti-lo – isto é, antes de atingir um centímetro cúbico de volume –, um tumor precisa duplicar pelo menos trinta vezes. Depois disso, porém, bastam cerca de dez duplicações para que o câncer de próstata se torne fatal – quando então atinge o volume de 1kg.

Enfatizamos o que já afirmamos várias vezes aqui: esse período inicial de crescimento silencioso é o momento ideal para se descobrir e atacar o câncer de próstata.

Estágio Clínico vs. Estágio Patológico

Este é um assunto que pode gerar muita confusão. O estágio clínico é uma estimativa, aquilo que, com base em fatores como o exame de toque retal, o PSA, o ultra-som transretal e a biópsia com agulha, o médico *acredita* ser o câncer de próstata de um paciente. O estágio patológico é muito mais seguro – e, para prever a probabilidade de cura, é essencial –, pois um patologista pôde examinar tecido prostático e, muitas vezes, tecidos dos linfonodos, em vez de fazer suposições sobre a doença com base apenas em algumas células e no resultado de alguns exames. Até bem pouco tempo, o conhecimento do estágio patológico só era possível depois da remoção da próstata. Hoje, porém, com base na tabela 3.3, os médicos dispõem de um recurso muito mais sofisticado para avaliar o estágio patológico do câncer de um homem *antes* da cirurgia.

Mais Informações Sobre o Exame Digital do Reto e a Determinação do Estágio do Câncer de Próstata

Como o ultra-som transretal, o exame de toque retal também não é capaz de detectar a disseminação microscópica de câncer na parede da próstata e para além dela. Devido a isso, o exame digital tende a subestimar o estágio em que se encontra a doença. Estudos demonstraram que um número significativo de cânceres inicialmente avaliados como T2b (B1) terminam por receber uma classificação mais alta em decorrência do câncer que invadiu a cápsula da próstata ou as vesículas seminais. Para o câncer com avaliação clínica inicial de T2c (B2), esse grau de "subavaliação" vai de 39 a 66 por cento. Uma das razões disso está na subjetividade do exame de toque retal, que depende da experiência e da capacidade de discernimento do médico que o faz. Além disso, esse exame só pode dar informações sobre a glândula prostática em si – e, mesmo assim, sem abrangê-la por inteiro. E, sem dúvida, nada tem a informar sobre os linfonodos pélvicos ou os ossos vizinhos. Há, ainda, mais um problema: se um homem se submeteu a outro tratamento de um distúrbio prostático – uma RTUP, por exemplo, à procura de HPB –, esse fato pode levar o médico a perceber a próstata de modo diferente durante o exame, o que, por sua vez, pode confundi-lo e provocar erros de diagnóstico.

PSA e Determinação do Estágio do Câncer de Próstata

Sabemos que o PSA pode sinalizar a presença de câncer. Mas será que esse teste pode ser mais específico – pode, por exemplo, passar ao médico informações sobre o *estágio* do tumor de um paciente? A resposta é afirmativa. Como sempre, porém, o PSA é enganoso, e por si só o nível de PSA não é capaz de revelar a história toda.

Quando um tumor aumenta de volume, em geral o nível de PSA também sobe. E, com o crescimento do tumor, a tendência do PSA é ser suplantado pelas células cancerosas mais malignas e mal diferenciadas. Estas últimas elevam menos o nível de PSA por grama de tecido do que as células bem diferenciadas. Desse modo, o nível de PSA não aumenta de maneira diretamente proporcional.

É por isso que o PSA pode ser normal mesmo quando o câncer já se espalhou pelas vesículas seminais ou pelos linfonodos, ou pode ser mais alto do que o esperado em homens cujo câncer está confinado à próstata. Portanto, *o verdadeiro significado do PSA não pode ser interpretado sem o conhecimento do sistema de gradação de Gleason.*

No Johns Hopkins, cientistas descobriram uma maneira mais precisa de avaliar a exata extensão do câncer de próstata; para tanto, usam uma tabela especial que correlaciona o estágio clínico, o sistema de Gleason e o PSA (ver tabela 3.3).

Ainda que o câncer de próstata possa num exame parecer confinado a ela, a cirurgia pode contar uma história bem diversa – freqüentemente, o câncer termina por mostrar-se mais extenso do que parecia de início. Isso ocorre porque fragmentos insidiosos e microscópicos de câncer podem passar sorrateiramente pela parede da próstata, e nem sempre serão detectados através do exame de toque retal, da biópsia, do ultra-som transretal ou de outros métodos de diagnóstico.

Como a cirurgia só é indicada para os cânceres realmente localizados na próstata, seria melhor para todos que se conhecesse, *antes* da operação, a exata dimensão do câncer.

Sendo assim, como prever quais cânceres podem ter ultrapassado a parede da próstata? As tabelas 3.3a-3.3d foram desenvolvidas por pesquisadores do Johns Hopkins depois de um es-

Tabela 3.3a. *Porcentagem de Homens com Câncer Restrito ao Órgão*

Sistema Gleason	Estágio Clínico						
	T1a	T1b	T1c	T2a	T2b	T2c	T3a
			PSA ng/ml: 0.0-4.0				
2-4	100	85	92	88	76	82	—
5	100	78	81	81	67	73	—
6	100	68	69	72	54	60	42
7	—	54	55	61	41	46	—
8-10	—	—	—	48	31	—	—
			PSA ng/ml: 4.1-10				
2-4	100	78	82	83	67	71	—
5	100	70	71	73	56	64	43
6	100	53	59	62	44	48	33
7	100	39	43	51	32	37	26
8-10	—	32	31	39	22	25	12
			PSA ng/ml: 10.1-20				
2-4	100	—	—	61	52	—	—
5	100	49	55	58	43	37	26
6	—	36	41	44	28	37	19
7	—	24	24	36	19	24	14
8-10	—	11	—	29	14	15	9
			PSA ng/ml: superior a 20				
2-4	—	—	33	20	7	—	—
5	—	—	24	32	—	3	—
6	—	—	22	14	11	4	5
7	—	—	7	18	4	5	3
8-10	—	—	3	3	1	2	2

Fonte: Alan W. Partin e Patrick C. Walsh, "The Use of Prostate-Specific Antigen, Clinical Stage and Gleason Score to Predict Pathologic Stage in Men with Localized Prostate Cancer" ["O uso de antígeno prostático específico, estágio clínico e contagem de Gleason para prever o estágio patológico em homens com câncer de próstata localizado"], *Journal of Urology*, 152 (1994): 172-73. Reimpresso com permissão da American Urological Association.

tudo da trajetória do câncer de próstata em 1.186 homens que fizeram prostatectomia radical.

As tabelas destinam-se a ajudar tanto o paciente quanto o médico a prever o estágio patológico preciso e as melhores opções de tratamento. Por exemplo, se você tem a doença no estágio T2a, com uma contagem Gleason de 5 e um PSA inferior a 4, há uma probabilidade de 81 por cento de que o cân-

Tabela 3.3b. *Porcentagem de Homens com Penetração Capsular Confirmada*

Sistema Gleason	Estágio Clínico						
	T1a	T1b	T1c	T2a	T2b	T2c	T3a
			PSA ng/ml: 0.0-4.0				
2-4	0	15	22	14	26	17	—
5	0	22	30	20	34	26	—
6	0	30	34	29	46	38	59
7	—	43	40	39	59	50	—
8-10	—	—	—	50	68	—	—
			PSA ng/ml: 4.1-10				
2-4	0	22	29	19	34	27	—
5	0	29	34	28	45	34	58
6	0	45	38	38	56	49	68
7	0	58	44	49	68	59	75
8-10	—	64	48	59	77	71	87
			PSA ng/ml: 10.1-20				
2-4	0	—	—	40	49	—	—
5	0	49	40	43	58	61	75
6	—	62	45	56	73	59	82
7	—	73	52	64	81	73	86
8-10	—	87	—	70	86	82	92
			PSA ng/ml: superior a 20				
2-4	—	—	50	80	94	—	—
5	—	—	54	68	—	97	—
6	—	—	53	86	90	96	95
7	—	—	67	80	96	95	98
8-10	—	—	74	97	99	97	98

Fonte: Partin e Walsh (1994).

cer esteja totalmente confinado à próstata. Por outro lado, se sua contagem Gleason for 8, e seu PSA 15, a probabilidade cai para 29 por cento. De posse dessas informações e com uma estimativa geral de sua saúde e longevidade, você e o seu médico podem decidir se é ou não sensato optar por formas curativas de terapia, ou se devem, simplesmente, adotar uma estratégia de espera vigilante na qual o tumor só será tratado depois que produzir sintomas. (Atenção: nas tabelas, os traços representam a falta de dados suficientes para calcular a probabilidade.)

Tabela 3.3c. *Porcentagem de Homens com Envolvimento da Vesícula Seminal*

Sistema Gleason	Estágio Clínico T1a	T1b	T1c	T2a	T2b	T2c	T3a
			PSA ng/ml: 0.0-4.0				
2-4	0	1	Inf. a 1	1	2	2	—
5	0	3	Inf. a 1	2	4	4	—
6	0	6	1	5	9	9	8
7	—	12	4	9	17	17	—
8-10	—	—	—	17	29	—	—
			PSA ng/ml: 4.1-10				
2-4	0	2	Inf. a 1	1	3	3	—
5	0	4	Inf. a 1	3	6	6	5
6	0	9	1	6	11	12	11
7	0	18	5	12	22	23	18
8-10	—	29	23	22	38	40	40
			PSA ng/ml:10.1-20				
2-4	0	—	—	3	4	—	—
5	0	7	Inf. a 1	5	8	12	11
6	—	15	1	11	19	17	18
7	—	28	6	19	33	33	31
8-10	—	55	—	29	50	53	49
			PSA ng/ml: superior a 20				
2-4	—	—	Inf. a 1	12	30	—	—
5	—	—	Inf. a 1	11	—	29	—
6	—	—	2	35	40	53	31
7	—	—	9	31	73	62	55
8-10	—	—	31	81	93	73	65

Fonte: Partin e Walsh (1994).

Em sua maioria, os homens com "doença restrita ao órgão" – ou seja, com câncer que não se espalhou para além da próstata – são curáveis. Quase todos os que têm contagem Gleason de 6 ou menos podem ser curados, *mesmo que o câncer tenha penetrado a cápsula* (ver tabela 3.3b), se ainda puder ser totalmente removido com uma "margem cirúrgica clara".

Repetindo: quanto mais mal diferenciado o câncer, e maior a disseminação, menores as probabilidades de cura. Os homens com penetração capsular (ver tabela 3.3b) e uma contagem Gleason de 7, por exemplo, também podem ser curados, mas a cura

Tabela 3.3d. *Porcentagem de Homens com Envolvimento dos Linfonodos*

Sistema Gleason	Estágio Clínico						
	T1a	T1b	T1c	T2a	T2b	T2c	T3a
			PSA ng/ml: 0.0-4.0				
2-4	0	2	Inf. a 1	1	2	4	—
5	0	4	1	2	4	9	—
6	0	8	2	3	9	17	15
7	—	15	2	7	18	31	—
8-10	—	—	—	13	32	—	—
			PSA ng/mg: 4.1-10				
2-4	0	2	1	1	2	5	—
5	0	4	1	2	5	10	8
6	0	9	2	4	11	19	16
7	0	18	3	8	20	34	28
8-10	—	30	5	15	35	53	50
			PSA ng/ml: 10.1-20				
2-4	0	—	—	1	3	—	—
5	0	5	3	2	6	13	11
6	—	11	4	5	13	22	20
7	—	21	7	9	24	39	35
8-10	—	41	—	17	40	59	54
			PSA ng/ml: superior a 20				
2-4	—	—	6	2	7	—	—
5	—	—	9	3	—	29	—
6	—	—	8	9	18	53	31
7	—	—	24	11	44	62	55
8-10	—	—	41	35	76	73	65

Fonte: Partin e Walsh (1994).

será menos provável se houver câncer nas margens cirúrgicas. Os homens cuja doença já chegou às vesículas seminais (ver tabela 3.3c) raramente serão curados, e o mesmo se pode dizer daqueles que têm câncer nos linfonodos (ver tabela 3.3d).

Também é preciso dizer que, por mais exatos que possam ser esses números, *trata-se apenas de dados estatísticos.* Não há absolutos, pois a situação de cada homem é diferente das outras. Portanto, outros fatores (além de números frios e inflexíveis) podem ser de extrema importância para se determinar o melhor curso de ação. Por exemplo, em situações nas quais a cura é improvável, *mas possível*: para um homem com boa saúde, que sob outros aspectos poderia ter uma expectativa de vida de pelo menos mais dez ou quinze anos, os efeitos colaterais da prostatectomia radical são baixos o suficiente para que valha a pena tentar uma cura. Nos homens mais velhos, ou naqueles que têm outros problemas de saúde (porque a prostatectomia radical, uma operação complexa, sem dúvida cobra seu tributo), a radioterapia pode ser um melhor meio de mitigar o câncer – em outras palavras, de se conseguir alguns anos preciosos – com menos efeitos colaterais.

Portanto, tome esta informação como seu ponto de partida. Reflita criteriosamente sobre sua saúde geral e sua longevidade potencial. Depois disso, você e o seu médico podem decidir se é ou não razoável optar por formas curativas de terapia, ou simplesmente adotar um programa de espera vigilante, no qual o tumor só será tratado depois que produzir sintomas.

Fosfatase Ácida

A fosfatase ácida é uma enzima que, como o PSA, é secretada pela glândula prostática. Quando uma próstata se torna cancerosa, o sistema ductal deixa de funcionar adequadamente. Como o PSA, portanto, a fosfatase ácida forma-se na próstata, escoa-se e é reabsorvida pela corrente sanguínea. É por isso que níveis elevados de fosfatase ácida podem ser um sinal de que há algo de errado com a próstata. Há duas maneiras de examinar a fosfatase ácida: o radioimunoensaio e a análise enzimática. O teste de radioimunoensaio não é de grande auxílio. É freqüentemente alto em homens com HPB, razão pela qual tem poucas informações úteis a passar. Por sua vez, porém, o teste enzimático pode ser útil, pois um índice elevado geralmente indica a presença de doença em estado avançado. Contudo, ao contrário do PSA, a fosfatase ácida pode ser enganosa. Existem muitos homens com a doença em estágio avançado nos quais a fosfatase ácida não é elevada.

Quando um homem tem um nível elevado de fosfatase ácida mas não apresenta sinal de metástases – quando a cintilografia óssea não revelou a existência de câncer, por exemplo, e a doença também não está presente nos linfonodos – alguns médicos então falam em câncer D0, com base na suspeita de que o câncer realmente se disseminou, mas só o fez numa escala ainda muito pequena para que se possa detectá-lo em nível clínico.

O teste PSA é muito mais sensível, e seu uso cada vez maior tem levado alguns médicos a questionar o valor da fosfatase ácida. Por exemplo: num estudo de 460 homens com câncer de próstata, 21 deles tinham contagens altas de fosfatase ácida. Mas, para 17 desses 21, o câncer em estágio avançado tinha sido detectado ou mediante um exame digital anormal, ou pela contagem de PSA, de tal modo que o teste de fosfatase ácida só ofereceu informações úteis para quatro homens de todo o grupo! (Isto é o que os médicos chamam de "baixa produtividade" de informação específica.) Portanto, a fosfatase ácida não é mais vista como um teste imprescindível para que o médico possa optar pela melhor terapia. É muito útil para determinar a extensão de um tumor em estado avançado.

Novas Informações Sobre Ultra-som Transretal e Avaliação do Estágio do Câncer

A maior parte dos estudos constatou que o ultra-som é um instrumento bastante medíocre para o prognóstico do câncer que penetrou a parede da próstata, e categoricamente medíocre para a descoberta do câncer que já se disseminou pelas vesículas seminais. Em dois estudos, só 30 por cento dos tumores que se haviam disseminado pelas vesículas seminais puderam ser encontrados por ultra-som. Uma pesquisa centrada em trinta homens que se submeteram à prostatectomia radical descobriu ser de míseros 5 por cento a sensibilidade do ultra-som para detectar o câncer que já abrira caminho para além da parede da próstata. Outro estudo, comparando o ultra-som e a avaliação do estágio patológico em 121 homens, descobriu que, em termos da avaliação do estágio da doença, o máximo de exatidão obtido pelo ultra-som foi de apenas 66 por cento – melhor, mas ainda assim não de todo confiável. E um estudo em 230 homens verificou que o ultra-som avaliava corretamente 66 por cento dos cânceres localmente avançados, e apenas 46 por cento dos cânceres confinados à próstata.

O problema principal do ultra-som é sua incapacidade de "ver" a disseminação microscópica do câncer. Resumindo, então: *Nenhuma decisão definitiva quanto ao curso do tratamento de um paciente deve ser tomada apenas com base no ultra-som, e as leituras por ultra-som não justificam que se deixe de fazer uma cirurgia que poderia significar a cura da doença.*

Cintilografia Óssea (Cintilografia por Radionuclídeo)

Numa cintilografia óssea, os médicos injetam na corrente sanguínea um traçador radioativo – uma substância química que é atraída, como um ímã, especificamente para os ossos. (Essa substância é inofensiva, e o corpo não demora a eliminá-la). Em seguida, usando um dispositivo chamado câmera gama, os médicos fotografam os ossos. O osso normal absorve um baixo nível do traçador radioativo, mas nas áreas em que há novo crescimento – de regeneração óssea, como numa fratura curada, ou de um câncer – o traçador se acumula. O traçador é mais absorvido, e esse excedente aparece como uma "mancha intensa" na imagem obtida. Estudos têm demonstrado que, para detectar metástases ósseas, a cintilografia óssea é melhor do que o exame físico e outros testes – que, basicamente, as cintilografias ósseas são extremamente sensíveis. Às vezes, pode parecer que são sensíveis *demais* – porque também detectam fraturas novas ou antigas, infecções, artrite, qualquer coisa que tenha a ver com o osso em questão. Essas cintilografias são capazes de contar a história de vida de um osso, e às vezes, em meio a todas essas informações, a verdadeira imagem do câncer pode ser ofuscada. Em algumas ocasiões, também pode ser necessário verificar as áreas suspeitas que aparecem numa cintilografia através de outros procedimentos: raio X, MRI ou, até mesmo, uma biópsia óssea.

Alguns médicos sugeriram que, se o PSA de um paciente for inferior a 10, não é preciso fazer uma cintilografia óssea. *Não concordamos com esse ponto de vista e, na verdade, acreditamos que a cintilografia óssea pode ser um procedimento valioso por várias razões.*

Em primeiro lugar, mesmo alguns pacientes com baixos níveis de PSA (homens com tumores mal diferenciados, por exemplo) ainda assim têm câncer de próstata que se espalhou para os ossos. Uma cintilografia óssea pode confirmar ou excluir tal suspeita. Além disso, o traçador radioativo usado na cintilografia é excretado através dos rins, o que configura uma boa oportunidade de verificar o estado desses órgãos e certificar-se de que o câncer não está provocando nenhuma obstrução das vias urinárias.

Talvez o argumento mais forte em favor da cintilografia óssea seja o fato de ela oferecer uma linha a ser usada como base para o estabelecimento de comparações. Digamos que um homem comece a ter fortes dores nas costas cinco anos depois de ter feito um tratamento de câncer de próstata, e uma nova cintilografia óssea mostre uma lesão. É extremamente útil dispor de uma cintilografia anterior para fazer comparações, verificando se a lesão esteve ali o tempo todo ou se seu desenvolvimento é recente, o que a tornaria, de imediato, um foco de preocupações. Pode estar aí o mais valioso benefício da cintilografia óssea. Por esta e outras razões, acreditamos que todos os homens devem fazer uma cintilografia óssea que permita tais comparações *sempre que o câncer de próstata for diagnosticado.*

Outros Tipos de Testes com Imagens

MRI (Imagens por Ressonância Magnética Nuclear). O MRI é indolor e não-invasivo; fornece uma varredura tridimensional do corpo, produzindo imagens semelhantes a cortes anatômicos. Suas imagens são mais nítidas que aquelas obtidas por meio da TC (ver mais adiante), mas é caro e demorado (uma varredura média demora cerca de 45 minutos). Além disso, segundo relatos de pacientes, ficar dentro de uma máquina de MRI é como "estar dentro de uma lata de sardinhas". Na verdade, alguns pacientes (5 por cento, ou menos) tornam-se claustrofóbicos no interior do espaço tubular dessa máquina. Para impedir que isso aconteça, alguns hospitais se utilizam de música suave enquanto os pacientes estão sendo submetidos a esse procedimento. (Um pequeno conselho para os homens que vão fazer MRI: é, bom relaxar, fechem os olhos e, se possível, tentem dormir.)

Em termos gerais, o MRI não é um instrumento de primeira linha para a avaliação do estágio do câncer de próstata. Num estudo realizado em vários centros médicos, o MRI transabdominal (uma imagem obtida através do abdome) só avaliou corretamente 57 por cento dos homens com câncer de próstata localizado, e só detectou 60 por cento de todos os tumores malignos. O MRI tende a deixar passar despercebidos alguns tumores prostáticos, bem como a subestimar o tamanho de outros.

"Segunda nossa experiência", concluíram dois pesquisadores da Universidade da Califórnia, "o MRI não demonstra ter sensibilidade ou especificidade suficientemente altas para extensão extracapsular, invasão da vesícula seminal ou metástase de linfonodos, sendo por isso inútil na avaliação do câncer de próstata clinicamente localizado."

No futuro, porém, uma abordagem transretal pode – como no caso do ultra-som – aperfeiçoar esse quadro. Hoje já é possível obter uma imagem mais detalhada da próstata e de suas imediações, graças ao desenvolvimento de uma bobina especial que é presa a um balão e introduzida no reto. Isso vai ajudar os médicos a estabelecer uma distinção entre doença confinada e doença em estágio avançado (ou BPH)? Não se pode ainda saber ao certo; os dados preliminares sugerem que essa abordagem é apenas um pouco melhor.

Resumindo: no presente, o MRI não parece ser necessário em homens que,com base no exame de toque retal, no estágio clínico e no PSA, parecem ter câncer de próstata localizado.

TC (Tomografia Computadorizada). Fazer uma tomografia computadorizada significa, basicamente, obter uma série circular de imagens por raio X tomadas por uma máquina que gira em torno do corpo. Em seguida, um computador junta as imagens que, como no MRI, são como cortes anatômicos. Como o tubo de CT, onde fica o paciente, é maior do que o tubo da máquina de MRI, o paciente fica a salvo do problema da claustrofobia; trata-se, também, de uma tecnologia mais rápida do que o MRI. Contudo, as imagens não são tão boas quanto as obtidas neste último procedimento. (Para melhorar essas imagens, o médico pode dar ao paciente um corante intravenoso, mas este pode provocar reações alérgicas em algumas pessoas.)

Quando se trata de obter imagens da próstata, a TC é praticamente uma nulidade. Não consegue visualizar o câncer de próstata, nem é muito boa para mostrar o câncer que já se disseminou para além da próstata. Em grande parte, isso acontece porque a TC procura massas de um tamanho considerável. É incapaz de detectar invasões minúsculas, e é desse modo que a maioria dos cânceres de próstata se espalha para novos territórios. (Por exemplo, a imensa maioria das metástases dos linfonodos começam em nível microscópico.)

Na detecção de avanço localizado de câncer prostático (para além da parede da próstata, ou para as vesículas seminais), constatou-se que, em seu melhor desempenho, a TC tem uma sensibilidade de 50 por cento. Tem, também, um lamentável índice de falso-positivo no diagnóstico de câncer de próstata nas vesículas seminais.

Raio X do Tórax. Em 6 por cento dos homens com câncer de próstata, partículas do tumor separam-se e vão estabelecer-se nos pulmões. Nos casos da doença em fase adiantada, esse número sobe para 25 por cento. Assim, a presença ou ausência de câncer nos pulmões pode ajudar o médico a avaliar o estágio da doença.

RT-PCR, Avaliação Molecular do Estágio do Câncer de Próstata

A ciência médica concebeu uma nova e promissora maneira de detectar células cancerosas no sangue. A ela dá-se o nome de "avaliação molecular", pois a técnica usada provém do campo mais avançado da biologia molecular.

Temos, aqui, várias idéias implícitas. Uma delas é a de que o PSA só é produzido pelas células prostáticas (o que não é totalmente verdadeiro; o PSA também é produzido em minúsculas quantidades por outras partes do corpo, como as glândulas uretrais e a glândula submandibular). Outra idéia é a de que as células secretoras de PSA podem ser identificadas, no sangue, através do uso de uma tecnologia de ponta chamada *Transcriptase Reversa, Reação de Polimerase em Cadeia*, ou *RT-PCR.*

Você talvez já tenha lido sobre a PCR, um meio extremamente poderoso de amplificar o DNA; funciona como uma minúscula máquina molecular de xerox que produzisse um número incontável de cópias de fragmentos de material genético. Bem, a RT-PCR tem, de fato, todo esse poder, mas sua especificidade diz mais respeito às células. (Enquanto o DNA, o código genético, pode ser extraído de qualquer célula do corpo, o RNA, como uma "impressão digital" genética, pode remeter a células específicas – neste caso, a células prostáticas cancerosas.)

Antes de passarmos à discussão desse novo teste, é preciso dizer que essa técnica *não* deve ser confundida com as avaliações mais simples do PSA. Na verdade, é uma coisa completamente diferente! Outros testes de PSA, que discutimos exaustivamente neste capítulo, determinam quanto PSA está circulando no plasma, a parte líquida do sangue. Na técnica de avaliação molecular, os cientistas extraem células do sangue para determinar se *essas células* podem produzir o PSA.

Alguns cientistas deixaram-se impressionar pelos relatos iniciais do sucesso desse teste. Num estudo recente, os pesquisadores obtiveram sangue de pacientes de prostatectomia radical antes que eles se submetessem à cirurgia. Compararam a freqüência de um teste RT-PCR positivo para o PSA (o que significa que as células no sangue eram capazes de secretar PSA), com o estágio patológico do câncer de um paciente. Nesse estudo, 87 por cento dos homens com margens cirúrgicas positivas, e 83 por cento de homens com vesículas seminais positivas tiveram um teste RT-PCR positivo.

Belos resultados! Ainda assim, devemos exagerar em sua interpretação. Eis o porquê: já há muitos anos se sabe que as células cancerosas podem estar presentes no sangue de pacientes com muitos tipos diferentes de câncer *que ainda podem ser curados*. (O câncer é curável porque essas células ainda não desenvolveram a capacidade de sobreviver em locais distantes.) De fato, no estudo acima mencionado 25 por cento dos pacientes *com câncer curável* tinham um teste RT-PCR positivo; seus resultados eram "falsos positivos". E isso nos diz algo que já sabíamos: que o simples fato de um homem ter células cancerosas circulando em seu sangue não significa que seu câncer não tenha cura.

Por esse motivo, acreditamos que as decisões sobre o tratamento de um paciente não devem basear-se nesse teste enquanto não tivermos um conhecimento mais preciso dele. Por último, outra questão a ser explorada pelos cientistas é a possibilidade de que esse teste PCR nem mesmo represente uma avaliação verdadeira do PSA. Na verdade, ele pode estar avaliando uma molécula que, a despeito de uma extraordinária semelhança com o PSA, não é PSA.

Linfadenectomia Laparoscópica da Pelve

Imagine alguém pescando no gelo – abrindo um buraquinho insignificante, jogando a linha e trazendo um grande peixe. Essa é a idéia por trás da cirurgia laparoscópica. É muito menos invasiva do que a cirurgia tradicional, envolve uma incisão, e as vantagens para os pacientes incluem um período menor de hospitalização, uma convalescença mais rápida, menos sofrimento pós-operatório e um melhor resultado estético – alguns minúsculos orifícios, por exemplo, em vez de uma cicatriz de vários centímetros.

Há, na cirurgia, uma tendência cada vez maior a torná-la minimamente invasiva – fazer orifícios menores em vez de grandes incisões, e, sempre que possível, usar as vias naturais do corpo (como a uretra) para chegar a órgãos internos (como no procedimento RTUP descrito no Capítulo 10). Nas palavras de um médico, trata-se de fazer "cirurgias através de telescópios". (Em si, o conceito não é novo; o uso do endoscópio como meio de explorar o corpo remonta à virada do presente século.) É este o pensamento por trás das técnicas laparoscópicas de alcançar os linfonodos pélvicos em homens com câncer de próstata.

Um homem recebe o diagnóstico de que está com a doença em estágio inicial. Como não há indícios de disseminação do câncer, ele é um candidato à terapia curativa – cirurgia ou radiação. Infelizmente, porém, como sabemos, às vezes o câncer já se espalhou pelos linfonodos em quantidades minúsculas.

Portanto: o câncer está realmente localizado? Para muitos homens que se submetem à prostatectomia radical (o procedimento retropúbico), essa pergunta é respondida antes da cirurgia (ver tabelas 3.3a-3.3d); para outros, será respondida na mesa de operação. Antes mesmo de tocar a próstata durante uma prostatectomia radical, o cirurgião remove os linfonodos pélvicos do paciente e envia-os à patologia, onde secções dos nodos serão congeladas e examinadas, à procura de câncer. Se for constatada a presença de um câncer muito espalhado, o cirurgião não remove a próstata por ser este, no caso, um procedimento inútil. O paciente, porém, ainda deverá ficar vários dias no hospital, recuperando-se da incisão.

Por esta e por outras razões, um número cada vez maior de homens está fazendo linfadenectomia laparoscópica da pelve (dissecção dos linfonodos) para avaliar o estágio em que se encontra o câncer prostático. Os efeitos colaterais são mínimos, a permanência no hospital é de um ou dois dias, e o paciente pode retomar seu trabalho em uma ou duas semanas. Há homens, inclusive, que se submetem a esse procedimento na condição de pacientes externos.

Quem Deve Fazer? Alguns médicos recomendam a linfadenectomia laparoscópica da pelve em homens com maior risco de câncer já disseminado para além da próstata. Esse grupo inclui homens com a doença em estágio B2 ou B3, altas contagens de Gleason (8, 9, 10), níveis elevados de fosfatase ácida ou uma contagem de PSA superior a 20. Também é recomendada a alguns homens que optam pela radioterapia – particularmente aqueles para os quais a cirurgia aberta seria por demais arriscada.

Quem não Deve Fazer? Mesmo a cirurgia minimamente invasiva pode ser complicada e potencialmente perigosa para homens que apresentem outros problemas de saúde. Esse grupo inclui: pacientes com um histórico da doença de Crohn, peritonite, obstrução intestinal, doenças cardíacas ou pulmonares, fluxo sanguíneo problemático ou hérnia no diafragma. É possível, também, que o simples fato de alguém ter feito uma cirurgia anterior possa provocar complicações num procedimento laparoscópico. (Na verdade, se você já teve outros problemas de saúde, informe seu médico sobre eles antes de submeter-se a *qualquer* tipo de procedimento!) Além do mais, qualquer homem com doença aparentemente localizada e uma baixa probabilidade de envolvimento dos linfonodos (ver tabela 3.3d), que esteja pensando em fazer uma prostatectomia retropúbica radical, não precisa submeter-se a esse procedimento.

O que Acontece. Numa dissecção pélvico-laparoscópica de linfonodos, os médicos fazem uma minúscula incisão (de mais ou menos 1,25cm) logo abaixo do umbigo. Com uma pequena agulha, o abdome é delicadamente enchido de ar, para que os médicos disponham de um maior espaço para trabalhar. Em seguida, usando uma minúscula câmera e observando o desenrolar do procedimento numa tela de TV, o cirurgião remove os linfonodos pélvicos. O gás é aspirado e a incisão é fechada.

Anestesia. O mais provável é que lhe dêem anestesia geral, o que significa que vai ficar inconsciente ao longo de toda a cirurgia. Um tubo nasogástrico (NG) será introduzido em seu nariz para chegar ao trato digestivo; isso ajuda a reduzir a possibilidade de compressão de ar e o risco de vomitar.

Na Seqüência. Em geral, você ficará submetido a um cateter de Foley só até que passe o efeito da anestesia e você consiga urinar por conta própria. O tubo NG provavelmente será removido na sala de recuperação, pouco depois da cirurgia. Durante um ou dois dias, você terá uma dieta à base de líquidos.

Prós e Contras. Apesar de sua técnica "mais delicada", alguns médicos questionam o valor da linfadenectomia laparoscópica da pelve. Em primeiro lugar, minimamente invasivo ou não, esse procedimento nunca deixa de ser invasivo, e não está isento de efeitos colaterais. Estes não ocorrem freqüentemente, mas podem ser significativos, incluindo lesão da bexiga ou do intestino, hemorragia interna, lesão de vasos sanguíneos, embolia gasosa (quando o ar bombeado no abdome escapa para a corrente sanguínea), ou até mesmo, ainda que raramente, insuficiência cardíaca e morte.

Será que, em última análise, se trata de um procedimento necessário? Não apresenta benefícios terapêuticos – um médico não pode curar o câncer de próstata através da remoção dos linfonodos; uma vez que o câncer tenha se disseminado pelos linfonodos, sempre irá espalhar-se por outras partes do corpo, como também pelos ossos. Talvez a vantagem mais útil desse procedimento esteja no fato de poder excluir a cirurgia para um paciente que não necessita dela – mas o mesmo pode ser feito por uma cuidadosa avaliação do estágio da doença.

Além disso, descobrir que não há câncer nos linfonodos não significa que o câncer existente seja curável. Digamos, por exemplo, que um paciente tenha um câncer grande e palpável que invade os músculos da parede pélvica lateral (estágio T3 ou C), uma contagem de Gleason de 8 e um nível de PSA de 30. Infelizmente, não há nada que justifique que esse homem faça uma dissecção de linfonodos; sua doença já assumiu grandes dimensões, e seu tratamento deve buscar o alívio dos sintomas e da dor. Não é nem útil, nem humano, fazer tal homem passar pelos rigores de um procedimento que, em última instância, em nada vai ajudá-lo.

E, por último, quando os candidatos à cirurgia são cuidadosamente avaliados, apenas em cerca de 5 por cento termina-se por constatar a presença de linfonodos positivos – razão pela qual um procedimento isolado que apenas vise a determinar o estado dos linfonodos talvez seja desnecessário para a maioria dos homens. Até mesmo esse número pode diminuir quando os médicos começarem a computar os resultados do exame de toque retal, do PSA e da contagem de Gleason. Os métodos para determinar o alcance do câncer de próstata passam por um contínuo processo de sofisticação.

Contudo, a dissecção pélvica de linfonodos por laparoscopia *pode* ser útil em alguns casos – num homem no qual se planeja fazer uma prostatectomia perineal radical, por exemplo, em vez de uma operação retropúbica. (Na abordagem perineal, os linfonodos não são cortados.) Além disso, às vezes esse procedimento oferece mais informações que as secções congelantes obtidas durante a prostatectomia, e isso pode ser útil para determinar o estado do câncer num paciente com alta contagem de Gleason (8, 9 ou 10).

"Minilap" (Minilaparotomia para Avaliar o Estágio da Linfadenectomia Pélvica)

Uma linfadenectomia pélvica de avaliação regular (dissecção dos linfonodos pélvicos) é geralmente realizada um pouco antes da prostatectomia radical. (Isso varia conforme os médicos e os hospitais; alguns médicos fundamentam sua decisão na contagem de Gleason.) Se os linfonodos estiverem totalmente sem câncer – ou, em alguns casos, *quase* totalmente –, o cirurgião faz a operação para remover a próstata.

Precisamos, aqui, fazer alguns esclarecimentos: quando o câncer de próstata passou para os linfonodos, não há como curá-lo. Contudo, se o câncer apresenta algumas condições – se o câncer nos linfonodos for microscópico e a contagem de Gleason inferior a 8 –, existe ainda uma probabilidade de que a cirurgia possa ajudar a controlar localmente a doença. Isso é importante para homens mais jovens, com uma longa expectativa de vida. Nesse caso, para homens com menos de 70 anos, muitos cirurgiões ainda farão uma prostatectomia radical, pois existe uma boa probabilidade de que eles possam viver muitos anos antes de o câncer reaparecer em alguma outra parte do corpo. Além disso, nesses homens a cirurgia diminui o risco de que outros problemas associados ao câncer, como obstrução ou hemorragia urinária, venham a manifestar-se mais tarde.

Contudo, se a doença que se imaginou localizada termina por mostrar-se disseminada, em geral a operação não prossegue, pois não serviria para nada. (Imagine-se o golpe que isso representa para o paciente; pior que isso, embora ele não tenha feito a operação completa, está com uma incisão e teve seus linfonodos removidos; terá de permanecer no hospital por quase uma semana, apenas para recuperar-se disso. Eis por que a cuidadosa avaliação dos pacientes antes da cirurgia é tão importante – pode impedir que um homem passe por essa provocação.)

A linfadenectomia laparoscópica da pelve exige pouco tempo de permanência no hospital (ver acima). Mas, se os linfonodos forem negativos, dando o sinal verde para uma prostatectomia retropúbica ou perineal radical, muitos homens darão continuidade ao processo e farão a cirurgia.

O objetivo por trás da "Minilap" é o de oferecer duas situações vantajosas. Começa com uma incisão ligeiramente maior do que a que é feita no procedimento laparoscópico. Se houver câncer nos linfonodos, a incisão será fechada. Mas, se os linfonodos não tiverem a doença, essa incisão será aumentada e, sob efeito do mesmo anestésico, o paciente será submetido à prostatectomia retropúbica. (Para mais informações sobre a prostatectomia, ver Capítulo 5.)

O RESUMO DA HISTÓRIA

Como você pode saber se tem câncer de próstata? Não espere que os sintomas se manifestem, pois eles inexistem no *estágio inicial* da doença. Quando um homem apresenta sintomas perceptíveis de câncer de próstata, é bem provável que já seja tarde demais para curá-lo. Para piorar as coisas, *todos* os sintomas do câncer de próstata podem ser atribuídos a outras causas. É por isso que a Sociedade Americana Contra o Câncer recomenda que, depois dos 50 anos, os homens façam um exame de toque retal anual e se submetam a um teste de PSA anual, um exame de sangue que mede os níveis de PSA (antígeno prostático específico), uma enzima-chave produzida pela próstata. Os homens do grupo de mais alto risco – os que têm um histórico familiar de câncer de próstata ou são descendentes de afro-americanos – devem começar a fazer esses testes e exames já a partir dos 40 anos.

O PSA é específico à próstata, e não ao câncer. Você pode ter câncer de próstata e, ainda assim, apresentar um baixo nível de PSA; é o que ocorre com cerca de 25 por cento dos homens com câncer de próstata. Além disso, o simples fato de você ter um PSA alto não significa, necessariamente, que tenha câncer de próstata; muitos homens com níveis elevados de PSA não têm a doença. Significa, apenas, que você tem *algum tipo de problema prostático* – talvez HPB, talvez câncer de próstata, talvez uma infecção

– e que deve procurar um urologista para descobrir qual é seu tipo de problema.

Quanto ao tratamento, nenhuma decisão deve ser tomada com base apenas em uma única leitura do PSA. Em termos de diagnóstico, o parceiro do PSA deve ser um exame de toque retal, e depois, se um dos dois for anormal, vão ser necessários o exame de ultra-som e a biópsia. Em conjunto, o exame retal e o PSA podem fazer muito mais do que cada um por si só.

Todos os homens devem fazer um teste PSA? *Não.* O objetivo desse teste é identificar os cânceres curáveis em homens que provavelmente ainda viverão por um tempo suficiente para *precisarem* ser curados. Desse modo, não há razão para que a maioria dos homens acima de 75 anos (ou qualquer homem com uma expectativa de vida de menos de dez anos) faça o teste PSA. Criar ansiedade quanto ao que fazer – que decisões tomar sobre o tratamento – não é útil, humano ou necessário para esses homens.

Se algo de anormal for encontrado no exame de toque retal, a despeito do seu nível de PSA, você deve fazer uma biópsia da próstata. (Isso é feito com a ajuda do ultra-som transretal; as biópsias são discutidas neste capítulo.) Se o exame digital for normal, e o seu PSA superior a 4, você também deve fazer uma biópsia.

O número 4 geralmente vem à tona nas discussões sobre o PSA e o câncer de próstata, e por esse motivo tornou-se conhecido como um "número mágico". Muitos médicos acreditam que um nível de PSA superior a 4 indica uma anomalia, e que estará tudo bem quando esse nível for inferior a 4. Ainda assim, um número cada vez maior de médicos vem se dando conta de que a adoção de um número-limite talvez não configure a melhor maneira de usar o PSA. Esses médicos estão começando a usar outras definições para o diagnóstico precoce do câncer de próstata.

Uma delas é chamada de *densidade* de PSA, na qual o número de PSA é dividido pelo tamanho da próstata, que, por sua vez, é obtido através de ultra-som transretal. O tamanho é importante porque a presença de HPB (um aumento benigno da próstata) pode, de qualquer modo, elevar o PSA – o que torna mais difícil, para os médicos, saber diferenciar entre HPB e câncer. Basicamente, se você tiver esse aumento benigno, o seu PSA não deve ser superior a 15 por cento do peso de sua próstata. Se for mais alto, os defensores do exame da densidade de PSA acreditam que você deve fazer uma biópsia.

Outra dessas técnicas é a chamada *velocidade* de PSA – seu índice de mudança de ano para ano. A velocidade de PSA é uma série fluida, e não uma leitura única e inflexível. É como ter um barômetro prostático – seu médico não precisa esperar que o PSA chegue ao número mágico, o 4. O que importa, em vez disso, é um aumento médio e consistente de mais de 0,75 nanogramas por milímetro por ano, ao longo de três leituras feitas a intervalos não inferiores a períodos 12 a 18 meses. (Digamos que o nível de PSA de um homem subiu de 1,2 a 3,6, passando por 2,3, ao longo de 24 meses – claramente, alguma coisa que precisa ser investigada está acontecendo ali.)

Por último, alguns investigadores usam *índices de PSA por faixa etária específica*. A teoria, no caso, diz que a próstata de um homem se torna maior à medida que ele envelhece. Portanto, por que o ponto-limite de PSA seria o mesmo para um homem de 40 anos e um de 80 – o qual, devido à HPB, de qualquer modo deve ter um PSA mais elevado? Os partidários dessa abordagem recomendam um limite de 2,5 para a faixa etária dos 40 anos, de 3,5 para a dos 50, de 4,5 para a dos 60, e de 6,5 para a dos 70. Usando esse sistema, os médicos esperam poder detectar mais cânceres nos homens jovens, bem como evitar biópsias desnecessárias nos mais velhos.

Novos estudos devem determinar qual dessas técnicas é a mais útil. Uma vez feito um diagnóstico de câncer de próstata, o passo seguinte consiste em determinar o seu estágio – em outras palavras, em descobrir até que ponto ele se encontra disseminado.

De que testes você precisa? Para a maior parte dos homens, o único estudo por imagens que se faz realmente necessário é a cintilografia óssea. Em determinadas circunstâncias, outros testes – o de MRI ou TC, ou a avaliação dos linfonodos – podem ser aconselháveis. Contudo, para a maioria dos pacientes com cintilografia óssea negativa (que indica a *não* disseminação do câncer pelos ossos), as informações obtidas a partir do exame físico, o conhecimento estágio do tumor (obtido por meio do sistema de contagem de Gleason, discutido neste capítulo) e as descobertas associadas ao PSA podem capacitar o médico para avaliar a extensão do câncer – e, desse modo, avaliar também a probabilidade de cura do paciente. Em seguida, essa definição crucial ajuda o paciente a selecionar a forma de tratamento que mais lhe convém (ver tabela 3.3.). As opções de tratamento serão discutidas em detalhes no Capítulo 4.

4

Estou com Câncer de Próstata

Que Fazer Agora?

TRATAR OU NÃO TRATAR?

O câncer será grave o suficiente para exigir tratamento? Ou será grave demais para ser curado? Para muitos médicos e pacientes, este é o pior de todos os dilemas. O urologista Willet F. Whitmore resumiu bem a questão ao afirmar: "A cura é necessária para aqueles em que ela pode ser possível? E a cura é possível para aqueles em que ela pode ser necessária?"

Pense nisso: dois homens têm câncer localizado, restrito à próstata; um tem 52 anos, o outro, 82. O tratamento deve ser o mesmo para ambos? É evidente que não. O estágio em que se encontra o câncer, a idade e a saúde geral do paciente são fatores que exercem um enorme impacto sobre as decisões a tomar quanto ao tratamento.

Do mesmo modo, os esforços para detectar o câncer de próstata o mais cedo possível devem preferir não só os homens com o *maior risco* de ter a doença, mas também aqueles com o *maior potencial* de beneficiar-se com o tratamento. Os homens que têm outros problemas médicos graves, ou cuja expectativa de vida é de menos de dez anos, não irão beneficiar-se muito com o descobrimento e o tratamento precoces do câncer de próstata. Para eles, na verdade, o tratamento agressivo pode não apenas ser inútil, como também levar a complicações capazes de transformar seus "anos dourados" num período desnecessariamente desagradável.

O câncer de próstata tem um crescimento relativamente lento. Quando localizado, leva de dois a três anos para dobrar de tamanho. E o fato desconcertante é que o câncer pode permanecer indefinidamente na próstata. A demora é longa, e são muitas as etapas que envolvem sutis mutações genéticas antes que uma célula normal, destinada a viver e a morrer, se transforme numa célula cancerosa – antes que se ligue algum interruptor que leve a célula a pensar que é imortal –, e antes que essas células comecem a dividir-se interminavelmente. (Em homens de alto risco, algumas dessas etapas *podem* ser abreviadas. Ver "Quem Desenvolve Câncer de Próstata?")

Se o câncer de próstata for encontrado num homem de 65 anos, por exemplo, a doença pode ficar localizada durante anos, e ele pode morrer *com* – e não *de* – câncer de próstata. É o que acontece com centenas de milhares de homens, sendo este um dos fatores que podem tornar tão nebulosas as decisões sobre a melhor forma de tratamento.

Contudo – e aqui está o ponto crucial da questão –, *ao sair da próstata, o desenvolvimento do câncer é implacável.* A partir desse momento, sua cura torna-se impossível. Uma vez que o câncer tenha se espalhado pelos ossos, a expectativa de vida média é de mais ou menos três anos.

Portanto, *quando um homem tem a doença localizada, a grande pergunta é: Por quanto tempo é provável que ele ainda viva?* Ninguém gosta de pensar nisso, mas a questão se coloca de maneira inexorável. Voltemos ao nosso homem de 65 anos. Em termos gerais, desfruta de muito boa saúde, e pode-se esperar que tenha uma expectativa de vida de cerca de dez anos. No momento, seu câncer é curável. Se ele não tomar nenhuma providência, e optar pela espera vigilante, poderá deixar passar sua ótima oportunidade de curar-se. O leitor deve ter em mente que, a essa altura, não temos como avaliar o potencial biológico do câncer de próstata. Não sabemos determinar se é inofensivo ou fatal; não sabemos *se* ou *quando* vai dar o pulo mortal para além da próstata. Mesmo em seus estágios iniciais, o câncer de próstata nem sempre se dissemina de maneira lógica, mediante avanços fáceis de prever. E, infelizmente, os homens com câncer em fase inicial podem ter metástases antes mesmo de desenvolver um câncer palpável, que possa ser percebido pelo dedo enluvado de um médico durante o exame de toque retal.

No outro extremo do espectro está o homem de 80 anos. Mesmo que seu câncer esteja restrito ao órgão e seja curável, não é muito provável que sua vida seja longa o suficiente para justificar um tratamento de peso. Os homens mais velhos têm menos capacidade de recuperação e, para eles, um tratamento agressivo é muito mais difícil de tolerar. O que justifica que se corra o risco de incontinência (resultado da cirurgia) ou de sangramento retal (resultado da radiação) num homem de 85 anos? Se sua doença avançar a ponto de criar-lhe dificuldades com a micção, existem muitas maneiras de tratar tais sintomas (de uma RTUP ao tratamento hormonal). Para a maioria dos homens de idade avançada, o número de *anos de vida* – a sobrevivência a longo prazo – não é tão mais importante que *a vida durante esses anos* – a qualidade de vida.

Relatos Conflitantes Sobre o que Fazer

A espera vigilante certamente não é uma abordagem nova. Vem sendo um dos esteios do tratamento do câncer de próstata já há muitos anos, e hoje é o tratamento ao qual se submete um terço dos homens que têm a doença.

Alguns defensores da espera vigilante mencionam estudos segundo os quais o índice de mortalidade para os homens que não fazem tratamento seria baixo – mais ou menos igual aos homens que não têm câncer de próstata.

Os resultados, porém, podem ser extremamente enganadores. Por exemplo: um famoso estudo sueco, que menciona "um alto índice de sobrevivência (de dez anos) em pacientes com câncer de próstata precoce e não tratado", tem recebido muitas críticas devido ao fato de basear-se num grupo de homens de uma faixa etária média de 72 anos, quase todos com tumores pequenos e de lento desenvolvimento. (Só 4 por cento desses homens apresentavam tumores agressivos, mal diferenciados – ao contrário do que ocorre neste país (EUA), onde de 10 por cento a 20 por cento de homens com câncer localizado que se submetem à terapia. Basicamente, portanto, esse grupo não era típico. Nos Estados Unidos, muitos desses pacientes também teriam sido submetidos ao processo de espera vigilante.)

Dez anos depois, 13 por cento desses homens haviam morrido de câncer. *E a doença tinha avançado em outros 50 por cento.* Em sua maioria, estes últimos precisaram de tratamento (castração ou terapia hormonal) devido a problemas de obstrução urinária, hemorragia ou dores.

Assim, mesmo no caso dos homens que (ainda) não morreram *de* câncer de próstata, essa estatística é pouco mais que um tecnicismo. Sem dúvida, suas vidas não são iguais às dos homens sem câncer de próstata. É difícil desfrutar a velhice quando os sintomas desse mal começam a afetar a qualidade de vida. Por incrível que pareça, a autópsia de um desses homens que "não davam sinais de progressão da doença antes da morte" acabou revelando que ele *havia morrido de câncer de próstata.* Como isso é possível? Em geral, os que têm essa doença em estágio terminal não caem mortos de repente. Sofrem muito, assim como aqueles que os amam e acompanham sua agonia. Ficam cada vez mais frágeis à medida que o câncer vai consumindo seus ossos. A vida se esvai ao longo de um período de tempo que parece tão fugaz quanto penosamente lento. Como, então, pode alguém morrer desse câncer e ser classificado como "sem sintomas"? Essa surpreendente estatística sugere que, no sistema médico-assistencial sueco, os homens não eram cuidadosamente observados, e que os índices de progressão talvez sejam mais altos que os 50 por cento mencionados por esses pesquisadores. (Também lança uma desagradável luz sobre outra estatística: algumas das mais vigorosas objeções ao tratamento agressivo do câncer de próstata vêm de médicos da

Suécia, onde o tratamento definitivo dessa doença não é muito difundido. E – o que deve ser uma novidade para muitos – a Suécia tem o mais alto índice de mortalidade por câncer de próstata do mundo! Nesse país, metade dos homens cujo diagnóstico revela câncer de próstata localizado morre dessa doença, e 69 por cento dos que sobrevivem por mais de 10 anos também morrem pelo mesmo motivo).

Essas estatísticas são particularmente desoladoras quando se leva em conta o seguinte: hoje, quando o câncer de próstata localizado é diagnosticado em homens que têm uma perspectiva de vida de mais de dez anos, *a decisão de não lhes oferecer uma terapia potencialmente capaz de curá-los pode ser uma sentença de morte.* Isso porque, em muitos pacientes, a doença vai avançar.

Recentemente, uma pesquisa publicada no *New England Journal of Medicine* trouxe uma síntese de alguns estudos envolvendo a espera vigilante. Nesses estudos, relatavam os autores, os pacientes tratados com espera vigilante foram cuidadosamente escolhidos dentre um vasto grupo de pacientes com base na impressão de que tivessem câncer de crescimento lento, de disseminação pouco provável. Esses pacientes representavam os que geralmente procuram o consultório médico – em outras palavras, apresentavam, em sua maioria, aquilo que se poderia chamar de "perspectivas mais promissoras". Mesmo assim, dez anos depois 40 por cento dos homens desses grupos de elite (que tinham classificações Gleason de 5 a 7) haviam desenvolvido metástases ósseas, e, quinze anos depois, as metástases já haviam atingido 70 por cento deles. (Para pacientes com metástase óssea, o tempo de sobrevivência é de dois a três anos, mais ou menos). Essas observações enfatizam dois pontos: (1) o câncer de próstata avança, continua progredindo na maioria dos pacientes, mesmo naqueles em que a doença não parece tão agressiva; (2) se um homem com câncer de próstata localizado não se submeter a um tratamento rigoroso, e se viver por tempo suficiente, é bem provável que morra de câncer de próstata.

Os resultados de outro estudo mostram algo diferente: nos homens com câncer de próstata clinicamente localizado, a prostatectomia radical reduziu o avanço das metástases e a morte por câncer de próstata em 50 por cento dos casos, numa comparação com dados de pacientes submetidos ao processo da espera vigilante.

ESPERA VIGILANTE

Quem Deve Optar pela Espera Vigilante?

Já que é preciso falar com toda franqueza, assim o façamos: no topo dessa lista devem estar os homens velhos ou doentes demais para se submeterem aos rigores de um tratamento ou para viverem por mais dez anos – um período de tempo que poderia justificar a aplicação de um tratamento rigoroso. Nesse grupo também deveriam estar os homens que não querem vivenciar os efeitos colaterais associados ao tratamento curativo, ou "definitivo"; os homens cujo diagnóstico os situa nos estágios T3, T4 ou N+ (C ou D) e ainda não apresentam sintomas; os homens cujo câncer de próstata é incidental, é que ainda não deve causar preocupação (alguns homens com câncer em estágio T1a ou A1; ver abaixo), e os homens com a doença no estágio T1c, com baixas contagens Gleason e baixas densidades de PSA (ver abaixo).

As vantagens da espera vigilante incluem a ausência inicial de efeitos colaterais e, no início, seu baixo custo – é a opção mais barata, pois não há tratamentos caros a pagar.

A espera vigilante não significa "não fazer nada", nem significa que seu médico o riscou do mapa – significa que você será tratado de sintomas específicos à medida que for necessário. Isso pode significar: tratamento hormonal ou radiação local, para aliviar as dores nos ossos; uma RTUP ou procedimentos semelhantes, que tragam alívio quando o câncer se tornar grande o suficiente para obstruir o trato urinário; uma série de outras opções com o objetivo de lidar com problemas específicos, prolongando a vida e atenuando a dor.

Espera Vigilante e Câncer de Próstata Curável

As vantagens da espera vigilante não são tão claras para os homens jovens cuja doença está localizada – homens que talvez possam ser curados se agirem no momento certo. A maior desvantagem, aqui, está no fato de que aquilo que um médico chama de "janela de curabilidade" pode, silenciosamente, fechar-se para sempre enquanto o paciente está sendo observado.

Se sua doença é curável, e você optou pela espera vigilante, terá de viver com uma incerteza quanto ao futuro. No presente, não existe uma maneira confiável de se saber quando, exatamente, a doença vai começar a progredir, mesmo que ainda esteja confinada à próstata. Em cerca de 25 por cento dos homens com câncer em desenvolvimento, não há nunca um aumento significativo e revelador do PSA.

Portanto, se você, um homem de menos de 70 anos e com câncer de próstata localizado, resolve observar e esperar, pense bem no risco que está correndo. Volte ao seu médico a intervalos regulares – a cada seis meses ou uma vez por ano, pelo menos – para novos exames digitais do reto, novos testes de PSA e, provavelmente, novas biópsias anuais da próstata, para que ele possa descobrir se seu câncer está inativo ou em movimento. Você também precisa entender os riscos que estarão no seu caminho se o câncer se espalhar – os sintomas a longo prazo, os efeitos colaterais e os custos de um tratamento da doença já em estado adiantado.

Quando a Espera Vigilante Pode Ser um Jogo Seguro

Você é jovem e saudável o suficiente para fazer uma cirurgia, e sua doença é certamente tida como curável – na verdade, é um câncer microscópico, provavelmente câncer incidental. Por que procurar tratamento agora?

No passado, duas escolas polarizavam as posições sobre essa questão. Segundo uma delas, você precisava ser tratado o mais rápido possível. "Podemos curar sua doença totalmente, *agora*. O tempo está passando – vamos em frente, nada de esperar!", é o que diziam alguns médicos. Instavam seus pacientes a "cortar o câncer pela raiz", a tratá-lo quando as possibilidades de cura estavam em seu ponto mais alto. O outro grupo não era tão otimista; esses médicos acreditavam que, de qualquer modo, o tratamento realmente não prolongava a vida tantos anos assim, e então, por que tanta pressa? (Por incrível que pareça, muitos médicos ainda pensam desse modo; ver "Relatos Antagônicos Sobre o Que Fazer", neste capítulo).

Cuidado com os Extremos. Uma das primeiras lições que um médico aprende na faculdade de Medicina é a seguinte: "Há sempre duas coisas que você nunca deve dizer: sempre e nunca." É bem provável que a verdade esteja em algum ponto intermediário.

Durante muitos anos, no Johns Hopkins, o procedimento normal foi desconsiderar que, se um homem estivesse com câncer detectado mediante uma RTUP, mas não com um tumor grande o suficiente para ser percebido num exame de toque retal (homens com câncer nos estágios T1 ou A), seu câncer era do tipo incidental, com "baixo potencial maligno" e pouca importância clínica – o tipo de câncer "com" que, e não "de" que se morre. Esse homem, portanto, não era tratado.

Em 1976, os pesquisadores do Johns Hopkins iniciaram um estudo pioneiro que usava o volume do tumor para fazer o prognóstico dos pacientes com câncer. Analisaram o histórico médico de mais de 100 desses homens que não foram foram tratados, e acompanharam seu progresso durante uma média de sete anos. Suas descobertas: um grupo desses homens saiu-se relativamente bem, pois seu câncer raramente progrediu; o outro grupo, porém, não teve a mesma sorte, uma vez que o câncer continuou a desenvolver-se.

Qual era a diferença entre os dois grupos? A pista, segundo constataram os pesquisadores, estava na porcentagem de câncer encontrada no tecido removido durante a RTUP. (Esse trabalho resultou nas classificações hoje universalmente aceitas para a doença em estágio T1).

Quando *5 por cento ou menos* do tecido era canceroso, só 17 por cento dos homens desenvolveram um câncer mais avançado; essa é, hoje, a classificação da doença em estágio T1a ou A1. Mas quando *mais do que 5 por cento* do tecido era canceroso, 68 por cento dos homens passaram *a desenvolver seu mal*; essa é, hoje, a classificação da doença em estágio T1b, ou A2. "Percebe-se que a quantidade de câncer em quase todos esses pacientes é suficientemente significativa para justificar a terapia", afirma um dos pesquisadores.

Novos estudos mostraram que, quando os homens com a doença em estágio T1a fazem uma prostatectomia radical, em cerca de 25 por cento deles constata-se a presença de uma quantidade significativa de câncer na próstata – o tipo de câncer que se encontra em homens com tumores palpáveis.

Sabemos, portanto, que alguns homens com câncer em estágio T1a precisam de tratamento, enquanto outros não. Como identificar a diferença? Mais uma vez, nosso velho amigo PSA vem em nossa ajuda. Como se sabe, o nível de PSA três meses depois da RTUP pode ser útil para identificar os homens com maior risco de progressão do câncer. Se o PSA for inferior a 1.0, praticamente todos os homens com a doença em estágio T1a (A1) terão uma quantidade insignificante de câncer. "E achamos que esses homens provavelmente podem ser acompanhados com cuidadosos exames de toque retal e de PSA a cada seis ou doze meses", diz um dos principais pesquisadores do referido estudo.

Se o PSA for superior a 10, é provável que todos esses homens tenham um câncer remanescente significativo, e todos devem submeter-se a uma terapia definitiva antes que seja tarde demais.

Que dizer dos pacientes intermediários, com níveis de PSA entre 1.0 e 10 – um grupo que abrange mais ou menos metade dos homens com a doença em estágio T1? No momento, não há como prever com precisão a quantidade de câncer remanescente na próstata – e, portanto, prever quem vai ou não precisar de tratamento. Alguns médicos têm aconselhado esses pacientes a refazerem a RTUP, mas não há uma comprovação inequívoca de que tal procedimento acrescente alguma informação útil – além de ser uma crueldade com o paciente. Para o cirurgião, a repetição desse procedimento também pode fazer com que se torne mais difícil fazer uma prostatectomia radical subseqüente.

Outros pesquisadores defendem com entusiasmo o uso do ultra-som e das biópsias com agulha como formas de acompanhamento para esses homens, mas o índice de sucesso a longo prazo desses procedimentos ainda não está definido; o câncer ainda poderia sair da próstata por não ter sido detido a tempo. A linha de conduta mais segura, nesse caso, pode ser indicada pela faixa etária do paciente: se tiver menos de 60 anos, é fundamental levar em conta a possibilidade de uma terapia curativa agressiva.

Outro grupo que poderia ter um câncer sem maior importância é aquele constituído por homens com a doença em estágio T1c (encontrada por biópsia com agulha depois de constatada uma alta contagem de PSA). Dez por cento desses homens com um PSA superior a 4 têm câncer insignificante. A densidade de PSA (ver Capítulo 3), mais as descobertas da biópsia com agulha (ver Capítulo 3) podem ser úteis para prever quais dentre eles têm condições de esperar.

O que Acontece com as Células Cancerosas com o Tempo

Alguns homens que optam pela espera vigilante sentem-se aliviados com o fato de suas células cancerosas serem bem diferenciadas. *Infelizmente, porém, o simples fato de você ter células cancerosas bem diferenciadas* hoje *não significa que elas vão permanecer assim para sempre.* Há, aqui, dois conceitos operantes; um deles é o de *mutação genética.* À medida que o câncer avança – ou seja, que suas células não param de duplicar-se –, o DNA torna-se menos estável. O câncer desenvolve novas mutações, tornando-se mais agressivo. Com o avanço do tumor, as células bem diferenciadas deterioram-se, tornando-se mal diferenciadas. O outro conceito é o de *heterogeneidade*, ou seleção clonal. Quando um câncer de próstata atinge um tamanho suficiente para ser clinicamente diagnosticado, sua população celular torna-se mista – existe agora um grupo diversificado de células que tentam ocupar uma determinada posição. Nesse grupo variado há células bem e mal diferenciadas, células conduzidas por hormônios e células intocadas por estes. E, embora uma biópsia inicial possa encontrar células cancerosas bem diferenciadas, é quase certo que as mal diferenciadas também estejam presentes, de mistura com as outras. Com o passar do tempo, as células mal diferenciadas passam a desenvolver-se a uma velocidade maior que a de seus equivalentes mal diferenciados, cuja multiplicação é mais lenta. Por fim, as células mal diferenciadas vão superar a rápida progressão das bem diferenciadas, tornando-se dominantes no tumor. Portanto, um câncer bem diferenciado e circunscrito à próstata pode ser apenas um problema temporário. E, infelizmente, é impossível prever quais, dentre os cânceres bem diferenciados, vão continuar assim.

O Custo Também é um Fator a Ser Levado em Conta

A longo prazo, não se sabe ao certo se a espera vigilante vai mesmo resultar numa redução de custos, como afirmaram alguns estudos. Um homem de 65 anos tem uma probabilidade de 50 por cento de viver outros quinze anos. O estudo sueco acima citado sugere que, mesmo nas melhores circunstâncias, cerca de metade dos homens com câncer localizado e não tratado vai ver sua doença disseminar-se para além da próstata, exigindo novos tratamentos para estágio avançado. Se esses homens se decidirem pelo tratamento hormonal, seu custo ao longo de dois anos (centenas de dólares por mês) pode superar o que pagariam por uma prostatectomia radical (cerca de doze mil dólares). Além disso, os sintomas do câncer avançado e os efeitos colaterais do tratamento hormonal e da quimioterapia podem ser muito piores do que os que se seguem ao tratamento da doença em estágio inicial.

SE EU OPTAR PELO TRATAMENTO, QUAIS SÃO MINHAS POSSIBILIDADES DE ESCOLHA?

Para os tumores confinados à próstata – estágios T1 e T2 (A1, A2, B1 e B2) –, há duas opções principais: cirurgia, a prostatectomia radical, e radioterapia. A radiação também é usada para matar as células cancerosas e reduzir o tamanho da próstata quando o câncer já se disseminou, mas apenas para a parte externa da glândula. Raios X de alta energia são direcionados para a próstata e, às vezes, para linfonodos nas imediações desta.

Que Tratamento é Melhor para a Doença Localizada?

Talvez fosse melhor perguntar: "Qual é o tratamento ideal para mim?". Várias considerações importantes envolvem essa questão: a idade e o estado geral de sáude do paciente, o estágio do câncer, os efeitos colaterais associados a diferentes tratamentos e, por fim – mais importante que tudo – a vontade do paciente.

Quando o câncer de próstata é localizado *em homens com uma expectativa de vida de 10 anos ou mais*, o objetivo do tra-

Tabela 4.1. *Prós e Contras do Tratamento*

	Prostatectomia Radical	Radioterapia
Candidato ideal		
Idade	Menos de 70 anos	Qualquer idade
Estágio	T1b, T1c, T2 (e alguns homens com doença em estágio T1a)	T1, T2, T3, T4
Vantagens principais	Se o câncer estiver confinado à próstata, esta é a melhor maneira de cura	Menos invasivo
Desvantagens principais	Efeitos colaterais: impotência (25-75%) incontinência (2-5%) morte (0,2%)	Pode não curar o câncer localizado. Efeitos colaterais: lesão retal (1-2%) impotência (40%) morte (0,2%)

tamento é a cura. Isso parece óbvio até nos lembrarmos de que, quando o câncer de próstata está em estágio avançado, a cura deixa de ser uma opção. Em outras palavras, se não eliminarmos ou tratarmos o mal com todos os recursos quando ele ainda está localizado – se deixarmos o câncer sair da próstata –, não haverá mais como detê-lo.

A grande vantagem da prostatectomia radical está no fato de que *não há melhor maneira de eliminar completamente um câncer que é curável* (ver acima). As desvantagens são os efeitos colaterais – ou seja, os riscos de impotência e incontinência (ver Capítulo 5). E a prostatectomia radical não é "um passeio no parque". *Trata-se de uma cirurgia de grande porte, e o corpo deve estar em boa forma para lidar com ela.*

No caso da radioterapia, a grande vantagem é o fato de não ser uma cirurgia. Mas sua maior desvantagem, especialmente para os pacientes mais jovens, é que *sua capacidade de controlar o câncer pode não durar para sempre.* Muitos estudos têm sugerido que, com o tratamento radioativo padrão – a radioterapia externa –, existe uma grande probabilidade de que, alguns anos mais tarde, uma biópsia da próstata dê resultado positivo. Esses estudos também sugerem que é de apenas 10 por cento a probabilidade de o PSA não ser detectável dez anos após a radiação. Contrastando com isso, um grande estudo realizado no Johns Hopkins mostrou que a probabilidade de o PSA permanecer não detectável dez anos depois de uma cirurgia é de 70 por cento.

Ao escolher o tratamento mais apropriado a você, é importante tentar chegar a um equilíbrio entre eficácia e efeitos colaterais. Novas informações sobre cada uma dessas opções serão apresentadas ainda neste capítulo, e os seguintes vão abordar esses tratamentos de maneira bem mais detalhada.

A Prostatectomia Radical é uma Melhor Opção para...

Os candidatos ideais à prostatectomia radical são os homens com maior probabilidade de beneficiar-se dela. Portanto, a prostatectomia radical só deve ser cogitada no caso de homens cujo câncer parece estar confinado à próstata, sendo, assim, potencialmente curável. Além disso, só se deve pensar nela como uma opção para homens que sejam *jovens o suficiente para terem uma vida longa pela frente e poderem, desse modo, beneficiar-se da cura.*

Os bons candidatos à cirurgia, portanto, são os homens entre 50 e 60 anos, com câncer de próstata localizado e que, excluindo-se esse problema, desfrutam de boa saúde. Isso inclui os homens com câncer em estágio T1b (A2), T2a (B1N), T2b (B1) e T2c (B2). Inclui, também, alguns homens no estágio T1a (A1), e a maioria dos pacientes com a doença em estágio T1c.

Além disso, a prostatectomia radical pode curar o câncer que penetrou a parede da próstata, DESDE QUE o câncer seja bem ou moderadamente bem diferenciado (uma classificação Gleason de 7 ou menos), e desde que se tenha aquilo que se costuma chamar de "margem cirúrgica positiva", que permite ao médico remover todo o tumor.

Em geral, os homens com a doença em estágio T3 (C) não são considerados bons candidatos à prostatectomia radical. Contudo, às vezes a interpretação do exame de toque retal pode estar errada. Em alguns casos, os médicos superestimam a verdadeira extensão do tumor, que, na verdade, pode não ter ainda ultrapassado a próstata. Em vinte e cinco por cento desses homens que fazem cirurgia acaba-se constatando a presença de câncer restrito ao órgão. (Como já afirmamos anteriormente, a combinação dos resultados do teste PSA, da contagem Gleason e do estágio clínico pode ajudar os médicos a evitar essa avaliação superestimada. Ver tabela 3.3.)

A Prostatectomia Radical não é uma Boa Opção para...

A prostatectomia radical não é útil para homens cuja doença espalhou-se para muito além da próstata. Também não é ideal para pacientes mais velhos (homens que talvez não tenham uma expectativa de vida superior a 10 anos).

Depois que o câncer de próstata atravessou as paredes da próstata e invadiu as vesículas seminais, os linfonodos ou alguma estrutura óssea, a cura torna-se impossível. *A cirurgia para esses casos, com seus efeitos colaterais que incluem o risco de impotência e incontinência, não apenas é incapaz de curá-los – representa, também, um sofrimento desnecessário.* O objetivo principal, aqui, é controlar localmente o tumor; isso pode ser feito com radiação, terapia hormonal ou uma combinação de ambas. Basicamente, esses homens precisam de cuidados paliativos – tratamentos que prolonguem suas vidas e aliviem suas dores. No caso de câncer em estágio final, o objetivo é simplesmente fazer o possível para *lutar contra o câncer e ganhar mais tempo.* O enfoque passa a ser a tentativa de assegurar uma boa qualidade de vida, e não uma vida sem câncer. A terapia principal para o câncer em estágio avançado é a terapia hormonal e, mais tarde, a quimioterapia e a radiação local para tratar as metástases dolorosas.

Por que a idade é um fator? Por várias razões. Uma delas é que os homens na faixa dos setenta anos freqüentemente têm um câncer mais avançado do que um médico poderia supor com base nas constatações clínicas. À medida que um homem envelhece, a próstata aumenta devido à HPB – de tal modo que, quando um médico pode sentir um nódulo canceroso nesses homens com a próstata aumentada, é provável que este seja maior que o câncer perceptível na próstata menor de um homem mais jovem. Estudos têm demonstrado que, para homens com a doença em estágio T2b (B1), a probabilidade do câncer estar confinado à próstata é menor nos homens com menos de 70 anos do que naqueles na faixa dos 50.

Além disso, os homens mais velhos tendem mais a sofrer os efeitos colaterais da cirurgia; para eles, a recuperação da continência e da função sexual é mais difícil e demorada. E, por último, considerando-se que os homens acima de 70 anos talvez não vivam tanto quanto os que são vinte anos mais jovens, é difícil mostrar que a prostatectomia radical realmente contribui mais do que a radioterapia para aumentar o período de vida desses homens.

A Radiação é uma Melhor Opção para...

Os candidatos ideais ao tratamento por radiação são os pacientes mais velhos, ou os menos passíveis de cura mediante uma cirurgia.

Os homens que fazem tratamento por radiação costumam ser descritos como "negativamente selecionados", isto é, submetem-se à radioterapia porque a prostatectomia radical foi excluída como melhor opção para eles. Em geral, são mais velhos; homens com saúde precária, não considerados fortes o bastante para se submeterem a uma cirurgia, ou homens cuja doença já se disseminou para além da próstata, atingindo um estágio em que se tornou impossível removê-la cirurgicamente (estágio T3 ou T4, ou C).

Contudo, há outros que optam pelo tratamento radioativo e são homens com a doença confinada ao órgão, pessoas que simplesmente não querem fazer a cirurgia.

Por que não Fazer os Dois Tratamentos? Uma Palavra sobre a Combinação das Abordagens

Embora alguns homens pareçam ter um câncer clinicamente localizado, há uma boa probabilidade de que sua doença já se tenha espalhado para além da próstata (ver tabela 3.3). Para esses homens, a combinação de radiação e cirurgia poderia soar como uma opção promissora. Contudo, ainda não se sabe ao certo se, em última análise, a radiação em seguida à prostatectomia é boa. Veja bem: a prostatectomia radical realmente não é bem-sucedida em homens que fizeram tratamento por radiação (ver Capítulo 6), e, na opinião de muitos urologistas, a cirurgia depois desse fato não é uma opção. Ainda assim, os homens que fizeram prostatectomia radical podem seguir em frente e, mais tarde, fazer radioterapia.

Alguns cirurgiões recomendam o tratamento hormonal para reduzir o tamanho da próstata (e, esperam eles, também do tumor) antes da prostatectomia radical, acreditando que esse procedimento possa tornar o câncer mais curável. Todavia, como explica um cientista do Johns Hopkins, "a terapia hormonal não é um aspirador de pó – não pode sugar as células cancerosas e trazê-las de volta à próstata uma vez que dela tenham escapado". Nada nos leva a crer que a terapia hormonal antes da prostatectomia radical permita que os cirurgiões tragam de volta e eliminem as células cancerosas que já ultrapassaram os limites da próstata. Além disso, essa abordagem pode ser enganadora, levando o cirurgião a pensar que o quadro à sua frente seja mais róseo do que na verdade é, o que por sua vez pode induzi-lo a fazer uma operação menos agressiva do câncer.

O que for constatado durante a cirurgia vai determinar o curso da operação – mais ou menos tecido será removido, dependendo daquilo que o cirurgião puder ver quando o corpo for aberto. Se, por exemplo, houver algum sinal de que o câncer escapou da próstata ao longo dos feixes de nervos que ficam de cada um de seus lados, esses nervos devem ser "amplamente excisados" – cortados, juntamente com a maior quantidade possível de tecido adjacente. Contudo, se um homem recebeu tratamento hormonal, o cirurgião pode ter uma idéia *falsa* da extensão da doença. Ele talvez pense assim: "O câncer não pode ter ido tão longe, não depois do tratamento hormonal que iniciei. Vou deixar esses feixes de nervos onde estão e dar uma trégua a este sujeito – assim, ele poderá manter sua potência sexual intacta". O resultado dessa decisão bem-intencionada é que o cirurgião pode deixar de extirpar células malignas, em vez de fazer aquilo que todo bom profissional geralmente faz durante uma operação de câncer – cortar o máximo de tecido possível, numa tentativa agressiva e sem limites de curar a doença.

Há outro fato de extrema importância que você deve saber sobre a terapia hormonal: *sua eficácia se restringe ao período em que o paciente está sendo submetido a ela.* É uma terapia que pára de funcionar no momento em que o paciente pára de fazê-la. Inevitavelmente, e quase de imediato, as células cancerosas começam a crescer de novo. Se um cirurgião foi tímido ou confiante em excesso durante a cirurgia, e não removeu todo o tecido que precisaria ser removido, o câncer vai voltar – os hormônios não o mataram.

O QUE DEVO FAZER, ENTÃO?

Em primeiro lugar, trate de informar-se. Aprenda tudo que seja importante a respeito de seu câncer – seu estágio clínico, o nível de PSA e a contagem Gleason. Consulte as tabelas 3.3a-3.3d. Explore todas as suas opções – fizemos o possível para incluí-las todas neste capítulo, e formas específicas de tratamento serão apresentadas com mais detalhamento nos próximos capítulos. Procure obter uma segunda opinião, e uma terceira se achar necessário, e converse com outros pacientes. Se você não conseguir alguns nomes junto ao seu médico, procure um grupo de apoio a pacientes com câncer de próstata ou outra organização especializada em câncer de próstata. Seja o seu próprio advogado, e não desanime – há muita coisa que você pode fazer para obter o melhor tratamento possível.

A tabela 3.3 pode ser extremamente útil para ajudar você e seu médico a tomarem uma decisão quanto ao tratamento. Nos melhores casos, pode identificar os homens que provavelmente podem ser curados. Que fazer, porém, se as probabilidades na tabela sugerirem que a cura é improvável? Digamos que um homem tenha um tumor palpável envolvendo todo um lobo da próstata (estágio T2b, ou B1), uma contagem Gleason de 7 e um PSA entre 10 e 20. A probabilidade de que seu tumor esteja restrito à próstata é de 19 por cento, e a de que seu câncer já tenha saído da próstata é de 81 por cento. Esse homem tem uma probabilidade de 33 por cento de ter câncer nas vesículas seminais, e uma probabilidade de 24 por cento de envolvimento dos linfonodos. Que deve fazer? Aqui, um fator de ex-

Tabela 4.2. *Tratamento do Câncer de Próstata*

Extensão clínica da doença	Estágio	Opções
Localizada	T1, T2, A, B	Prostatectomia radical Radioterapia Espera vigilante
Localmente alastrada para além da próstata	T3, T4, C	Radioterapia Terapia hormonal
Com metástase nos linfonodos e ossos	N+, M+	Terapia hormonal Quimioterapia Radiação local para dor

trema importância é a idade. Digamos que ele esteja com cinqüenta e poucos anos. Mesmo que a cura não seja uma certeza, é óbvio que ele provavelmente virá a morrer de câncer *se não fizer nada.* Tendo em vista que os efeitos colaterais da cirurgia são muito mais brandos em homens dessa idade, a cirurgia é sem dúvida uma opção razoável que, de fato, oferece uma possibilidade de cura.

Por outro lado, digamos que ele esteja na faixa dos 70 anos. A questão, aqui, é saber se um homem *que pode não viver o suficiente para morrer de câncer de próstata* deve ser submetido a uma operação cuja probabilidade de cura é incerta. A cirurgia tem mais efeitos colaterais no caso de pessoas na faixa dos 70 anos. Para esse homem, portanto, a radioterapia é uma opção mais sensata.

O RESUMO DA HISTÓRIA

O diagnóstico é oficial: você está com câncer de próstata. Que fazer agora? O estágio do seu câncer, sua idade e sua saúde geral têm, todos, um grande peso nessa importante decisão a ser tomada.

O câncer de próstata tem um crescimento relativamente lento. Pode ser localizado ou permanecer indefinidamente na próstata – razão pela qual um homem pode morrer *com* – e não *de* – câncer de próstata. Mas, uma vez que já tenha deixado a próstata, o crescimento do câncer é implacável, e não há mais como curá-lo. E, se atingir os ossos, a expectativa média de vida de um homem cai para cerca de três anos.

Nos estudos da espera vigilante em homens com cânceres pequenos, que são moderadamente bem diferenciados (contagens Gleason de 5 a 7) e parecem confinados à próstata, isto é o que acontece com o passar do tempo: em dez anos, 40 por cento desses homens terão câncer disseminado para os ossos; dentro de quinze anos, essa probabilidade sobe para 70 por cento.

O que isso significa para você? Mais uma vez, temos de nos reportar a sua idade, sua saúde geral e ao estágio do seu câncer.

Digamos que, excetuando-se o problema da próstata, um homem desfrute de boa saúde geral, e que seja razoável esperar que ele ainda viva por pelo menos mais dez anos. Seu câncer está confinado à próstata, o que o torna curável no momento. Se ele não tomar nenhuma providência, pode deixar passar sua grande oportunidade de curar-se. Não há como prever se ou quando um câncer vai dar o pulo mortal para além da próstata. Mesmo em seus estágios iniciais, o câncer de próstata nem sempre se dissemina de modo coerente e lógico, por etapas fáceis de prever. E, infelizmente, os homens nesses estágios iniciais do câncer podem ter metástases antes mesmo de desenvolver um tumor palpável, que possa ser percebido pelo dedo enluvado do médico durante um exame de toque retal.

Mas digamos, agora, que um homem está na faixa dos 80 anos. Mesmo que seu câncer seja confinado à próstata e curável, não é provável que ele viva o bastante para que valha a pena submeter-se a um tratamento mais pesado.

Os homens mais velhos têm menos capacidade de recuperação, e um tratamento agressivo é muito mais penoso para eles.

A espera vigilante não significa que seu médico o esteja vendo como um caso perdido – significa, apenas, que você receberá tratamento para sintomas específicos, se e quando houver necessidade.

Quem, portanto, deve optar pela espera vigilante? Essa lista deve ser encabeçada pelos homens velhos ou doentes demais para submeter-se a um tratamento rigoroso ou para viver mais dez anos (aqueles que não terão tempo suficiente para que valha a pena submetê-los a um dos tratamentos mais pesados). Desse grupo também devem fazer parte os homens com cânceres em estágio muito avançado para se pensar em cura – homens nos estágios T3, T4, N+, C e D. (Veja bem: isso não significa que não existam tratamentos para esses casos. Eles existem; o câncer avançado ainda pode ser combatido, embora não possa ser curado.) E, por último, para homens com câncer verdadeiramente incidental (alguns nos estágios T1a e T1c), a espera vigilante talvez seja uma tentativa razoável.

Por outro lado, os benefícios da espera vigilante não são tão claros para homens mais jovens com a doença localizada – homens que provavelmente poderão ser curados se agirem a tempo. A maior desvantagem, aqui, é que a "janela de curabilidade" pode, silenciosamente, fechar-se para sempre, mesmo durante o período em que o paciente está em observação. Se, apesar do câncer de próstata, você desfrutar de boa saúde geral e tiver uma expectativa de vida superior a dez anos, considere muito a possibilidade de submeter-se a um tratamento agressivo.

Qual a forma de tratamento ideal para você? Duas boas opções são a prostatectomia radical e a radioterapia.

A grande vantagem da radioterapia está no fato de não ser uma intervenção cirúrgica. Portanto, é uma forma de tratamento ideal para homens mais velhos, ou que têm um câncer avançado demais para ser curado por cirurgia. Quanto à prostatectomia radical, sua grande vantagem está em não haver um melhor modo de eliminar completamente o câncer curável. Os melhores candidatos à prostatectomia radical são os homens jovens e saudáveis o bastante, que ainda vão viver muito e poderão, desse modo, beneficiar-se da cura. Além disso, os mais jovens também têm menos complicações decorrentes da cirurgia.

Este livro discute todos os principais tratamentos do câncer de próstata, começando pelo "padrão-ouro" – a prostatectomia radical –, que será abordado no próximo capítulo.

5

Um Tratamento do Câncer de Próstata

Prostatectomia Radical

PEQUENO HISTÓRICO

A operação para remover a próstata como tratamento do câncer foi feita pela primeira vez em 1904, no Johns Hopkins Hospital, por um urologista chamado Hugh Hampton Young. O procedimento adotado por Young, chamado prostatectomia perineal radical, foi um sucesso: seis anos e meio mais tarde, quando o paciente morreu por outras causas, autópsia mostrou que seu câncer de próstata havia sido curado.

No fim dos anos 40 desenvolveu-se outra abordagem, a prostatectomia retropúbica radical, que, a exemplo da operação de Young (ainda usada hoje em dia, embora menos freqüentemente que a abordagem retropúbica), mostrou-se de extrema eficácia para deter o avanço do câncer de próstata – desde que, naturalmente, a doença ainda estivesse circunscrita à próstata.

Tanto a operação perineal quanto a retropúbica apresentavam um problema concreto que se apresentava na forma de dois efeitos colaterais devastadores – a incontinência e a impotência.

Pior ainda, a prostatectomia retropúbica radical também ficou famosa, entre os urologistas, pelo extremo sangramento que a acompanhava. Os cirurgiões que a praticavam certamente admitiriam que a operação costumava ser feita num mar de sangue.

Assim, de modo compreensível, quando se introduziu e difundiu o tratamento por radiação (ver Capítulo 6), médicos e pacientes receberam essa terapia alternativa com grande otimismo. (Dos homens que fazem tratamento por radiação, 60 por cento continuam potentes, e a incontinência não constitui um problema.)

Uma Abordagem Anatômica da Cirurgia

O final da década de 1970 presenciou importantes modificações na abordagem retropúbica. Pela primeira vez, compreendeu-se a anatomia da drenagem venosa que circunda a próstata, e a partir desse conhecimento foram desenvolvidos novos métodos de reduzir a terrível perda de sangue. As novas técnicas tiveram duas conseqüências: com menos sangramento, a operação tornou-se mais segura, e, com aquilo que os cirurgiões chamam de "campo exangue", eles puderam finalmente ver o que estavam fazendo, e isso sem dúvida representou um grande avanço! Durante o processo, tornou-se possível procurar e salvar estruturas críticas que, anteriormente, por não serem identificadas, sofriam lesões à medida que os cirurgiões abriam seu caminho apalpando. A dissecção e reconstrução mais precisas reduziram a probabilidade da problemática incontinência urinária, que caiu de 15 a 2 por cento, e mesmo esses 2 por cento não são incontinentes o tempo todo.

Que dizer, porém, da impotência? Dava-se por certo que, durante a prostatectomia radical, os nervos penianos sofriam lesões inevitáveis. No passado, muitos achavam que os nervos do tecido erétil do pênis atravessavam a próstata e seriam necessariamente lesados quando a próstata fosse removida. Não fazia sentido pensar que os nervos de um órgão atravessassem um outro, mas o pressuposto fora sempre esse – mesmo nos manuais de medicina. Um respeitadíssimo manual de anatomia, por exemplo, afirmava que os nervos que permitem a ereção eram "extremamente pequenos, difíceis de acompanhar no cadáver adulto", e que sua localização só era conhecida "através de estudos experimentais".

Enquanto isso, algo de incomum estava acontecendo: gradualmente, à medida que um urologista começou a usar as novas técnicas, seus pacientes começaram a afirmar que sua potência havia voltado. O que estava acontecendo? A resposta veio com a descoberta de que os nervos que correm pelos corpos cavernosos, os corpos esponjosos e eréteis do pênis, situavam-se *fora* da cápsula da próstata. Isso significava que seria possível preservar a função sexual dos homens submetidos a essa operação. Até aquele momento, esses minúsculos nervos haviam sido quase sempre – por inadvertência – destruídos durante a cirurgia, pois os médicos não podiam levá-los em conta uma vez que nem mesmo desconfiavam da própria existência deles. Os nervos não eram removidos, mas sofriam lesões e ali ficavam.

No início dos anos 80, no Johns Hopkins, esse novo conhecimento – *o de que esses microscópicos feixes de nervos de cada lado da próstata podiam ser preservados* – foi pela primeira vez posto em prática. O paciente, um professor de psicologia de 52 anos de idade, recuperou sua função sexual um ano depois da cirurgia modificada, "com preservação dos nervos". (Na verdade, essa expressão só conta metade da história, mas "pegou", e hoje muitos a usam. O nome correto da operação é "prostatectomia retropúbica radical anatômica".) Doze anos mais tarde, esse paciente continua vivo e sem câncer, e sua qualidade de vida se mantém excelente).

O melhor conhecimento do campo anatômico também levou a outro importante incremento: *os cirurgiões agora sabiam exatamente onde o bisturi podia ou não ser usado.* Assim, dependendo da extensão do câncer tornou-se possível preservar deliberadamente esses nervos ou, ao extirpar esses feixes, remover mais tecido – em termos cirúrgicos, criar "margens de excisão mais amplas" – do que jamais parecera possível anteriormente. (Antes dessa descoberta, os cirurgiões rotineiramente mantinham-se mais a distância dessa área, pois tinham medo de ferir o reto do paciente.) Isso significa que, de posse dessas técnicas anatômicas, os cirurgiões agora podem ter uma melhor oportunidade de remover todo o câncer.

Hoje, no Johns Hopkins (o hospital é lembrado, aqui, porque os resultados variam de país para país, dependendo de uma série de fatores que incluem, entre outros, a habilidade do cirurgião e os critérios de seleção dos pacientes), dos homens entre 50 e 59 anos que fazem uma prostatectomia retropúbica radical anatômica, *75 por cento recuperam a potência.* (Em termos gerais, em dez anos ou mais depois da cirurgia, só 4 por cento dos pacientes têm recorrência local do câncer, e só 7 por cento desenvolvem metástases distantes; e, também, 70 por cento deles têm um nível de PSA não detectável.) Os determinantes principais do retorno da função sexual incluem a idade, o estágio do câncer e a extensão da perda de nervos – se apenas um ou ambos os feixes de nervos permanecem, ou se tiveram de ser removidos durante a cirurgia.

Costumávamos dizer: "Se fizermos um diagnóstico e nele se constatar que você precisa de uma cirurgia, ela poderá deixá-lo incontinente e impotente." E os pacientes diziam: "Alto lá! Prefiro ficar com a doença." Hoje, quando conversamos com os pacientes, dizemos-lhes que temos três objetivos: remover todo o tumor, preservar o controle urinário e manter a função sexual. A função sexual vem em terceiro lugar porque, se for perdida, existem muitas maneiras de recuperá-la.

Os homens que ficam impotentes depois de uma prostatectomia radical têm sensações normais e impulso sexual normal, e podem chegar a um orgasmo normal. O único elemento que pode faltar-lhes é a capacidade de ter uma ereção suficiente para manter uma relação, o que pode ser resolvido através de meios que incluem um dispositivo de ereção a vácuo, injeções e, até mesmo, uma prótese peniana. (Para novas informações sobre a impotência, ver Capítulo 8.)

Você Está em Boas Mãos? (Que Qualidades Procurar num Cirurgião)

O dr. A é um médico jovem e simpático cuja empatia com o seu problema deixou-o bastante satisfeito e confiante desde o início.

Muito bem. Mas... o que mais você sabe sobre ele? É um profissional diplomado em sua especialidade? Qual foi seu treinamento? Ele conhece – e usa – as técnicas de operar com preservação dos nervos, a abordagem anatômica da prostatectomia radical? Quantas dessas operações faz por ano? Até que ponto tem sido bem-sucedido em preservar a potência e a continência? (Se, por algum motivo, ele não lhe fornecer seu grau de sucesso em comparação com os relatos do de outros médicos, ou com os resultados publicados em periódicos médicos, isso pode ser um sinal vermelho, e talvez seja melhor procurar outro profissional.) É importante que você conheça o grau de sucesso de seu cirurgião em termos de números ou porcentagens. E, se ele ainda não fez muitas dessas operações – pelo menos 150 –, procure um cirurgião mais experiente. Veja as coisas deste modo: *você quer ser um dos pacientes que ele vai usar para seu aprendizado?*

Ao procurar um cirurgião, você não precisa necessariamente querer uma celebridade acadêmica, nem um especialista em outras áreas da cirurgia urológica. Você está querendo apenas encontrar um médico que faça essa operação *com freqüência*; preferivelmente, que a faça todos os dias, ou vários dias por semana.

O dr. B é outro médico muito simpático, respeitado e paternal. Opera em sua cidade há tanto tempo que ninguém mais se lembra de quando começou, e inspira confiança a um simples olhar.

Excelente. Mas... será que ele está em dia com as pesquisas mais recentes? Continua a informar-se regularmente, re-

➡

tomando antigas práticas cirúrgicas ao mesmo tempo que vai adquirindo o domínio das novas técnicas?

Esse médico opera quase todos os seus pacientes de câncer da próstata? (Essa não é uma qualidade desejável num cirurgião.) Ou seleciona-os cuidadosamente, empenhando-se ao máximo em poupar qualquer homem com câncer *que não possa ser cirurgicamente curado* da experiência penosa e dos gastos desnecessários de uma operação?

Lembre-se: A prostatectomia radical é uma operação difícil, e *você não vai querer um cirurgião que a faça "relativamente bem"*. Além disso, você não pode pressupor que todo e qualquer cirurgião saiba fazê-la bem. Neste caso, não haverá uma segunda oportunidade: trata-se de uma operação "de um só tiro". Você está procurando *aquele* cirurgião que lhe fará a *única* prostatectomia radical toda a sua vida, *aquela* operação que deve curar o seu câncer. Você quer um cirurgião que não deixe uma quantidade de câncer por extirpar e que saiba controlar o sangramento excessivo, de tal modo que não termine por deixá-lo incontinente ou impotente, ou as duas coisas. (Veja bem: problemas inesperados podem surgir em qualquer operação; é algo que ninguém pode impedir. O inesperado, porém, é bem menos provável de acontecer se você estiver nas mãos de um cirurgião experiente.)

Portanto, faça perguntas. Descubra com que freqüência os pacientes de seu médico precisam fazer radioterapia ou tratamento hormonal depois da cirurgia. Se o número for superior a 15 por cento, esse fato sugere que ou o médico não seleciona bem os candidatos à cirurgia, ou não está removendo completamente o câncer durante a intervenção. Fica, também, a sugestão de que é preciso obter um segundo parecer. Seja como for, porém, você deve sempre pedir um segundo parecer. Não deixe nunca de fazê-lo.

A ABORDAGEM RETROPÚBICA ANATÔMICA

Antes da Operação

Você está em forma para fazer a cirurgia? Seu médico vai querer fazer-lhe um *checkup* completo antes de operá-lo. A operação pode ser adiada se recentemente você fez outra cirurgia da próstata, devido à HPB (ver adiante), e em geral será marcada para seis ou oito semanas depois de uma biópsia da próstata. Essas protelações dão ao corpo a oportunidade de recuperar-se de procedimentos anteriores. Imagine, também, a dificuldade do cirurgião ao operar tecido inflamado ou irritado, onde a parede retal foi penetrada seis vezes por uma agulha e ainda não está devidamente cicatrizada! Por mais angustiantes que elas possam parecer a um homem ansioso por ter seu câncer removido o mais rapidamente possível, algumas semanas de espera podem ser fundamentais para ajudar o cirurgião a preservar os delicados feixes neurovasculares e evitar ferir o reto do paciente durante o procedimento.

Antes da operação, quando você apresentar seu histórico médico ao cirurgião, certifique-se de não omitir o fato – se for esse o caso – de ter tido problemas incomuns de sangramento no passado (devido a tratamentos odontológicos, por exemplo). Também, a aspirina pode provocar um sangramento excessivo; *se você toma aspirina regularmente, pare de fazê-lo pelo menos dez dias antes da operação.* Outro ponto a ser discutido com seu médico: muitos pacientes que fazem prostatectomia radical precisam de uma transfusão de sangue durante o procedimento. É evidente que, para você, o melhor sangue é o seu próprio; se o seu hospital permitir o procedimento, é uma boa idéia doar várias unidades do seu sangue com alguma antecedência. Este é mais um bom motivo para a espera de seis a oito semanas: vai dar-lhe todo o tempo de que necessita para completar o seu próprio banco de sangue. Na noite que antecede a cirurgia, você será submetido a um enema, e talvez tome alguns laxantes. Ou, se a previsão for de ser internado no dia da cirurgia, talvez lhe peçam que faça um enema em casa, ou que tome laxantes na noite anterior. É provável que também lhe digam para não comer nada uma noite antes da cirurgia.

Há Problemas se eu já Tiver Feito uma Cirurgia da Próstata Devido a HPB?

É assim que alguns homens descobrem que têm câncer de próstata – quando o tecido prostático, removido numa RTUP ou numa prostatectomia aberta, é avaliado por um patologista. Para os cirurgiões, é mais difícil fazer uma prostatectomia radical depois de uma prostatectomia aberta, o que não significa que não se possa fazê-la. Muitas vezes é possível, e com maior sucesso. É possível, porém, que lhe digam para esperar cerca de doze semanas após uma RTUP, até que tenha desaparecido a inflamação decorrente dessa operação.

Anestesia

Você vai ser anestesiado, e isso pode acontecer de várias maneiras. O mais provável é que lhe dêem uma anestesia raquidiana ou epidural; seja qual for a modalidade escolhida, você permanecerá consciente durante todo o procedimento, ainda que não sinta nada. Na *anestesia raquidiana*, vão lhe dar uma injeção de anestésico local na parte mais estreita das costas, que chegará ao fluido espinhal através da dura-máter (a membrana que forma o invólucro externo do cordão raquidiano). Em poucos minutos, você vai se sentir entorpecido, relaxado e pesado da cintura para baixo. Depois da cirurgia, será preciso ficar deitado até que o entorpecimento passe e você readquira o movimento das pernas. *Isso é muito importante, pois o ato de sentar-se ainda sob o efeito da anestesia pode provocar uma forte dor de cabeça.*

A anestesia raquidiana é o mesmo que ter um tubo intravenoso ligado às suas costas, e não a uma veia do braço. Um anestésico local entra no corpo através de uma minúsculo tubo de plástico introduzido entre as vértebras da espinha, perto da parte mais estreita das costas. O anestésico epidural (freqüentemente usado para aliviar as dores do parto) banha a área externa da membrana que reveste o cordão raquidiano, entorpecendo temporariamente os nervos da parte inferior de seu corpo. Ao contrário da anestesia raquidiana, que é aplicada em uma única dose, a epidural pode ser administrada continuamente. A área de entorpecimento pode ser ajustada, assim como o grau de alívio da dor. Depois da cirurgia, esse tubo também pode ser usado para a aplicação de anestésicos nos primeiros dias. Um ponto importante sobre a anestesia raquidiana ou epidural: elas reduzem a probabilidade de coágulos sanguíneos nas pernas, talvez por estimular, ali, a circulação do sangue durante a cirurgia.

Durante a Cirugia: o que Acontece

Façamos, primeiro, uma revisão do terreno. (Talvez convenha, à medida que você for lendo, consultar as figuras 5.1-5.8). Para um cirurgião, o terreno é realmente precário: a próstata (ver figura 5.1) fica numa parte profunda da pelve, cercada por estruturas frágeis e vulneráveis a lesões – o reto, a bexiga, o esfíncter responsável pelo controle urinário, alguns vasos sanguíneos grandes e os feixes de nervos que são responsáveis pela ereção.

A operação começa por uma incisão de pele e músculo que se estende da região púbica ao umbigo (ver figura 5.2). Quase imediatamente, antes mesmo que a próstata seja alcançada, o cirurgião remove um triângulo de tecido de cada lado da bexiga; esses triângulos contêm importantes linfonodos. A essa remoção se dá o nome de *linfadenectomia de avaliação da pelve* – dissecção dos linfonodos pélvicos com o objetivo de certificar-se de que não há câncer neles. Esses linfonodos são removidos e levados imediatamente a um patologista, que fará a chamada *análise de secção por congelamento*, procedimento que também visa à detecção de câncer; o tecido é congelado, e em seguida "fatiado" em secções muito finas que serão examinadas ao microscópio.

(Veja bem: alguns médicos só mandam fazer uma análise de secção por congelamento se a contagem Gleason do paciente for de 8 ou mais. Uma das razões de tal atitude está no fato de que, nos tumores de menor gradação, de *bem* a *moderadamente* diferenciados – contagem Gleason de 7 ou menos –, o prog-

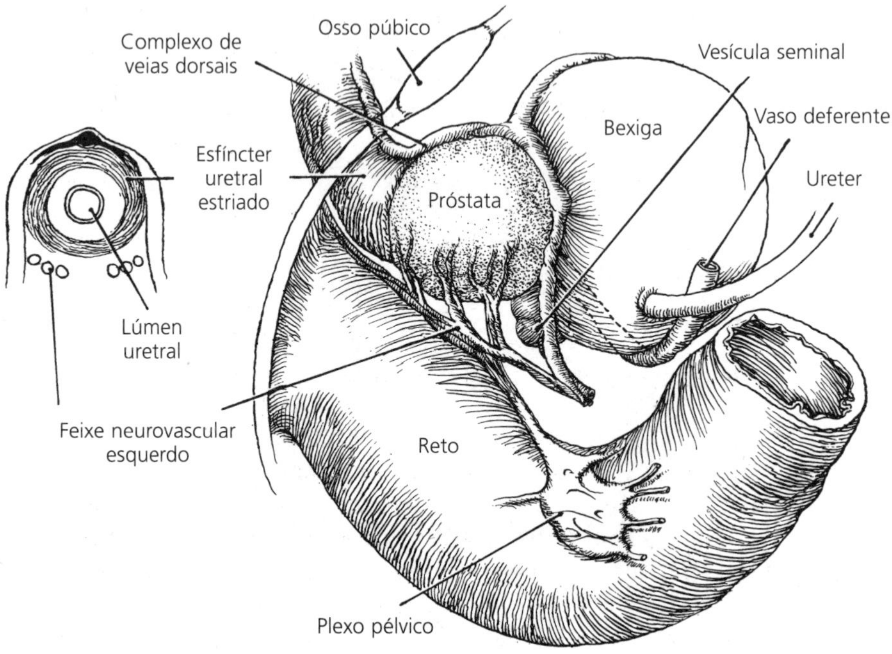

Figura 5.1. *A Prostatectomia Retropúbica Radical Passo a Passo*
Você está vendo a próstata e o terreno vizinho – o reto e a bexiga, os nervos principais, as veias e o esfíncter uretral, uma estrutura tubular que ajuda a controlar a emissão de urina. Também pode ver um dos dois feixes neurovasculares, o conjunto de nervos que são fundamentais para a ereção e ficam de cada um dos lados da próstata. As figuras 5.1-5.8 foram reimpressas a partir de Patrick C. Walsh, "Radical Prostatectomy: A Procedure in Evolution", *Seminars in Oncology* 21 (1994): 662-71. Usadas com permissão, W. B. Saunders Company.

nóstico dos pacientes é diferente daquele de homens com tumores mal diferenciados, de gradação mais elevada. Em sua maioria, os homens com contagens Gleason de 8 ou mais têm metástases ósseas nos quatro primeiros anos depois da cirurgia; portanto, a remoção da próstata acaba não sendo benéfica nestes casos. Mas, com contagens Gleason de 7 ou menos – *mesmo quando houver uma minúscula quantidade de câncer num linfonodo* –, 60 por cento dos homens não apresentam sinal de

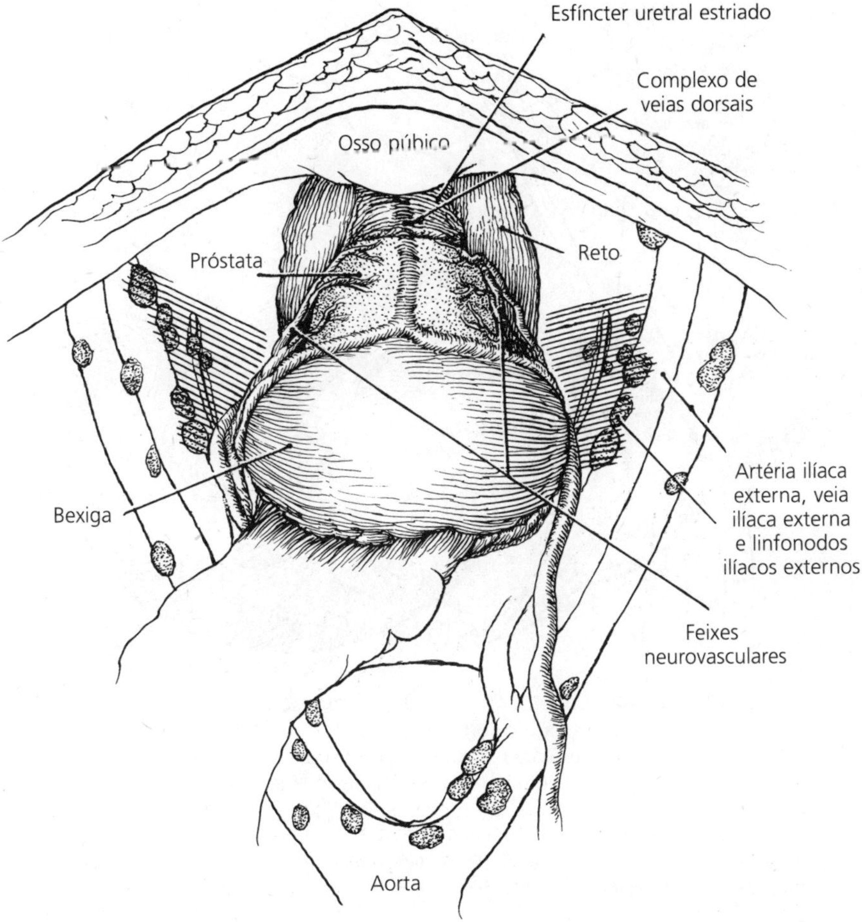

Figura 5.2. *A Prostatectomia Retropúbica Radical* (continuação)
Esta é uma visão esquemática da próstata, da bexiga e dos linfonodos. É a imagem que o cirurgião tem diante de si depois de fazer a incisão abdominal. No interior da área sombreada estão os linfonodos removidos durante a linfadenectomia de avaliação. Você pode ver como é fácil, para o câncer, passar da próstata para esses nodos.

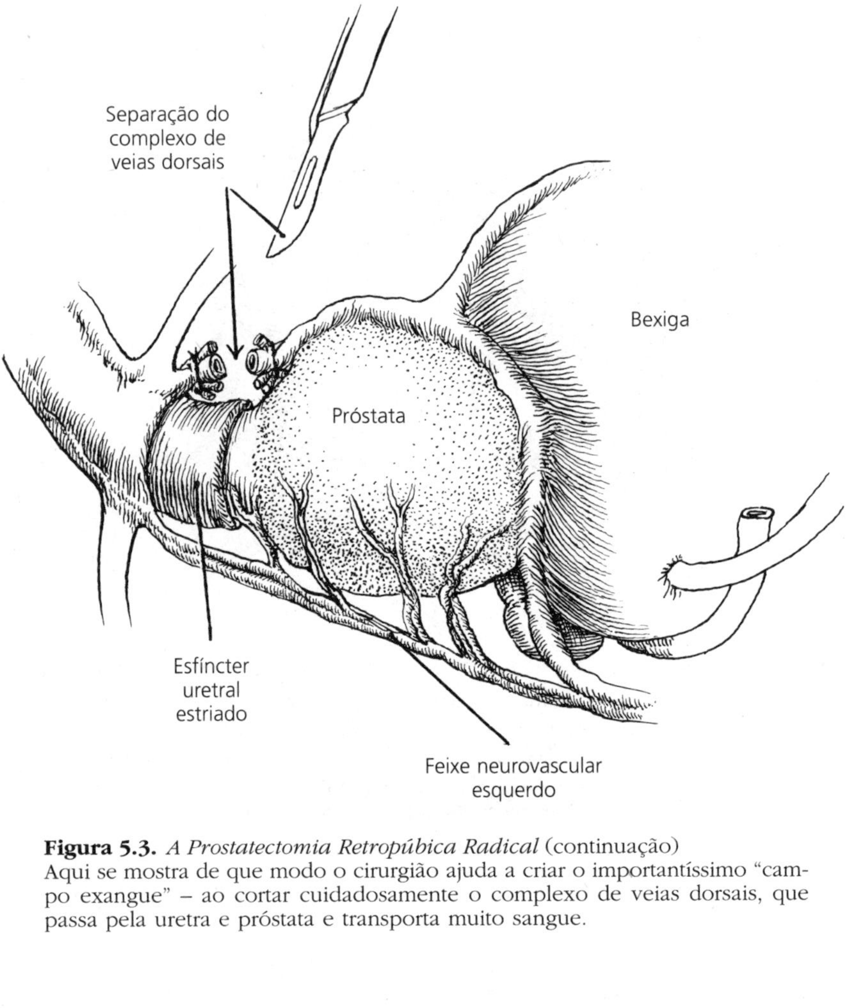

Figura 5.3. *A Prostatectomia Retropúbica Radical* (continuação)
Aqui se mostra de que modo o cirurgião ajuda a criar o importantíssimo "campo exangue" – ao cortar cuidadosamente o complexo de veias dorsais, que passa pela uretra e próstata e transporta muito sangue.

metástases nas cintilografias ósseas feitas dez anos depois. Isso não significa que o câncer não possa eventualmente retornar nesses casos, mas sim que esse retorno pode demorar muitos anos quando o tumor for bem diferenciado e tiver uma gradação mais baixa. Desse modo, tendo em vista que esses homens ainda podem ter muitos anos de vida, em geral se beneficiam do fato de terem a próstata removida. E removê-la agora vai

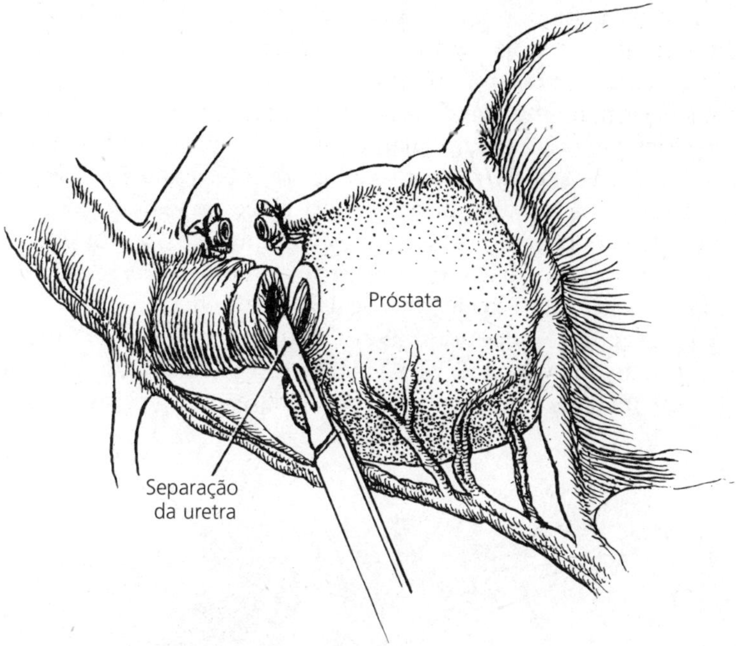

Figura 5.4. *A prostatectomia retropúbica radical* (continuação)
O cirurgião está agora cortando a uretra, que atravessa a próstata. Este é também um procedimento delicado – cortar a uretra muito perto da próstata pode significar que um pouco de câncer permanecerá intocado, e cortar muito longe pode resultar em lesão do esfíncter uretral, que ajuda a controlar a urina. Pouco a pouco, a próstata é separada de todos os tecidos e vasos sanguíneos a ela ligados.

ajudá-los a evitar problemas de obstrução do trato urinário e sangramento no futuro, quando o câncer voltar a manifestar-se).

Se o câncer se espalhou muito pelos linfonodos, o cirurgião interromperá a operação nesse ponto, pois a cirurgia não ajudaria a resolver o problema. Mas, se não houver câncer nos linfonodos – ou se houver uma quantidade ínfima (ver acima), e se as células cancerosas não forem mal diferenciadas –, a operação prosseguirá.

Em seguida, o principal sistema venoso que passa por sobre a próstata e a uretra (o chamado complexo de veias dorsais) é cortado (ver figura 5.3). A perda de sangue deve ser mínima, de tal modo que a operação possa ser feita no chamado “campo exangue”. Este é um passo crucial; o controle dessas veias contribui enormemente para ajudar o cirurgião a enxergar o que está acontecendo, e é particularmente significativo para o que vai acontecer em seguida – o corte da uretra (ver figura 5.4). Se esse órgão for cortado num ponto muito próximo da próstata, um pouco de câncer pode ser deixado para trás; mas, se for cortado num ponto muito distante, o esfíncter uretral pode sofrer uma lesão – e essa lesão pode provocar incontinência.

Em seguida, dependendo do grau do câncer, o cirurgião deve tomar uma decisão que vai afetar a potência do paciente – deixar intactos os feixes neurovasculares, os grupos de ner-

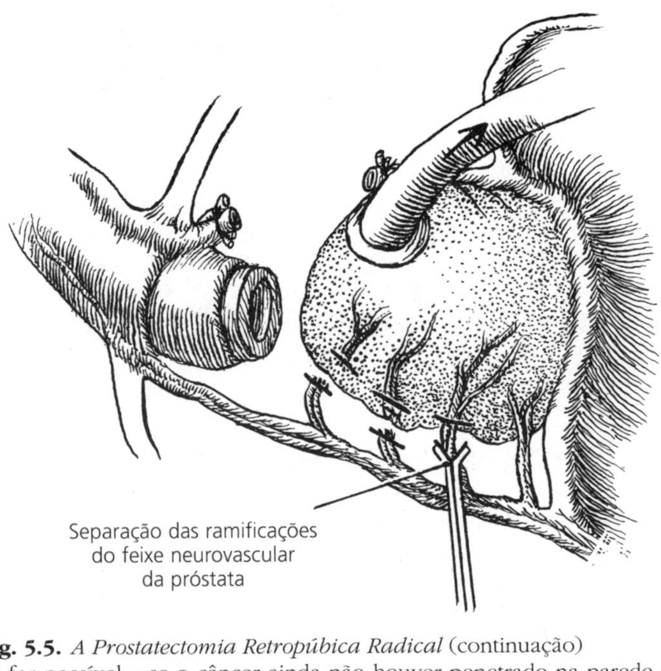

Fig. 5.5. *A Prostatectomia Retropúbica Radical* (continuação)
Se for possível – se o câncer ainda não houver penetrado na parede da próstata –, o cirurgião pode preservar os feixes neurovasculares em cada lado da próstata. Para fazê-lo, o cirurgião separa da próstata, cuidadosamente, cada ramificação desses nervos e vasos.

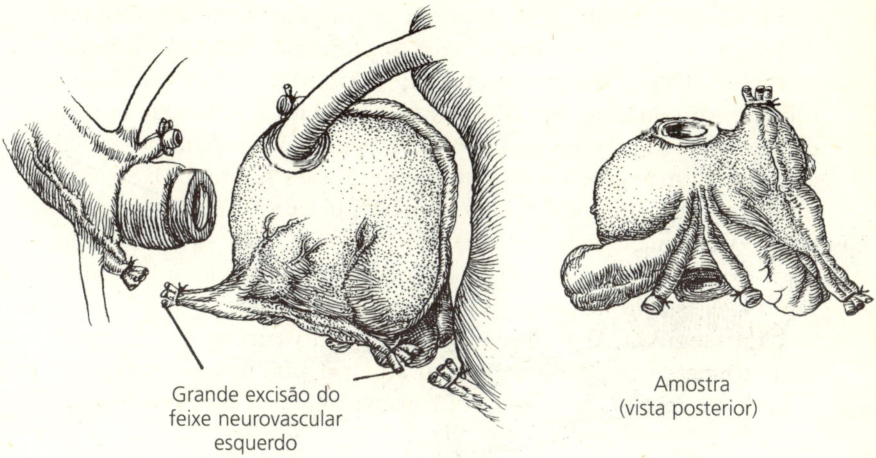

Figura 5.6. *A Prostatectomia Retropúbica Radical* (continuação)
Se não for possível preservar esses feixes de nervos – se já foram alcançados pelo câncer –, o cirurgião então os remove juntamente com a próstata; a isso se dá o nome de "grande excisão". O cirurgião corta o máximo de tecido possível ao redor da próstata, numa tentativa agressiva de extirpar cada fragmento de câncer.

vos finíssimos que ficam em cada lado da próstata, ou remover um ou ambos juntamente com a próstata (ver figura 5.5). São esses feixes de nervos que são responsáveis pela ereção.

Se tivéssemos de dar um bom conselho aos homens às voltas com esse aspecto da cirurgia, diríamos o seguinte: *Pensem naquilo que é realmente importante!* O principal objetivo, aqui, *não é* preservar a potência, mas livrar-se do câncer de modo cuidadoso mas total. Tenham isso sempre em mente. Os homens podem continuar potentes mesmo com a remoção de um feixe, e podem sentir o impulso sexual, as sensações normais e o orgasmo mesmo se os dois feixes forem removidos.

O cirurgião não tem como saber ao certo, de antemão, se os feixes podem ou não ser poupados; só durante a cirurgia torna-se realmente possível ver onde está o câncer. Se o cirurgião

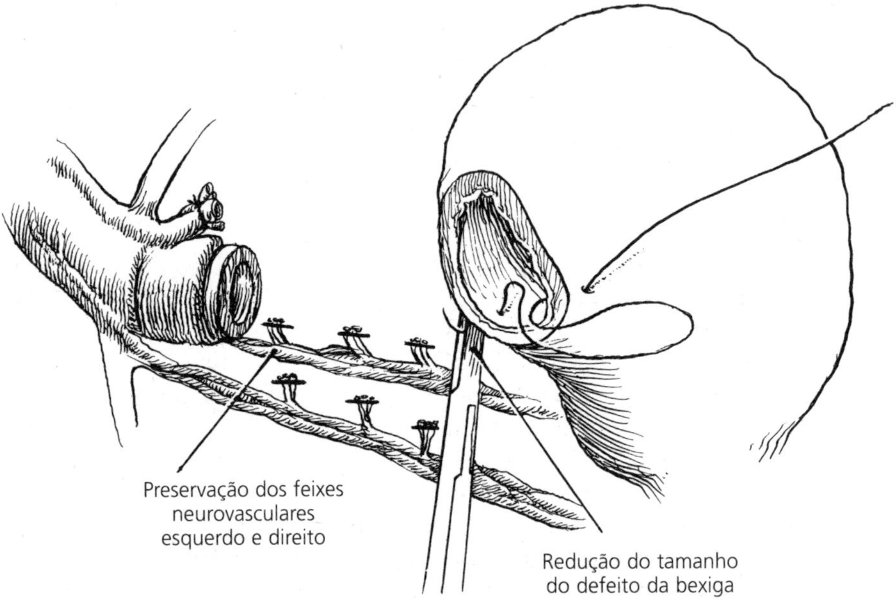

Figura 5.7. *A Prostatectomia Retropúbica Radical* (continuação)
Aqui se mostra como ficam as coisas após a remoção da próstata. Veja-se como a bexiga é grande em comparação com a uretra. A abertura da bexiga deve agora ser estreitada, de tal modo que ambas possam ser ligadas. Para tanto, o cirurgião usará pontos de sutura.

resolver preservar os feixes de nervos, as minúsculas ramificações que ligam os nervos à próstata são cuidadosamente cortadas. No entanto, se um ou ambos os feixes precisarem sofrer uma grande excisão, eles serão cortados perto da uretra e junto ao reto.

Em seguida, o cirurgião passa a trabalhar a próstata, fazendo um corte para separá-la no colo da bexiga, que liga esta última à próstata (a figura 5.7 mostra como é o esfíncter uretral). As vesículas seminais e o vaso deferente de ambos os lados são também removidos (ver o Capítulo I para mais informações sobre anatomia). O objetivo aqui é remover, junto com a próstata, o máximo possível de tecido circundante. Por último, o cirurgião deve reconstruir cuidadosamente o trato urinário, ligando novamente a bexiga à uretra e ao esfíncter uretral, que é responsável pelo controle urinário (essa religação é conhecida como anastomose). O cirurgião usará pontos de sutura para estreitar o colo da bexiga para ajustá-lo ao tamanho da uretra (ver figura 5.8). Uma sonda de Foley será deixada no local depois de terminada a operação.

Após a Cirurgia

Drenos que saem do abdome (ou períneo, na abordagem perineal radical) serão deixados no local por um período de três a cinco dias, mais ou menos, e a sonda de Foley, introduzida no pênis e estabilizada por um balãozinho na bexiga, durante a cirurgia, ali ficará por duas ou três semanas. A razão principal da sonda está no fato de oferecer uma possibilidade de cura da anastomose, a reconstrução do trato urinário.

Os drenos servem para evacuar qualquer quantidade de urina que possa vazar da anastomose durante a cicatrização; ficam no local até que não mais se perceba escoamento algum. *É fundamental que a sonda de Foley não seja retirada.* Se, por algum descuido, for puxada ou removida pouco depois da cirurgia, o resultado poderá ser desastroso e levar à incontinência permanente. A sonda deve ficar firmemente presa a sua coxa, e você deve verificar com freqüência se ela está bem firme. Pode ser que demore algum tempo para você acostumar-se com a sonda, mas é preciso ter em mente que, além de temporária, sua presença está ajudando seu corpo a curar-se. Enquanto você estiver em casa, mantenha a sonda ligada a uma grande bolsa de drenagem, e só use a bolsa da perna quando resolver sair. Muitos médicos sugerem tal procedimento porque a bolsa da perna não comporta muita urina, e, se a bolsa se encher sem que o paciente o perceba, a urina pode voltar para o organismo por não ter para onde ir.

É basicamente em casa que você vai lidar com a sonda; hoje, a tendência econômica é que os pacientes deixem o hospital o mais cedo possível, depois de qualquer operação, e a

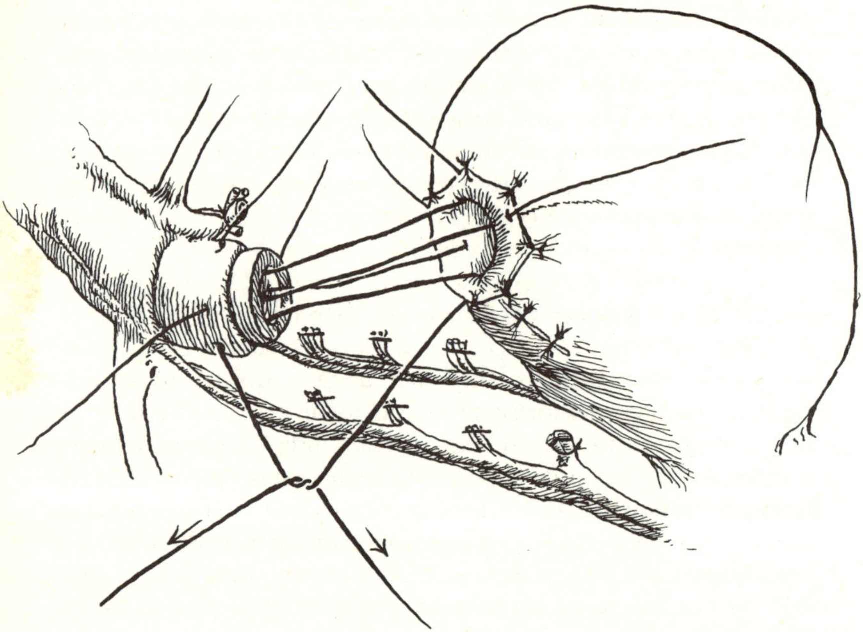

Figura 5.8. *A Prostatectomia Retropúbica Radical* (continuação)
A operação está quase chegando ao fim. Aqui, o cirurgião vai ligar esse espaço através da reconstrução do trato urinário – reconstruindo o agora ausente colo da bexiga e religando a uretra e o esfíncter uretral estriado, de tal maneira que a urina volte a encontrar seu caminho para fora do corpo.

cirurgia da próstata não constitui uma exceção. Por sorte, os pacientes da prostatectomia radical estão realmente em condições de voltar para casa e, em termos gerais, de ser mais ativos muito mais cedo do que acontecia no passado, o que se deve, em grande parte, a um novo analgésico chamado *cetorolac*. Como se sabe, um dos fatores que mantinham os pacientes hospitalizados era sua incapacidade de comer ou conservar no estômago analgésicos orais após uma cirurgia. Sempre atribuíamos a culpa disso à operação, mas hoje sabemos o que realmente acontecia – o que deixava os pacientes nauseados eram os analgésicos ingeridos depois da cirurgia. O *cetorolac* pertence a um grupo de drogas ao qual se dá o nome de "agentes antiinflamatórios não esteróides" (em inglês, NSAIDS, "nonsteroidal anti-inflammatory drugs"; essas drogas incluem os analgésicos Motrin ou Nuprin, que são vendidos sem receita médica). Os pacientes que tomam cetorolac geralmente conseguem comer no dia seguinte à cirurgia – e, para muitos homens, esse é o primeiro obstáculo vencido em seu retorno à vida normal, mesmo que se trate da comida insípida dos hospitais!

Outro obstáculo crucial e muito temido é a primeira evacuação depois da cirurgia. É mais um item na categoria das coisas sobre as quais os pacientes prefeririam não pensar, mas, como deve acontecer a qualquer momento, quanto mais cedo melhor. Lembre-se: a próstata fica acima do reto; ao ser removida, essa parte do reto está adelgaçada, frágil e particularmente vulnerável a lesões nos primeiros três meses após a cirurgia. Portanto, nesse período é fundamental que não lhe façam um clister, nem que sua temperatura seja tomada por via retal. E é da mais extrema importância que você evacue uma vez por dia. Para muitos homens, isso é muito mais fácil de dizer que de fazer; os analgésicos, a inatividade, a leve desidratação (decorrente da pouca ingestão de líquidos antes ou depois da cirurgia) constituem, todos, fatores que podem contribuir para a constipação. Para facilitar as coisas, é provável que lhe dêem laxantes durante vários dias. Se você ficar constipado, tome óleo mineral e leite de magnésia (mas, repetindo, não faça um clister, pois poderia perfurar o reto).

Outras coisas que você deve ou não deve fazer: evite levantar qualquer objeto com mais de 4,5 kg durante seis semanas a partir da cirurgia – aí incluídos estão os seus netos e o animal de estimação da família! Assim deve ser porque, nas seis primeiras semanas, só os pontos de sutura estão mantendo a sua incisão fechada. Depois desse tempo, os recursos do próprio corpo (em forma de tecido fibroso, firme) vão se encarregar de proteger a incisão. Levantar pesos pode provocar uma hérnia no local suturado; além disso, o levantamento de objetos pesados ou qualquer atividade cansativa podem ferir a anastomose que liga sua bexiga e uretra – o que a longo prazo pode, por sua vez, levar a problemas com o controle urinário.

Fique dizendo a si mesmo que não vai ser assim para sempre – depois de seis semanas, você poderá fazer o que quiser.

E, mesmo durante esse período de convalescença, coma e beba à vontade, faça longas caminhadas e suba e desça as escadas quantas vezes quiser. Além disso, você poderá dirigir seu carro cinco semanas após a cirurgia.

Espere ter alguma incontinência. É normal, e também não se trata de um problema permanente. Não desanime, logo vai passar. É bem possível, também, que haja problemas com a ereção.

Por último, haverá recomendações para você sentar-se em determinadas posições e fazer caminhadas quase imediatamente após a operação. Isso é também fundamental – entre outras coisas, pode ajudá-lo a diminuir o risco de coágulos sanguíneos.

Resultados

O Controle do Câncer

O mais importante, com base nos estudos de centenas de pacientes que se submeteram a essa operação, é que a prostatectomia radical *cura a grande maioria de homens cujo câncer está confinado à próstata.* Também cura a maioria dos homens *mesmo que o câncer tenha alcançado ou penetrado a parede da próstata,* o que vai depender – e esta é uma ressalva importantíssima – de duas condições cruciais: que as células do tumor sejam bem diferenciadas (uma contagem Gleason de 6 ou menos), e que o cirurgião possa extirpar todo o câncer. Em termos cirúrgicos, é o que se chama de poder contar com uma "clara margem cirúrgica". Por outro lado, quando um tumor de alta gradação já penetrou a parede da próstata, ou quando o câncer alcançou as vesículas seminais, as possibilidades de cura não são muito certas.

Um estudo a longo prazo realizado no Johns Hopkins, com 955 homens em estágio clínico T1 e T2 (A e B), constatou os seguintes resultados dez anos após a cirurgia: só 4 por cento apresentaram recorrência local do câncer, e 7 por cento tiveram metástases distantes. E, usando o teste de PSA, que é uma avaliação extremamente sensível da recorrência do câncer, os pesquisadores descobriram que 70 por cento dos pacientes estavam livres do câncer depois de dez anos.

Esse estudo enfatizou a importância do estágio patológico (a extensão do câncer determinada por ocasião da cirurgia; ver Capítulo 3). Dez anos depois, a probabilidade da ausência de câncer, segundo as avaliações dos níveis de PSA, era de 85 por cento para homens cuja doença estava confinada à próstata, ou que apresentavam uma limitada "penetração capsular" (câncer que mal havia penetrado a parede da próstata).

Oito anos depois da cirurgia, *todos* os pacientes com penetração capsular, mas com "margens cirúrgicas negativas" – o que significa que os médicos haviam conseguido extirpar todo o câncer – e uma contagem Gleason de 6 ou menos tinham um PSA não detectável. Cinqüenta por cento dos homens com penetração capsular e "margens cirúrgicas positivas" – o que coloca como duvidosa a capacidade de o cirurgião extirpar todo o câncer – e uma contagem Gleason de 6 ou menos tinham um PSA não detectável oito anos depois. O mesmo se aplica a 50 por cento dos homens com penetração capsular, margens cirúrgicas negativas e uma contagem Gleason de 7 ou mais. E 25 por cento dos homens com penetração capsular, margens cirúrgicas positivas e uma contagem Gleason de 7 ou mais apresentavam um PSA não detectável oito anos após a cirurgia. (Mais informações sobre as "margens cirúrgicas positivas" podem ser encontradas em "Radiação depois da Prostatectomia", no Capítulo 6).

Alguns dos homens que tinham uma alta contagem de PSA seguiram em frente e fizeram tratamento radioativo; em 10 por cento deles, a radiação pareceu funcionar – o PSA desceu rapidamente para o nível do não detectável, e ali permaneceu por pelo menos dois anos.

Por que a prostatectomia radical não cura todos os pacientes? Porque o câncer saiu da próstata antes da cirurgia, quer localmente, a ponto de os cirurgiões não conseguirem removê-lo por completo, quer em forma de metástases distantes, em locais impossíveis de detectar. É por isso que muitos urologistas se empenham-se tão arduamente em calcular o exato estágio do câncer antes da cirurgia. Acreditam que é importante operar somente os pacientes capazes de beneficiar-se mais e desfrutar o máximo possível em termos de sobrevivência a longo prazo.

Continência Urinária

A incontinência talvez seja a mais temida conseqüência da prostatectomia radical. Felizmente, porém, quando a operação é feita por um cirurgião gabaritado, trata-se também de uma das conseqüências mais raras. Num estudo realizado no Johns Hopkins, com 593 pacientes consecutivos, 92 por cento mantiveram um completo controle urinário após a cirurgia. Os 8 por cento restantes tiveram alguma incontinência de tensão (gotejamento urinário durante certas atividades, como correr ou jogar golfe). Desses homens, 6 por cento usavam uma ou mais fraldas por dia. Só dois deles tiveram incontinência urinária grave o bastante para justificar a colocação de um esfíncter artificial (ver adiante), e nenhum homem ficou totalmente incontinente. No estudo seguinte, também realizado no Johns Hopkins com 600 pacientes, nenhum deles teve incontinência de tensão cuja gravidade justificasse a colocação de um esfíncter artificial.

Dos homens com mais de 70 anos, 80 por cento ficaram totalmente continentes depois da cirurgia, assim como 94 por cento dos que tiveram os dois feixes neurovasculares (grupos de nervos em cada lado da próstata) preservados, 92 por cento dos que tiveram um feixe removido e 81 por cento dos que perderam ambos os feixes. Além disso, parecia não haver ligação entre potência e continência; 94 por cento dos homens potentes e 90 por cento dos impotentes continuaram totalmente continentes.

O que determina se um homem vai ou não permanecer continente? Para começar, o mais importante é ter (ou não) um esfíncter forte. Alguns homens têm um esfíncter urinário mal desenvolvido – e é quase impossível determinar esse fato antes da operação porque, para os homens, o colo da bexiga e a próstata constituem meios efetivos de controle urinário. Importante, também, é a habilidade do cirurgião em preservar o esfíncter urinário e reconstruir cuidadosamente o trato urinário. Mas há outros fatores, como a idade do paciente e o fato de os dois feixes neurovasculares terem ou não sido removidos. Fica muito claro, com base em estudos realizados em centros médicos em que homens mais velhos são submetidos a prostatectomias, que os homens acima de 70 anos parecem ter mais problemas de controle urinário do que os mais jovens. Não se sabe ao certo se a preservação dos feixes de nervos melhora o controle urinário: pacientes que tiveram os dois feixes removidos parecem apresentar um índice de incontinência ligeiramente superior ao dos que tiveram ambos os feixes preservados. Contudo, é possível que o esfíncter urinário seja às vezes danificado durante o processo de uma grande excisão – cortar os feixes e o máximo possível de tecido nas imediações da próstata.

Que Fazer Quando se Tem Incontinência. A maioria dos homens prova incontinência de urgência e de tensão depois que o cateter é removido – e, na verdade, seria extraordinário se assim não fosse. Pense nisso: a uretra foi distendida (e possivelmente irritada) pelo cateter durante três semanas, então é bem provável que demore horas ou dias para recuperar-se dessa agressão.

O controle urinário geralmente volta em três etapas. Primeira: você não se descobre molhado à noite, na cama. Segunda: você não deixa vazar urina quando caminha. Terceira: não há escape quando você se levanta depois de ficar sentado por algum tempo. A persistência da incontinência de tensão (vazamento de urina quando se está de pé ou fazendo exercícios) é rara, e a incontinência total mais rara ainda.

Há, também, uma coisa que você pode fazer para controlar a incontinência de tensão – exercícios especiais, chamados exercícios de Kegel, que fortalecem o esfíncter externo. Para ajudar a acelerar o processo de recuperação, você pode fazer um exercício que consiste em iniciar e interromper o fluxo urinário sempre que for ao banheiro. A melhor maneira de fazer isso é quando você está de pé para urinar; tente interromper o fluxo contraindo fortemente os músculos das nádegas. (Há outros métodos para fazer esses exercícios, mas ao fazê-los assim você pode ter a certeza de estar exercitando os músculos certos.) Só os faça quando for urinar, pois do contrário estará cansando o músculo do esfíncter.

Enquanto seu controle urinário não voltar por completo, use um tampão ou uma fralda descartável, embora alguns homens prefiram usar um tipo especial de cueca acolchoada. Seu médico deve ter boas sugestões a fazer, e talvez até lhe ofereça algumas amostras grátis. Seja lá o que for que você resolva fazer, *não use um dispositivo para incontinência ligado a uma bolsa, um cateter-camisinha ou pinças!* Se usar essas coisas, não estará desenvolvendo o controle muscular de que necessita para tornar-se continente. Além disso, enquanto não recuperar o controle urinário você deve evitar a ingestão de quantidades excessivas de líquidos, bem como restringir o consumo de álcool e cafeína – que podem piorar o problema. E, mais uma vez, não se esqueça: essa situação não vai durar para sempre.

Em casos raros e extremos, quando a incontinência não melhora com o passar do tempo, seu médico pode fazer uma cistometria para determinar o estado de sua bexiga. Se você tiver incontinência de urgência, drogas anticolinérgicas podem atenuar as contrações involuntárias da bexiga. Se o caso for de incontinência de tensão, pode ser útil usar drogas que provocam a contração dos músculos lisos, inclusive descongestionantes e antidepressivos (a imiprimina, por exemplo, é um antidepressivo que também inibe a micção). Se a incontinência persistir por mais de um ano, ou for muito grave, seu médico pode sugerir novos tratamentos – talvez a colocação de um esfíncter artificial. Nesse procedimento, um manguito de borracha é colocado ao redor da uretra e ligado, por tubos, a um reservatório de líquido instalado no abdome, e a uma pequena bomba colocada no escroto. A bomba transfere o líquido do reservatório para inflar o manguito (e bloquear a uretra), e uma válvula perto da bomba pode ser acionada para esvaziar o manguito e permitir que a urina passe através da uretra.

O esfíncter artificial é um dispositivo complexo, mas há muitas soluções mais simples que envolvem a injeção de uma substância (colágeno) na uretra ou no colo da bexiga. É possível que, graças a novos avanços, essas técnicas ainda venham a resolver o problema da incontinência em todos os homens que têm esse problema.

Potência Sexual

Depois da incontinência, a impotência ocupa um lugar de destaque na relação das "mais temidas complicações". Verifiquemos, porém, se estamos todos falando sobre a mesma coisa. Em primeiro lugar, o que é potência? A definição médica é simples – "uma ereção suficiente para permitir a penetração vaginal e o orgasmo". Dito isto, convém repetir que os homens que se tornam impotentes depois de uma prostatectomia radical *têm sensações normais e impulso sexual normal, e podem chegar a um orgasmo normal.* Seu único problema é conseguir uma ereção e mantê-la. (O Capítulo 8 traz uma discussão mais específica da impotência depois da prostatectomia radical, além de sugestões para se lidar com o problema.)

Numa análise feita no Johns Hopkins com 503 homens potentes, de 34 a 72 anos de idade, 68 por cento conservaram a potência depois de terem feito prostatectomia radical. A idade, o estágio do câncer e a técnica cirúrgica – a habilidade do cirurgião, e o fato de um ou ambos os feixes neurovasculares terem ou não sido removidos durante a operação – são fatores que podem, todos, afetar a potência. A escala por faixa etária: a potência foi conservada em 91 por cento dos homens com menos de 50 anos, em 75 por cento de homens entre 50 e 60 anos, em 58 por cento dos homens entre 60 e 70 anos, e em 25 por cento dos homens com mais de 70 anos.

Nos homens com menos de 50 anos, o índice de potência é semelhante (cerca de 90 por cento) nos que mantiveram os dois feixes neurovasculares intactos, bem como naqueles que tiveram um feixe de nervos removido. Isto sugere que tudo de que se precisa para a ereção é um desses feixes de nervos, e que a natureza providenciou uma "reserva".

Nos homens com mais de 50 anos, o índice de potência sexual era mais alto naqueles que tiveram os dois feixes neurovasculares preservados do que nos que haviam perdido um feixe. Quando a probabilidade relativa da impotência após a cirurgia é ajustada à idade, o risco é *duas vezes mais alto* se o câncer já penetrou a parede da próstata, se invadiu as vesículas seminais, ou se um feixe neurovascular foi removido.

Resumindo: os homens com maior probabilidade de continuar potentes são os mais jovens, com a doença confinada à próstata. São esses, também, os que mais se beneficiam da cirurgia.

Complicações

Como todas as cirurgias que implicam o uso de anestesia, a prostatectomia radical traz consigo o risco de morte, mas este é *extremamente raro.* Num estudo feito com 1.000 pacientes de um hospital, houve duas mortes – um homem morreu três semanas após a cirurgia devido a um coágulo sanguíneo no pulmão (ver, mais adiante, algumas dicas importantes para reconhecer os sintomas desse problema). O outro homem teve um ataque cardíaco antes da cirurgia, quando a anestesia começava a ser administrada.

A complicação mais comum durante a cirurgia é o sangramento excessivo, em geral uma decorrência do ferimento de um vaso sanguíneo durante a operação. *Eis por que é absolutamente imprescindível que o seu médico tenha o domínio das técnicas que assegurem a obtenção do "campo exangue"* (ver, neste capítulo, "Uma Abordagem Anatômica da Cirurgia" e "Você Está em Boas Mãos? O Que Procurar num Cirurgião").

As complicações menos comuns incluem o ferimento do reto ou dos ureteres; essas lesões podem ser reparadas durante a cirurgia, e é possível tomar precauções extra-cirúrgicas que evitem uma lesão permanente.

Outras complicações incluem os coágulos sanguíneos e a contração do colo da bexiga.

Coágulos Sanguíneos. Esses coágulos constituem uma das complicações mais comuns e potencialmente mais graves da prostatectomia radical. Os coágulos sanguíneos que se formam nas veias profundas da perna (a chamada "trombose venosa profunda") podem ser, na melhor das hipóteses, apenas dolorosos, mas, na pior podem ser fatais. As veias da perna representam, como as descreveu um médico, "um tiro certeiro no coração"; a previsão mais sinistra, aqui, é que um fragmento de coágulo da perna se solte e vá parar nos pulmões.

Os coágulos sanguíneos nas pernas podem ocorrer em até 12 por cento dos homens depois da prostatectomia radical, e as embolias pulmonares, ou coágulos sanguíneos nos pulmões, ocorrem numa proporção de 2 a 5 por cento desses homens. (Num estudo realizado no Johns Hopkins com 1.300 pacientes que haviam feito prostatectomia radical, menos de 2 por cento tiveram um coágulo sanguíneo, e dois homens morreram em decorrência desse problema.)

Sem dúvida, a melhor maneira de lidar com esse problema é *impedir que ele aconteça*. Para tanto, alguns médicos administram medicamentos anticoagulantes, como uma minidose de heparina antes da cirurgia. Outros médicos dão a seus pacientes dispositivos de compressão – várias formas de tubos flexíveis reforçados – para as pernas. Um desses dispositivos parece um "minhocão", e se destina a forçar todo o sangue para as veias profundas, mantendo um fluxo vigoroso e contínuo. (O fluxo sanguíneo lento leva à formação de coágulos.) Outros tubos têm compartimentos de compressão especiais, que controlam o fluxo sanguíneo e se destinam a "ordenhar" o sangue, fazendo-o subir pelas pernas.

Importante: Se você já teve um coágulo sanguíneo, informe seu médico sobre o fato. Essa informação pode influenciar o modo como a anestesia será administrada. Além disso, os homens com alto risco de formação de coágulo podem receber uma medicação anticoagulante mais forte, que lhes será dada por via intravenosa durante sua permanência no hospital. Esses tratamentos preventivos são extremamente eficazes para impedir a formação de um coágulo sanguíneo nos pulmões.

A prática de exercícios é outro fator de extrema importância para impedir a formação de coágulos. Caminhar é muito bom, pois ajuda a bombear o sangue de volta ao coração. Comece a caminhar assim que for possível, depois da cirurgia. Talvez que seu médico o estimule a fazer exercícios de dorsiflexão – levantar e abaixar os pés para exercitar os músculos da barriga da perna. Faça-os freqüentemente, mais ou menos 100 vezes por hora entre suas sonecas. Outra boa idéia é não sentar ereto numa cadeira dura (com as pernas pendentes) por mais de uma hora por vez, durante as quatro primeiras semanas. Tente sentar com as pernas erguidas, repousando sobre um sofá, uma poltrona reclinável ou uma cadeira com apoio para os pés, e fique nessa posição pelo máximo de tempo possível. Essa postura satisfaz dois objetivos: primeiro, por exigir que os pés fiquem erguidos, ela melhora o fluxo sanguíneo nas veias da perna; segundo, impede que a área da cirurgia tenha de suportar todo o seu peso.

Veja bem: tendo em vista que hoje em dia os pacientes ficam tão pouco tempo no hospital, é provável que qualquer problema pós-operatório ocorra quando você já estiver em casa. Por esse motivo, é imprescindível que você e sua família saibam identificar os sinais da existência de um coágulo na perna ou no pulmão. Você pode estar com um coágulo quando houver inchaço ou hipersensibilidade na perna, sobretudo na barriga da perna. Os sinais da presença de um coágulo nos pulmões incluem uma súbita dor no peito – principalmente uma dor que piora sempre que você respira fundo – e a tosse com sangue. *Se você tiver qualquer desses sintomas, chame seu médico imediatamente! E, se acontecer no meio da noite, não espere o consultório abrir de manhã para chamá-lo!* Se for impossível localizar o médico, vá a um pronto-socorro e diga ao médico de plantão que você precisa ser avaliado em termos de trombose venosa profunda ou embolia pulmonar. Em geral, o tratamento preventivo com anticoagulantes dá excelentes resultados. Contudo, se o diagnóstico – e, portanto, o tratamento – demorar demais, é possível que um grande coágulo nos pulmões acabe sendo fatal.

Contração do Colo da Bexiga. Muitas vezes chamada de "constrição do colo da bexiga", e geralmente uma decorrência de cicatriz ao redor do colo da bexiga, essa complicação tem sido reportada numa razão de 3 a 12 por cento de homens que fizeram a prostatectomia radical. Seu sintoma é o fluxo urinário gotejante, mas pode ser difícil distingui-lo da incontinência temporária que em geral ocorre depois da cirurgia. A contração pode ser reaberta em pacientes externos pelo urologista que, usando um cistocópio, faz alguns minúsculos cortes que ajudam a relaxar o tecido muito retesado.

A ABORDAGEM PERINEAL RADICAL

Semelhante ao procedimento retropúbico em termos do preparo que antecede a cirurgia e da recuperação, a abordagem perineal radical tem algumas vantagens sobre aquela técnica: há menos sangramento, pois o grande sistema de veias que ficam acima da próstata (o complexo venoso dorsal) não é removido junto com esse órgão. Contudo, isso também significa que os cirurgiões não podem cortar tanto tecido quanto na abordagem retropúbica – de tal modo que, se o câncer já penetrou a parede da próstata, as "margens cirúrgicas positivas" podem ser mais prováveis, aqui, do que na abordagem retropúbica. Se a probabilidade de o câncer aparecer nos linfonodos pélvicos for baixa (ver tabela 3.3), não há necessidade de fazer uma incisão abdominal. Muitos homens, porém, fazem uma dissecção laparoscópica de linfonodos antes da prostatectomia perineal, exatamente para certificar-se de que o câncer não chegou aos linfonodos; ver Capítulo 3.

Outro inconveniente da abordagem perineal é que, para o cirurgião, fica mais difícil ver – e, portanto, proteger – os feixes neurovasculares, o fino feixe de nervos em cada lado da próstata que são fundamentais para a ereção. Portanto, a preservação da potência torna-se mais incerta. Além disso, a operação não é ideal para pacientes muito gordos, sobretudo para aqueles cuja barriga já foi descrita como parecendo um grande barril.

O que Acontece Durante a Cirurgia

Você receberá uma anestesia geral, o que significa que vai permanecer inconsciente durante toda a operação. Para alcançar a próstata, o cirurgião faz uma incisão logo acima do reto. A próstata será gradualmente separada do reto, da bexiga, da uretra e do vaso deferente. As vesículas seminais serão removidas juntamente com a próstata, e em seguida a bexiga será religada à uretra.

Chame seu Médico, Sobretudo se Surgir Qualquer um dos Sinais da Formação de um Coágulo Sanguíneo!

Isso tudo remete à questão de ser você o seu próprio advogado. Não quer dizer que você deva ser desagradável ou insistente, nem que deva chamar o médico no meio da noite apenas para bater papo (não faça isso, por favor!).

O que isso significa, na verdade, é que você tem certos direitos. Se tiver um problema ou uma dúvida durante as horas de expediente, vá em frente e procure o médico; pode ser que nem sempre seja possível encontrá-lo, mas sempre haverá alguém em condições de ajudar.

E, se você tiver um problema cuja gravidade lhe pareça não admitir a espera até a manhã do dia seguinte, ligue para o médico à noite mesmo. A maioria dos médicos têm serviços de atendimento de vinte e quatro horas, e muitos têm colegas que com eles compartilham o período de atendimento – esses médicos dividem o tempo, assumindo um certo número de noites, fins de semana e feriados por ano. Assim o fazem porque contam com a possibilidade de receber chamados noturnos, e porque sabem, devido a anos de experiência, que as emergências médicas nem sempre acontecem no período em que estão nos seus consultórios.

Seu telefonema não vai ser o primeiro a ser recebido por seu médico no meio da noite, e certamente não será também o último. O que você acha melhor fazer – terminar no hospital, em decorrência de uma grave complicação de poderia ter sido tratada algumas horas antes, ou "incomodar seu médico"?

O QUE ACONTECE SE MEU PSA AUMENTAR DEPOIS DA CIRURGIA?

Se o nível de PSA aumentar depois de uma prostatectomia radical, estaremos diante de um sinal da existência de câncer de próstata em algum lugar. Talvez seja uma recorrência local, na área onde ficava a próstata, ou, talvez, uma metástase distante – uma minúscula semente de câncer que se dispersou muito antes de a doença ser diagnosticada.

Como saber qual das duas hipóteses é a correta? Há pouco tempo, pesquisadores do Johns Hopkins estudaram o aumento do nível de PSA em cinqüenta e um homens que haviam feito prostatectomia radical. Em 30 por cento deles, houve recorrência local de câncer; em 70 por cento, a doença apresentou-se em forma de metástases distantes. Com base nesse estudo, os cientistas descobriram que podiam fazer um cálculo aproximado da trajetória do câncer usando a *contagem Gleason* da amostra da próstata removida na cirurgia, o *estágio patológico* (que se baseia no estudo da próstata inteira, e não em amostras de tecido, como numa biópsia) e no *cálculo do tempo* – quando o PSA começa a aumentar.

Os homens mais propensos a metástases distantes vão apresentar uma ou mais das seguintes condições: contagens Gleason de 8 ou mais, câncer encontrado nas vesículas seminais e nos linfonodos durante a cirurgia, ou um aumento de PSA um ano depois da cirurgia. Por outro lado, os homens com contagem Gleason de 7 ou menos, baixo estágio patológico e/ou aumento de PSA vários anos após a cirurgia só terão, muito provavelmente, uma recorrência local do câncer. Para esses homens, a boa notícia é que esse câncer ainda pode ser curado com um tratamento de radioterapia externa na área da próstata (o lugar onde ela ficava antes. Para maiores informações sobre o PSA elevado depois de tratamento por radiação, ver Capítulo 6.

Ainda está em fase de testes, mas talvez logo você ouça falar sobre um novo e promissor teste, baseado em algumo chamado Antígeno da Membrana Prostrática Específica (PSMA). (Como o PSA, o PSMA é uma enzima produzida pela próstata, com a característica de só ser encontrado na membrana das células prostáticas.) Uma empresa chamada Cytogen desenvolveu um anticorpo do PSMA, e o fisgou com um inofensivo traçador radioativo chamado 111-índigo, rotulado de CYT-356. (Basicamente, o anticorpo procura o PSMA, e o corante índigo o ilumina em um escaneador.) O conceito, aqui, é descobrir se há células do câncer prostático ocultas em lugares *fora da próstata.* Digamos que o PSA de um homem suba depois de uma prostatectomia radical. Sua cintilografia óssea e a tomografia computadorizada são negativas. Há outras células do câncer de próstata – até aqui não detectáveis por esses escaneadores – escondidas em lugares de difícil acesso? Ou o câncer ainda estará confinado à área da próstata, onde pode ser tratado com sucesso por meio de radiação? Esse novo teste, chamado *ProstaScint*, pode ajudar muito na resposta a essas perguntas e na determinação do melhor curso de tratamento.

PROSTATECTOMIA RADICAL: A HISTÓRIA DE UM PACIENTE

Era apenas um exame físico de rotina – até que o médico de Peter Weaver* descobriu um nódulo em sua próstata.

"Entrei no consultório médico certo de que estava ótimo", lembra Weaver, que na época tinha 63 anos. "Sentia-me em grande forma, fazia *cooper* todos os dias, levantava pesos, comia bem e tinha uma excelente vida conjugal." Levou um choque quando o médico descobriu o nódulo. "Foi como um insulto; 'Eu? Isso não pode estar acontecendo *comigo*!' Meus sintomas eram absolutamente NULOS – não tinha problemas urinários, dores, nada. Mas ali havia uma bomba-relógio que, implacavelmente, marcava o tempo." O nódulo era minúsculo, mas uma biópsia com agulha e um ultra-som transretal confirmaram que era canceroso – e "muito operável".

---

* Weaver permitiu que seu verdadeiro nome fosse usado neste livro.

Weaver, um colunista financeiro que vivia em Washington, D.C., é um repórter, e explorou suas opções de tratamento do mesmo modo que pesquisaria os fatos de uma boa história – procurou orientação, conversou com especialistas, assumiu a incumbência de inteirar-se dos fatos. Depois de explorar cada opção, decidiu-se pela cirurgia. O passo seguinte era pesquisar até certificar-se de que havia encontrado o melhor cirurgião possível.

"Trata-se de uma operação muito séria", afirma Weaver. "Fiquei hospitalizado nove ou dez dias." (Hoje, a maioria dos pacientes não passa mais de quatro ou cinco dias no hospital.) "Fui para casa com um cateter para a urina, e assim fiquei por mais duas ou três semanas." Ele teve alguns problemas de incontinência durante vários meses, e sua vida sexual foi interrompida por algumas semanas. Mais ou menos um ano depois, tudo voltou ao normal.

Isso foi há cinco anos. Hoje, diz ele com orgulho, seus testes de PSA têm sido "absoluta e totalmente normais". Várias vezes por semana, Weaver corre quase cinco quilômetros e faz levantamento de pesos. Ficou sócio de uma academia de ginástica. "Meu colesterol é 155, e o HDL (lipoproteínas de alta densidade) é de 45-50. Segundo meu médico, trata-se de uma combinação perfeita. Meu pulso é de 60-64, e a pressão arterial de 120 por 80. Sinto-me ótimo."

Nos últimos anos, Weaver vem participando de um grupo de apoio a pessoas com câncer de próstata. Tem falado e escrito sobre suas experiências, e tem bons conselhos para quem passa pelos problemas que ele superou.

Primeiro, diz ele, é preciso obter uma segunda opinião, e até mesmo uma terceira. Se você não gostar daquilo que um médico tem a lhe dizer – seu índice de sucesso com a impotência e incontinência, por exemplo –, "trate de riscá-lo de sua lista".

Faça ao seu médico todas as perguntas que julgar necessárias, de tal modo que você esteja preparado para as complicações da cirurgia, que certamente vão surgir. Tendo em vista que, logo após a cirurgia – se você não estiver esperando que tais complicações ocorram – elas podem ser insuportáveis, ele diz: "Você não consegue ter uma ereção, e suas calças vivem manchadas de urina. Desde a juventude, você aprendeu serem estas as piores coisas que podem acontecer a um homem." Embora a impotência e a incontinência tenham sido problemas temporários para Weaver, eles ainda assim afetaram sua qualidade de vida ao longo de meses.

Também é preciso saber que, se a impotência e a incontinência não desaparecerem com o tempo, *existe* uma solução. Diz ele: "Hoje, há medicamentos, injeções e dispositivos simplesmente inacreditáveis – capazes de provocar ereção num cadáver!"

Aqui vai o último conselho de Weaver: "Faça um *checkup* anual com o urologista mais experiente que encontrar. Faça um teste de PSA e um exame de toque retal. Assuma a direção das coisas, seja responsável por sua saúde." Afinal, "é o seu corpo que está em jogo. Ninguém, melhor que você, sabe quando ele precisa de cuidados".

O RESUMO DA HISTÓRIA

A prostatectomia radical certamente não é uma nova cura para o câncer de próstata; na verdade, já é conhecida desde 1904. Há duas versões dessa operação: a abordagem perineal e a abordagem retropúbica. A prostatectomia retropúbica radical era muito conhecida, entre os cirurgiões, pelo extremo sangramento que a acompanhava, e as duas operações costumavam ter dois efeitos colaterais devastadores – a impotência e a incontinência.

Hoje, esse quadro mudou. Os últimos quinze anos presenciaram dramáticos avanços da abordagem retropúbica, com base numa nova compreensão da anatomia da próstata. O desenvolvimento de novas técnicas reduziu a terrível perda de sangue, e a operação ficou muito mais segura para os pacientes. E, com aquilo que os cirurgiões chamam de "campo exangue", hoje é possível que eles vejam o que estão fazendo – sem dúvida, um grande avanço! Durante o processo, é possível visualizar e poupar estruturas que, no passado, não eram vistas e terminavam sendo lesadas à medida que os cirurgiões iam abrindo caminho às cegas. Técnicas mais precisas diminuíram a probabilidade da problemática incontinência urinária para cerca de 2 por cento dos casos (e mesmo esses 2 por cento não ficam incontinentes o tempo todo). Novas descobertas anatômicas também permitem, hoje, que os cirurgiões preservem a potência da maior parte dos pacientes.

E, o que talvez seja o mais estimulante de tudo, o maior entendimento do espaço anatômico significa que, hoje, os cirurgiões podem remover, junto com a próstata, mais tecido do que jamais se imaginou ser possível – o que aumenta as probabilidades de a operação extirpar todo o câncer.

A cirurgia tem três objetivos: remover todo o tumor, preservar o controle urinário e a função sexual. A função sexual vem em terceiro lugar porque, por ordem de importância, é mesmo a terceira, e também porque existem várias maneiras de torná-la novamente normal sempre que for perdida. Os homens que ficam impotentes depois de uma prostatectomia radical têm sensações normais e impulso sexual normal, e podem chegar a um orgasmo normal. O único elemento que pode faltar-lhes é a capacidade de ter uma ereção suficiente para que possam manter uma relação, mas esse é um problema que também pode ser resolvido.

Com a diminuição dos efeitos colaterais, e com técnicas de triagem mais aperfeiçoadas, capazes de identificar os homens com câncer de próstata localizado, a prostatectomia radical é atualmente muito mais praticada do que jamais o foi no passado. Por causa disso, há uma profusão de informações sobre resultados a longo prazo, e as notícias são muito boas: dez anos após a cirurgia, 70 por cento dos pacientes têm níveis não detectáveis de PSA; só 4 por cento desenvolvem recorrência local do câncer, e apenas 7 por cento têm metástases distantes. Em termos gerais, 92 por cento dos pacientes têm um controle urinário total, e só

2 por cento deles apresentam problemas mais complexos a longo prazo (usar mais de um tampão por dia). A incontinência urinária total é rara (e, como no caso da impotência, existem várias maneiras de atenuar o problema).

A recuperação da função sexual está associada à idade do paciente, bem como à técnica cirúrgica. Noventa por cento dos homens com menos de 50 anos continuam potentes depois da cirurgia; também conservam a potência 75 por cento dos homens na faixa dos 50 anos; 60 por cento dos que estão na faixa dos 60, e 25 por cento daqueles na faixa dos 70.

Existem dois minúsculos feixes de nervos, um de cada lado da próstata, que são fundamentais para a ereção. Às vezes, dependendo da extensão do câncer, é preciso remover um desses feixes, ou ambos. Um homem pode continuar potente mesmo que um – *e apenas um* – desses feixes seja removido. Nos homens com mais de 50 anos, a potência sexual será maior, se ambos os feixes forem preservados.

Os homens mais propensos a permanecer potentes são os que, além de mais jovens, têm a doença confinada à próstata. São esses, também, os pacientes que mais se beneficiam da cirurgia.

Tanto a abordagem retropúbica quanto a perineal são discutidas neste capítulo, assim como todas as complicações e efeitos secundários possíveis pelos quais você pode esperar. O capítulo também traz informações detalhadas sobre as maneiras de lidar com esses problemas.

6

Outros Tratamentos

Radiação e Crioablação

RADIOTERAPIA PARA CÂNCER DE PRÓSTATA: UMA BREVE HISTÓRIA

A exemplo da prostatectomia radical, o tratamento radioativo do câncer de próstata não é uma idéia nova. Na verdade, pouco depois de o urologista Hugh Hampton Young ter feito a primeira prostatectomia radical (ver Capítulo 5), ele e outro colega do Johns Hopkins tornaram-se os pioneiros da radioterapia nos Estados Unidos (o tratamento tinha sido desenvolvido na Europa alguns anos antes). Em comparação com os padrões atuais a radioterapia era primitiva, envolvendo o uso de aplicadores de rádio especiais que eram colocados no tecido circunjacente à próstata – a uretra, a bexiga e o reto.

Nas décadas seguintes, porém, foram lançadas as bases das radioterapias de hoje: foram introduzidos os tratamentos por raio X, sendo logo seguidos por "sementes" de radônio que podiam ser implantadas no tumor prostático.

Contudo, essas tentativas incipientes de curar o câncer de próstata não se distinguiram por um sucesso extraordinário.

Comparados à tecnologia de ponta de nossos dias, os raios X de baixa energia produzidos na década de 1930 eram o resultado de um processo ainda tosco, e sua capacidade de penetrar a próstata era medíocre e imprecisa. O tratamento por radiação, portanto, era apenas um paliativo – podia aliviar a dor e os sintomas, mas não erradicava o câncer.

Nos anos 40, o impacto dos hormônios sobre a próstata foi descoberto, e a radiação foi quase totalmente abandonada em favor da castração e das drogas hormonais. Mas o banimento da radiação não durou muito, graças a cientistas que revolucionaram esse campo através do uso de uma nova máquina, o acelerador linear. Produziram raios penetrantes e muito potentes, capazes de levar doses de radiação a um lugar específico sem prejudicar o tecido circundante. E, de repente, a radiação saiu do banco de reservas e voltou para o campo como um dos principais jogadores – *um tratamento que realmente podia curar o câncer localizado, e não apenas aliviar os sintomas da doença em estado avançado.*

Nas décadas que se sucederam, a radioterapia foi apurada e tornou-se ainda mais potente. Existem duas abordagens-padrão – dirigir os raios para o tumor a partir de uma fonte de radiação externa, com a radioterapia externa, e implantar sementes radioativas diretamente no tumor (procedimento ao qual se dá o nome de "braquiterapia intersticial"). Nos últimos anos também foi desenvolvida uma técnica chamada "terapia conformal tridimensional", uma técnica que intensifica o potencial da radioterapia externa. Para fazê-lo, aumenta a dose de radiação lançada no tumor prostático ao mesmo tempo que reduz ao mínimo o risco de provocar lesões nos tecidos adjacentes.

Radioterapia Externa

Como funciona uma máquina de raio X? A maneira mais simples de tentar conceber seu funcionamento consiste em imaginar alguém tomando sol para bronzear-se. A diferença, no caso da radiação, é que a pessoa não pode sentir ou ver a energia dos raios X atingindo seu corpo, e o "bronzeado" ocorre internamente. (O que acontece é que as partículas radioativas destroem o DNA, provocando a morte das células visadas.) O melhor modo de pegar um bom bronzeado consiste em expor-se ao sol por etapas, não de uma única vez. Da mesma maneira, as doses de radiação mais eficazes são aquelas espaçadas ao longo de várias semanas, com cada sessão de tratamento durando só alguns minutos. (O objetivo, aqui, além de matar o câncer de próstata, é o de prejudicar o mínimo possível de tecido circundante – o reto, o intestino, os ossos e a pele.)

Para ajudar os oncologistas a obter uma boa imagem do espaço da área visada – a próstata e os órgãos adjacentes –, é provável que lhe façam uma tomografia computadorizada para "planejamento de tratamento". Alguns médicos também recorrem à computação, usando simuladores que lhes permitem descobrir as dosagens ideais de radiação e os campos de tratamento para o seu caso – os dados podem variar, dependendo de fatores como o estágio e o grau do tumor, o contorno de sua pelve e o seu tamanho (para alguns homens grandes ou muito pesados, um grau de energia diferente funciona melhor).

Para tumores de gradação alta (contagem Gleason de 7 ou mais) ou de malignidade superior ao estágio clínico T2b (B1), os médicos certificam-se de que o campo de tratamento abranja a próstata, as vesículas seminais e o tecido adjacente, inclusive os linfonodos vizinhos para os quais o câncer pode ter se espalhado depois de penetrar a parede da próstata. A radiação é aplicada na frente, atrás e de cada lado do paciente. (O mapa específico do tratamento pode variar de homem para homem.) Um dos principais objetivos, aqui, consiste em salvaguardar o máximo possível das áreas adjacentes – os órgãos e tecidos sem câncer. Em especial, os médicos procuram proteger os ossos contra a radiação, para impedir que sejam atingidas as células formadoras do sangue que ficam na medula óssea. Uma maneira de proteger as áreas sem câncer é resguardá-las com blocos de chumbo, que a radiação não consegue penetrar. Outras providências também podem ser tomadas – uma maneira de proteger o intestino, por exemplo, é fazer com que o paciente esteja com a bexiga cheia durante o tratamento; isso afasta o intestino da pelve. Outra técnica consiste em pedir que o paciente se dei-

Figura 6.1. *Tratamento por radioterapia externa*

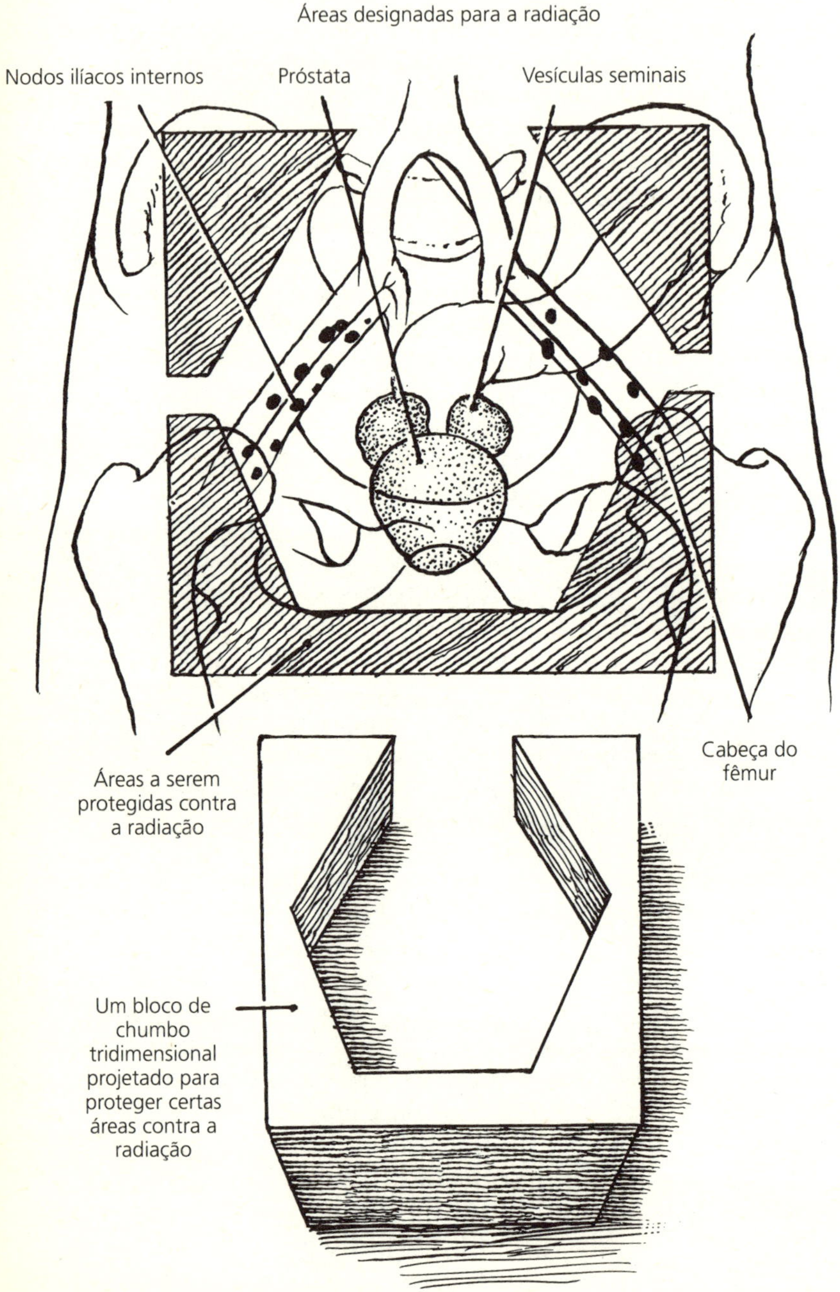

te sobre uma almofada dura; desse modo, o intestino deixa sua posição normal e ocupa a parte superior do abdome.

Para tornar o tratamento mais tolerável (e minimizar os efeitos colaterais), pode-se recorrer a uma abordagem "sanduíche", na qual a dose de radiação é dividida em duas, com um intervalo entre as aplicações. O objetivo dessa técnica consiste em dar ao intestino e a uma parte da bexiga uma oportunidade de "respirar" e recuperar-se do choque provocado pelo tratamento. Nos homens com tumores pequenos (estágio T1 ou T2, ou A e B), de baixa gradação – quando é ínfimo o risco de o câncer ter-se disseminado para além da próstata –, a radiação fica exclusivamente restrita à próstata.

O que Acontece

Fazer radioterapia significa ter de ir ao hospital diariamente (ou quase), e ali deitar-se numa mesa por alguns minutos, de costas ou de bruços, enquanto uma grande máquina de raio X (parecida com aquela que você costuma ver no consultório do seu dentista, só que maior) se move em arco ou em círculo sobre os campos visados. Depois, você volta para casa. A maioria dos tratamentos por radiação demora de sete a oito semanas, e as sessões costumam acontecer de segunda a sexta, deixando livres os fins de semana.

E se eu já Tiver Feito uma RTUP em Decorrência de HPB?

Seu problema será semelhante ao daqueles homens que fazem prostatectomia radical – vai ter de esperar que o inchaço

Na página ao lado: Vemos aqui as regiões que serão alvo do tratamento de radiação de feixe externo: a próstata, as vesículas seminais e os nódulos linfáticos. Neste caso, há dois objetivos: erradicar o câncer e, igualmente importante, minimizar os danos nos tecidos circundantes. (Aqui, por exemplo, podemos ver que a porção do reto que se encontra imediatamente por detrás da próstata e das vesículas seminais é inevitável no campo de radiação.) Os médicos querem proteger principalmente os ossos da radiação, para evitarem danos nas importantíssimas células geradoras de sangue que se encontram na medula óssea. Uma forma de proteger estas áreas livres de câncer é isolá-las com blocos de chumbo, onde a radiação não consegue penetrar.

e a inflamação desapareçam, o que em geral demora de oito a doze semanas, antes de poder submeter-se a qualquer novo tratamento. Por mais que pareça terrivelmente longo, esse tempo de espera é fundamental – ajuda a minimizar o risco de você tornar-se incontinente ou desenvolver tecido fibroso ao redor da uretra, devido a lesões radioativas em tecido ainda não cicatrizado. (Alguns homens que fizeram RTUP podem ter uma tendência maior a desenvolver estritura uretral, um problema fácil de tratar; ver, a seguir, "Complicações".)

Complicações

Nos primeiros dias (ou mesmo nas primeiras semanas) de tratamento por radioterapia externa, é possível que você não sinta nada de extraordinário; as doses de radiação demoram algum tempo para acumular-se e começar a exercer efeito. Entre a terceira e a quinta semana, porém, muitos pacientes reagem com sintomas que podem ser moderados ou graves; na maioria dos casos, esses sintomas geralmente desaparecem dias (ou semanas) depois do término do tratamento. Às vezes, os pacientes desenvolvem esses sintomas seis meses (ou mais) após o tratamento.

As complicações mais comuns são problemas intestinais (diarréia, prurido ou queimação anal, urgência de defecar, cãibras dolorosas) e urinários (sensações de urgência, micção dolorida ou difícil, incontinência de tensão e necessidade de urinar com freqüência, sobretudo à noite). Para 85 por cento dos homens, esses sintomas tornam-se bastante agudos a ponto de exigir medicação.

Numa análise de 1.020 homens tratados em dois grandes estudos, cerca de 7 por cento tiveram de ser hospitalizados com problemas urinários de maior gravidade. Estes incluíam sangue na urina, inflamação da bexiga e estreitamento uretral ou contratura do colo da bexiga – dois problemas causados por tecido

Figura 6.2. (na página ao lado) *Tratamento por Radioterapia Externa*
O campo de radiação lateral, vendo-se uma vez mais a próstata e as vesículas seminais. Deste lado, a maior parte do reto está protegida da radiação.

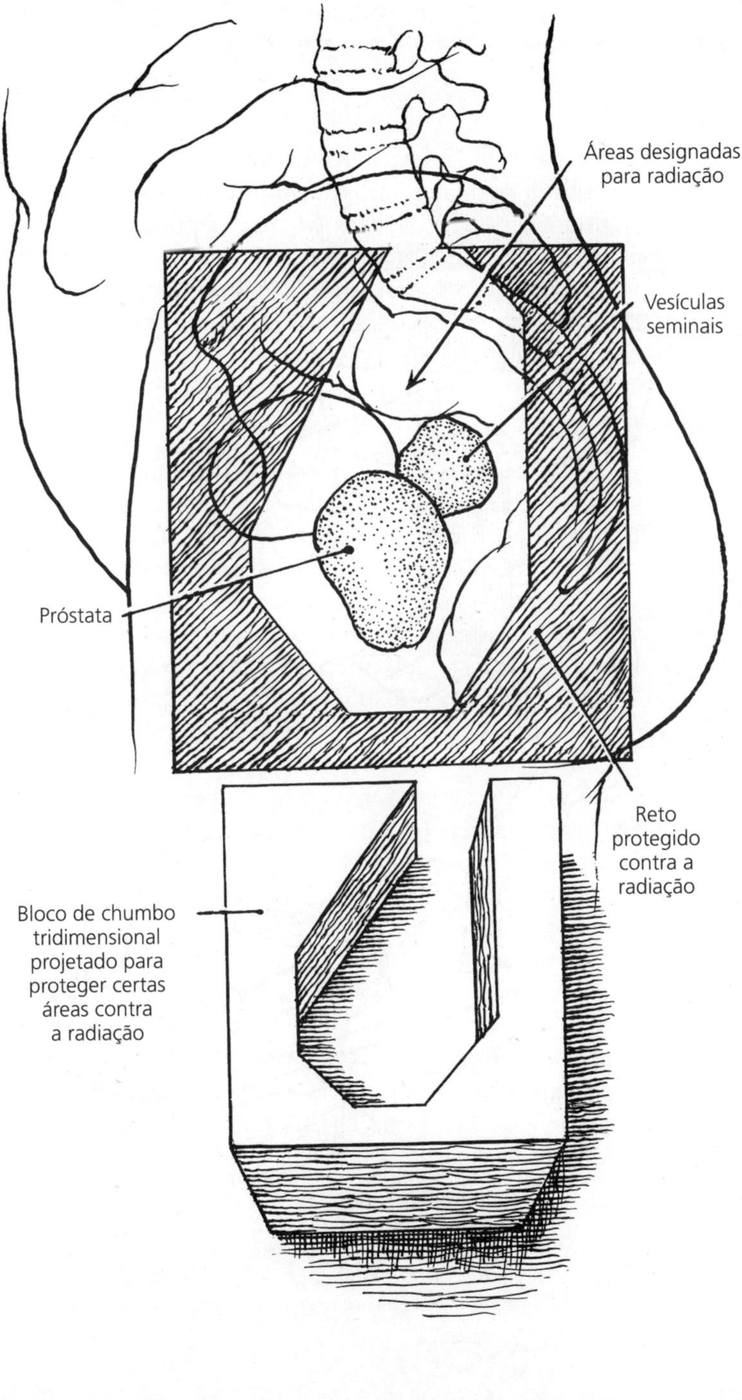
Áreas designadas para radiação
Vesículas seminais
Próstata
Reto protegido contra a radiação
Bloco de chumbo tridimensional projetado para proteger certas áreas contra a radiação

Figura 6.3. *Tratamento por radioterapia externa*

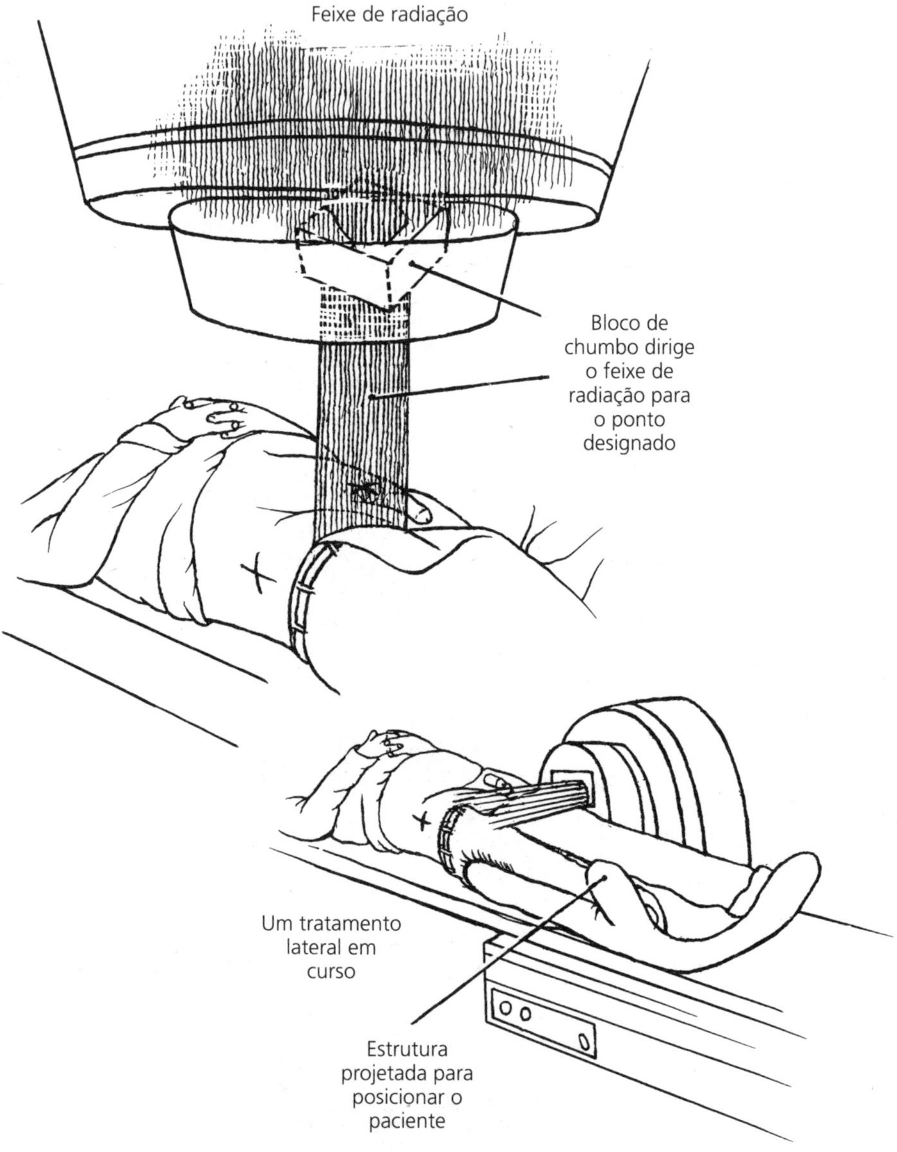

fibroso que, ao desenvolver-se, impede a passagem natural da urina. As estrituras uretrais foram responsáveis por mais da metade desses problemas, e pareciam desenvolver-se principalmente em homens que haviam feito RTUP em decorrência de HPB. Menos de um por cento desses pacientes precisou resolver esses problemas através de uma cirurgia. (Uma contratura do colo da bexiga pode ser reaberta pelo urologista em pacientes externos; para tanto, ele usa um cistoscópio e faz algumas incisões minúsculas que ajudam a relaxar o tecido fibroso muito tensionado. Em sua maioria, os estreitamentos uretrais respondem bem à dilatação – distensão da uretra que é feita em uma ou duas sessões. Os estreitamentos mais rebeldes também podem ser tratados com minúsculas incisões, como aquelas que se destinam a aliviar as contraturas do colo da bexiga.)

Nesse estudo, pouco mais de 3 por cento dos homens apresentaram problemas intestinais crônicos, inclusive inflamação do reto, diarréia, sangramento retal, úlcera intestinal ou o desenvolvimento de um estreitamento anal (tecido fibroso muito tenso, que pode interferir na evacuação); menos de um por cento apresentou obstrução ou perfuração intestinal. E as complicações fatais foram extremamente raras – 0,2 por cento.

Função Sexual

Os relatos médicos afirmam que, depois de uma radioterapia externa, a potência sexual é mantida numa porcentagem que

Na página anterior: O modo mais simples de imaginar a terapia por radiação consiste em imaginar uma pessoa bronzeando-se ao sol. A diferença, aqui, é que essa pessoa não consegue sentir ou ver a energia dos raios X atingindo seu corpo, e o "bronzeado" ocorre internamente. (Acontece que as partículas radioativas destroem o DNA, provocando a morte das células visadas.) A melhor maneira de bronzear-se é fazê-lo aos poucos, nunca de uma só vez. É por isso que as doses radioativas são administradas ao longo de várias semanas, cada sessão de tratamento durando apenas alguns minutos.

Na ilustração ao lado podemos ver, na máquina, o bloco de chumbo que protege as áreas sem câncer. Observe, na pele desse homem, as marcas que alinham a máquina ao seu corpo antes de cada sessão. O dispositivo de posicionamento é uma garantia de que a radiação vai sempre incidir sobre a mesma área.

vai de 54 a 86 por cento dos homens. A variação do percentual é devida à dificuldade de se avaliar a potência sexual: a idade, o estágio da doença e a vida sexual antes do tratamento são fatores que desempenham, todos, um importante papel na capacidade posterior de o indivíduo ter uma ereção. Os homens com menos de 60 anos, que são sexualmente ativos e recebem tratamento quando o câncer está nos estágios iniciais (confinado à próstata), são o que têm mais possibilidades de continuar potentes depois da radioterapia. Acontece, porém, que muitos homens tratados com radiação são mais velhos e estão mais propensos a ter problemas com a impotência – ou porque estão tomando medicações que interferem em sua função sexual, ou simplesmente em decorrência de sua idade.

Um fato que você deve saber sobre a radioterapia é que seu efeito sobre a potência é mais lento, e muito mais insidioso do que o impacto mais imediato da prostatectomia radical. Com o tempo (meses ou anos), a radiação parece levar a uma diminuição da capacidade de ereção; cerca de metade dos homens que fizeram esse tipo de tratamento ficou impotente sete anos depois da radioterapia. (Novas informações sobre a impotência podem ser encontradas no Capítulo 8.) É possível que assim seja porque a radiação atua nos vasos sanguíneos, provocando no fim um decréscimo do fluxo de sangue do pênis.

Resultados

Fica difícil mostrar quaisquer diferenças reais entre os resultados da radiação e da prostatectomia radical se examinarmos os índices de sobrevivência de quinze anos em homens com câncer de próstata, depois de ambos os tratamentos. Um grande estudo realizado em Stanford menciona uma sobrevivência geral de 50 por cento, quinze anos após o tratamento, no caso de homens com a doença nos estágios T1a e T1b (A1 e A2). Vista pela ótica dessa estatística, a radioterapia parece extremamente promissora. Contudo, a maioria dos pacientes com diagnóstico inicial de câncer de próstata localizado, que morrem durante os quinze primeiros anos depois de *qualquer* forma de tratamento, morrem de outras causas – o que significa que os estudos de sobrevivência pura e simples nem sempre contam a história toda.

Outros estudos da radioterapia usam diferentes critérios de mensuração – biópsias da próstata e testes de PSA. Dependendo de quantas biópsias forem feitas, de 30 a 90 por cento dos homens que fizeram radioterapia externa podem apresentar uma biópsia positiva dois anos ou mais após o tratamento. Embora isso não signifique que o tratamento de *todos* esses homens seja um malogro – que seu câncer apareça novamente –, os estudos de acompanhamento a longo prazo têm constatado ser esse o caso de muitos pacientes. Cinco anos depois do tratamento, só 25 por cento dos pacientes vão ter um nível baixo ou não detectável de PSA. Dez anos depois, só 10 por cento. Contudo, apesar do fato de se poder medir o PSA, muitos desses homens ainda não demonstraram quaisquer indícios clínicos de tratamento malogrado (obstrução do trato urinário, por exemplo); *essas descobertas sugerem que a radioterapia pode efetivamente controlar os sintomas locais do câncer de próstata em muitos pacientes.* E, com toda franqueza, para muitos homens mais velhos – um homem de 75 anos que recebe radiação hoje, por exemplo –, não importa tanto que o PSA aumente um pouco daqui a dez anos, desde que a terapia mantenha o câncer sob controle.

O ponto fundamental é que a radioterapia padrão administrada nas últimas décadas nem sempre erradica o câncer de próstata e, em muitos casos, os níveis de PSA vão subir com o passar do tempo. Por causa disso, os médicos estão se empenhando em aperfeiçoar as técnicas de radiação – entre outras razões, para poderem emitir mais radiação sobre a próstata e, ao mesmo tempo, minimizar os efeitos colaterais que podem atingir os tecidos adjacentes. Mas os médicos não estão mais tão entusiasmados com o uso da radioterapia como tratamento curativo para *homens jovens com uma expectativa de muitos anos de vida pela frente* – e que podem ser curados pela cirurgia.

Os estudos da radioterapia no tratamento de doença localmente avançada (estágios T3 e T4, ou C) têm mostrado resultados menos promissores. O problema é que freqüentemente, na época em que o câncer nesses estágios é diagnosticado, já é tarde demais – a doença já espalhou quantidades microscópicas de ramificações pelos linfonodos pélvicos. E, quando for este o caso, irradiar a pelve não parece ajudar a impedir a formação de metástases distantes. A radiação também não parece ajudar a deter a disseminação local do câncer em todos esses pacientes. Dez anos após o tratamento, 40 por cento desses homens vão ter recorrência de câncer local, tanto na próstata quanto nos tecidos adjacentes. (Contudo, a terapia conformal tridimensional – discutida mais adiante, ainda neste capítulo – pode melhorar o controle local do câncer de próstata.)

Para aumentar a probabilidade de sobrevivência desses pacientes, alguns médicos estão tentando pôr em prática uma abordagem combinada, submetendo os pacientes à terapia hormonal dois meses antes do tratamento por radiação e durante o mesmo. Os primeiros resultados dessas tentativas são encorajadores, mas é preciso fazer estudos a longo prazo que nos permitam conhecer a verdadeira diferença que essa dupla abordagem pode vir a representar.

Nota sobre a Avaliação do Tratamento por Radiação (ou de Qualquer Outro Tratamento). Muitos estudos sobre radiação e câncer de próstata têm aparecido na literatura médica, e não estão padronizados – suas definições de *sucesso* são variadas. Na avaliação do controle local do câncer de próstata, por exemplo, alguns estudos fundamentam seus resultados num exame digital normal, ou numa contagem normal do PSA, ou numa biópsia negativa da próstata feita num período de dezoito a vinte e quatro meses após a radiação (esta última parece ser a abordagem mais precisa). Portanto, ao avaliar os resultados de *qualquer* estudo, examine bem os critérios usados pelos pesquisadores, os limites que estabelecem (por exemplo: um estudo de seis meses talvez não seja de grande utilidade) e os parâmetros que usam para avaliar seus resultados (um exame de toque retal, por exemplo, talvez não possa contar a história toda – o câncer pode estar presente mesmo que o médico não consiga senti-lo).

O que Acontece se meu PSA Subir Depois do Tratamento por Radiação?

O objetivo do tratamento por radiação consiste em "pôr a próstata fora de combate", impedindo que o câncer nela existente continue a desenvolver-se. Uma vez que a próstata é a fonte do PSA, fica bastante claro que algo está errado se o PSA continua a ser produzido, e neste caso temos duas possibilidades: ou o câncer local voltou à próstata ou aos tecidos adjacentes, ou uma metástase distante – um minúsculo fragmento de câncer que provavelmente escapou da próstata antes do início do tratamento – já começou a causar problemas.

Alguns médicos defendem procedimentos de "salvamento" – tratamentos adicionais, como a prostatectomia radical ou a crioterapia. Em geral, a prostatectomia radical não é uma boa idéia; o risco de complicações depois da radiação da próstata é tão alto que só a duras penas alguns cirurgiões conseguem justificar o procedimento. Além disso, na época em que a maioria dos homens que primeiro fizeram radioterapia procuram a cirurgia, pode ser tarde demais para que esta consiga curar o câncer – a doença já terá se espalhado para além da próstata. (Essa categoria inclui os homens que originalmente tiveram estágio clínico T3 ou C. Lembre-se: em primeiro lugar, os homens com câncer que já ultrapassou a próstata não são considerados bons candidatos à cirurgia; o fato de terem feito radioterapia é exatamente mais um golpe contra a possibilidade de cura. A cirurgia também não é aconselhável para os pacientes que têm um câncer palpável e avançado depois de terem feito radioterapia, para homens com níveis de PSA superiores a 10 ou 20, ou com câncer mal diferenciado – uma contagem Gleason de 8 ou mais.)

A prostatectomia radical pode ser cogitada para o pequeno subgrupo de homens que, inicialmente, tiveram câncer confinado à próstata, desde que a recorrência local do câncer pareça ser bem ou moderadamente bem diferenciada (uma contagem Gleason de 7 ou menos) e ainda confinada à próstata, e se o nível de PSA for inferior a 10. Mas mesmo para esses homens, os melhores candidatos à cirurgia da próstata depois de um tratamento por radiação, as complicações são muito maiores do que para os que fizeram cirurgia primeiro. O risco de incontinência chega a 25 por cento, e outras lesões – do delicado tecido retal, por exemplo, que se torna ainda mais frágil devido à radiação – são também muito mais comuns.

Recentemente, a crioterapia – o congelamento da próstata – passou a ser vista com um "Plano B" para a radiação com PSA ascendente. Contudo, no momento em que este livro está sendo escrito só dispomos de informações preliminares sobre a freqüência com que isso afeta o tumor, e sobre as complicações que poderiam seguir-se à crioterapia depois da próstata ter passado pelo processo de radiação. (A crioterapia será discutida mais adiante, ainda neste capítulo.)

O fator crucial, para a maioria dos pacientes que têm um aumento progressivo do PSA depois da radioterapia, é a improbabilidade de que qualquer tipo adicional de tratamento possa curar o câncer. Uma opção é que esses pacientes comecem a fazer hormonoterapia, numa tentativa de reduzir o tamanho do tumor (a hormonoterapia será discutida em detalhes no Capítulo 7). Uma outra opção é a espera vigilante: eles receberão tratamento adicional apenas se e quando apresentarem sintomas de metástase da doença (para uma discussão sobre quando se deve iniciar o tratamento, ver o Capítulo 7).

Radiação Depois da Prostatectomia

O PSA é um bom teste para verificar o êxito do tratamento do câncer de próstata: pouco depois da prostatectomia radical, o nível de PSA deve cair rapidamente – de preferência, até cair no esquecimento. Se não cair tanto assim, ou se desaparecer e voltar, alguns pacientes passam para o Plano B – tratamento por radioterapia externa. (Este processo é o oposto da situação acima descrita, e o prognóstico a longo prazo é em geral diferente para esses homens.)

A radiação depois da prostatectomia também é usada em pacientes que têm "margens cirúrgicas positivas" – quando as bordas do tecido removido mostram células cancerosas. Aqui, porém, há uma série de considerações a fazer. Uma delas: *o fato de as margens cirúrgicas serem positivas não significa, necessariamente, que o câncer foi deixado para trás.* Como isso é possível? Quando o câncer atravessa a próstata para invadir tecido adjacente, produz um denso tecido fribroso que age, nas palavras de um cirurgião, "como uma cola extremamente poderosa". Quando o médico remove a próstata, esse denso tecido fibroso adere às células cancerosas circundantes – apanhando-as como uma escova apanha fiapos. Em alguns casos, portanto, embora o patologista possa detectar células cancerosas na margem – e concluir pela presença de "margens cirúrgicas positivas" –, nenhuma célula cancerosa foi deixada dentro do paciente; o tecido fibroso e grudento removeu todas.

Um estudo feito no Johns Hopkins abordou esses casos nos quais um cirurgião removia a próstata, examinava-a, desconfiava de que algumas células cancerosas persistiam e cortava mais uma quantidade de tecido adjacente. Mesmo quando o patologista acreditava na existência de uma margem cirúrgica positiva na borda da próstata, em 40 por cento desses pacientes o que se verificou foi a inexistência de câncer nesse tecido adjacente.

Outra questão a se levar em conta, aqui, é o fato de que nos pacientes com câncer que já deixou a próstata e se disseminou de tal forma que fica impossível, para o cirurgião, removê-lo por inteiro, é bastante provável que haja outras células cancerosas em outras partes – que o câncer já tenha escapado desse tecido perto da próstata, que já tenha entrado em processo de metástase. É muito provável, também, que quaisquer tentativas de tratamento local (como radioterapia nessa área) não conseguirão alcançar todo o câncer. Finalmente, a radiação depois da prostatectomia radical pode tornar o paciente propenso a problemas de controle urinário e de ordem sexual; a radiação pode lesar tecido já afetado pela cirurgia.

Como regra geral, os pacientes com câncer circunscrito ao órgão, ou aqueles cujo câncer já penetrou a próstata, mas ainda assim foi removido por completo (pacientes que tiveram "margens cirúrgicas negativas"), ou que têm contagens Gleason de 6 ou menos, não devem fazer radioterapia depois da prostatectomia radical.

Os melhores candidatos à radiação depois da prostatectomia radical são os homens que têm margens cirúrgicas positivas – mas cujo câncer ainda não alcançou os linfonodos pélvicos e as vesículas seminais. Contudo, mesmo neste caso não há uma decisão com clareza absoluta quanto a seus resultados; nem todos esses homens vão precisar de radiação. Para muitos deles, a prostatectomia radical será suficiente para manter o câncer sob controle. Uma opção consiste em fazer testes de PSA regulares, e *só* começar a fazer radioterapia se o PSA começar a subir.

Há, ainda, mais um ponto a ser levado em conta: nem todos esses homens com PSA ascendente vão beneficiar-se da radiação, devido ao problema das metástases distantes que há pouco mencionamos. Desse modo, você e seu médico devem procurar respostas para as seguintes perguntas: por que o PSA está subindo? Trata-se de recorrência local do câncer ou de um caso de metástases distantes?

Recentemente, pesquisadores do Johns Hopkins estudaram 51 pacientes de prostatectomia radical que tiveram um aumento de PSA depois da cirurgia. Esses homens foram acompanhados até que a localização do câncer recorrente pôde ser identificada; 30 por cento deles desenvolveram uma recorrência local palpável, que foi confirmada pela biópsia; 70 por cento mostraram sinais de metástases distantes através de cintilografias ósseas positivas.

Nesse estudo, as metástases distantes estavam presentes em quase todos os homens que haviam acusado elevações do PSA no primeiro ano depois da prostatectomia radical, homens cujos tumores apresentavam uma contagem Gleason elevada (8 ou mais), e homens com câncer nas vesículas seminais ou nos linfonodos. Portanto, a radioterapia na área da próstata (onde ficava o órgão) talvez não vá eliminar todo o câncer de tais pacientes.

Contudo, os homens desse estudo que tiveram um aumento posterior do PSA, os que tinham um câncer de baixa gradação (Gleason 7 ou menos) e aqueles sem câncer nas vesículas seminais e nos linfonodos pélvicos mostraram-se mais propensos a ter recorrência local do câncer – câncer que ainda não entrou em processo de metástase. Esses pacientes, portanto, teriam mais probabilidades de beneficiar-se da radioterapia na área da próstata.

Deve-se fazer radioterapia imediatamente após a cirurgia? Não. É preciso esperar pelo menos três meses, para dar ao corpo o tempo necessário para convalescer – e, em especial, para dar ao trato urinário uma oportunidade de recuperação. Submeter à radiação um trato urinário frágil e ligado por pontos de sutura não é o melhor modo de estimular esse tecido inflamado a recuperar-se.

Braquiterapia Intersticial (Implante de Sementes Radioativas)

Este é praticamente um combate corpo a corpo, e não uma luta travada por mísseis lançados de longe. A idéia, aqui, é que quanto mais longe a fonte de energia estiver – quanto mais tecido um feixe radioativo tiver de atravessar até atingir seu alvo –, menor será sua eficácia para destruir o câncer. E, também, que o implante de minúsculas fontes de radiação *diretamente no tecido canceroso* (*braqui* provém da palavra grega que significa "curto", no sentido, por exemplo, de "a uma curta distância da malignidade") vai realmente bombardear o tumor, com a vantagem extra de minimizar o risco de também matar alguns civis inocentes – as células não-cancerosas que ficam nas adjacências.

O conceito não é novo. Pierre Curie o imaginou há quase um século – ainda antes de aparecer o tratamento por radioterapia externa –, e médicos de Nova Iorque experimentaram-no vários anos depois; introduziram diretamente nos tumores minúsculos tubos de vidro que continham uma substância radioativa chamada radônio. O tratamento matava tecidos, sem dúvida, mas os resultados eram desiguais; alguns dos tecidos visados eram devastados, enquanto outros permaneciam intocados. Nas décadas seguintes, alguns cientistas aperfeiçoaram a técnica, mas sua popularidade declinou quando o tratamento hormonal foi desenvolvido, e quando a radioterapia externa também passou por avanços (ver acima). Nas décadas de 50 e 60, porém, o aperfeiçoamento de dosagens e materiais radioativos ajudaram a fomentar a reabilitação da terapia intersticial: os médicos implantavam "sementes" de ouro radioativas (ou minúsculos fragmentos de material radioativo) em homens que tinham câncer de próstata; isso era feito em combinação com a radioterapia externa. Poucos anos depois, os médicos começaram a usar sementes de iodo radioativo para combater o câncer de próstata.

Com o tempo, muitos outros materiais radioativos (inclusive o paládio) foram testados, e os meios de implantá-los passaram por uma grande transformação, estendendo-se de técnicas subjetivas e manuais (que precisavam de uma cirurgia para que o médico tivesse acesso à próstata) a sistemas de tecnologia de ponta, como ultra-som e tomografia computadorizada envolvendo a observação de modelos ou padrões a serem seguidos. (Algumas dessas técnicas deixam implícito que a cirurgia aberta não é mais necessária, embora a cirurgia laparoscópica ainda possa ser usada para ver se existe câncer nos linfonodos pélvicos – ver Capítulo 3.)

Assim, os médicos tornaram-se extremamente sofisticados em direcionar e implantar essas sementes radioativas. Mas... será que funcionam? O ponto crucial dessa questão pode ser assim resumido: *Não tão bem quanto a prostatectomia radical ou a radioterapia externa.* E quem deve submeter-se a esse tratamento? Não é o ideal para homens que têm um tumor grande, um tumor de gradação alta (contagem Gleason de 7 ou mais), ou metástases nos linfonodos. A maioria dos sistemas de implante não inclui as vesículas seminais ou os tecidos nas adjacências da próstata; portanto, se houver o mais leve risco de que o câncer se disseminou por essas áreas, o implante de sementes de radiação *dentro* da próstata em nada ajudará a combater o câncer *fora* dela. Além disso, implantar partículas estranhas ao corpo (por menores que sejam) pode provocar infecções com o passar do tempo, quando o corpo reagir para combater esses invasores. (Para evitar esse risco, alguns implantes são removidos depois de alguns dias.)

As sementes radioativas não são recomendadas para homens que já fizeram uma RTUP; basicamente, como quantidades significativas de tecido ao redor da uretra foram removidas para aliviar os sintomas da hiperplasia prostática benigna, pouco sobrou onde as sementes possam ser implantadas. É por essa razão, provavelmente, que os homens que já fizeram uma RTUP tendem muito mais a apresentar problemas urinários a partir dessa terapia.

O paciente ideal para as sementes radioativas é um homem que *também* é o ideal para a radioterapia externa e a prostatectomia radical – e esses dois tratamentos podem curar o câncer de próstata de pacientes com a doença localizada. Fica, portanto, a seguinte pergunta: *a braquiterapia intersticial é igualmente boa, ou é melhor?* A resposta, por ora, é: provavelmente não, embora o tratamento esteja passando por um processo de aperfeiçoamento contínuo. Antes do desenvolvimento de sofisticados sistemas de direcionamento, surgiam sérios problemas devido ao fato de as sementes ficarem ou muito próximas ou muito distantes entre si, resultando numa distribuição desigual de radiação por toda a próstata – algumas células cancerosas eram destruídas, mas outras não. Em muitos casos, o câncer voltava ou, na verdade, nunca era removido por completo. A melhor colocação das sementes pode alterar esse quadro para melhor.

Abordagens Básicas

Existem muitas variantes, mas o meio de acesso básico é a abordagem transperineal, que alcança a próstata através do períneo (a área entre o escroto e o reto). Antes de começar a braquiterapia intersticial, você deve passar por um exame físico exaustivo e uma citoscopia (ver Capítulo 9), para avaliar as especificidades de sua anatomia e certificar-se de que seu câncer está circunscrito à próstata. Faça também uma tomografia computadorizada, para que seus médicos possam ter uma visão mais detalhada da próstata e planejar todos os passos do tratamento.

A abordagem transperineal envolve uma cirurgia aberta, e começa de modo muito semelhante ao da prostatectomia radical – com uma sonda de Foley, uma incisão abdominal e uma dissecção de linfonodos para avaliação (ver Capítulo 3), o que dará ao médico a certeza (ou não) de que o câncer ainda não passou para os linfonodos pélvicos. Se estes últimos não tiverem câncer, a cirurgia prossegue. Quando o médico atinge a próstata e pode ver o tumor, ele assinala o espaço onde vai trabalhar; para tanto implanta, nas extremidades da próstata, minúsculos fragmentos de material que podem ser vistos num raio X – como se fossem linhas pontilhadas ou estacas que delimitam uma fronteira. Em seguida, através do períneo, o médico introduz uma longa agulha na próstata; essa agulha deve avançar até que ponto apareça junto ao colo da bexiga. É a chamada "agulha estabilizadora", que se torna um eixo que ajuda a fixar uma matriz. O resultado é um tipo extremamente sofisticado de mapa da próstata (como nos desenhos que seguem instruções identificadas por números), um mapa que ajuda o médico a saber exatamente onde introduzir as outras agulhas. O dedo do médico, introduzido no reto do paciente, ajuda a orientar a colocação e a profundidade das agulhas. Com essa abordagem, também é possível colocar sementes nas vesículas seminais (ainda que isso possa levar a graves complicações retais – ver abaixo).

Agora, em vez de simplesmente introduzir as sementes radioativas, o médico envia o paciente para o departamento de oncologia radioativa do hospital. Sementes "falsas" (não radioativas) são implantadas, e em seguida fotografadas por uma máquina de raios X. Essas sementes falsas possibilitam a colocação ultraprecisa e tridimensional de cada uma das verdadeiras sementes radioativas, que são implantadas a seguir. Além do mais, a quantidade de material radioativo pode ser ajustada de semente para semente, assegurando-se, assim, uma distribuição uniforme da radiação. É neste ponto que entra em cena uma pequena ajuda de fora – a radioterapia externa. A radiação dirige seu feixe para os implantes e os transforma em pequenas antenas que, por sua vez, ajudam a enfocar e amplificar a radiação. As sementes são removidas – o que deve minimizar o risco de infecção –, e um tratamento por radioterapia externa será posto em prática após um período de duas a quatro semanas.

Procedimentos que Evitam a Cirurgia Aberta

Muitos procedimentos transperineais não exigem que se faça uma cirurgia aberta. Um deles é feito apenas com a fluoroscopia (uma imagem por raio X que aparece ao vivo numa tela de TV, em vez de uma foto estática). Outro envolve o uso de uma matriz como a acima descrita, e usa varredura por TC para obter uma precisão ainda maior na colocação das agulhas. Depois de várias varreduras por TC, os médicos conseguem formar uma imagem tridimensional da próstata. Um sistema de orientação por computador ajuda a determinar onde devem ficar as sementes, a profundidade em que devem ser introduzidas e a potência que deve ter sua radiação.

Muitos médicos estão entusiasmados com novas técnicas que usam ultra-som transretal e um sofisticado diagrama para orientar a colocação dos implantes. Como no caso da TC, o ultra-som transretal permite que os médicos produzam, de antemão, um mapa tridimensional da próstata; isto garante uma distribuição muito mais uniforme da radiação por toda a glândula. Durante o procedimento, uma sonda de Foley é introduzida na bexiga através da uretra, uma sonda de ultra-som é introduzida no reto, e as agulhas são colocadas de acordo com o diagrama eletrônico. Nessa abordagem, usam-se longas agulhas estabilizadoras que nada têm a ver com a colocação das sementes. Como não há incisão abdominal neste caso, o que deixa os médicos sem o pleno acesso a todos os lados da próstata, eles usam essas agulhas basicamente para "espetar" a próstata e movê-la, de tal modo que as sementes possam ser colocadas nos lugares apropriados. Os médicos também usam a fluoroscopia e o ultra-som para verificar duas vezes a posição das sementes. Alguns estudos demonstram que esse procedimento assegura uma distribuição mais precisa e uniforme das sementes.

Complicações

Avaliar as complicações da braquiterapia intersticial confunde tanto os médicos quanto os pacientes, e isso se deve basicamente ao fato de existirem muitos estudos cujos critérios e resultados são por demais variados. Ocorre que diferentes cirurgiões usam técnicas diversas, e que muitos deles, para sermos francos, têm graus diversos de habilidade; há também o fato de que alguns médicos implantam sementes em pacientes que seriam excluídos desse tipo de tratamento por outros médicos, sem contar que alguns dos médicos que lideram certos estudos podem não especificar, podem misturar categorias diferentes ou, inclusive, não ter consciência de todas as complicações que seus pacientes tiveram. Sempre que você deparar com porcentagens absurdas (do tipo "De 5 a 85 por cento dos homens tiveram..."), talvez seja mais seguro presumir que só muito dificilmente elas vão gerar resultados seguros e confiáveis.

Tendo dito isso, podemos agora afirmar que existem algumas complicações pelas quais você pode esperar após o implante de sementes radioativas. Essas complicações serão apresentadas logo a seguir.

A incidência de morte por qualquer dos procedimentos é extremamente baixa. Há uma enorme flutuação – de zero a 72 por cento – na incidência de complicações tardias (não imediatamente posteriores à cirurgia), dependendo de qual estudo optemos por citar; a variação mais comum vai de 10 a 25 por cento.

Problemas Retais. Vários estudos reportam que de 20 a 25 por cento dos pacientes sofreram complicações retais como diarréia, cãibras e hemorragia; em sua maior parte, esses problemas não eram graves. Os casos que foram tratados mais agressivamente (em um dos estudos, homens com tumores maiores, de estágio T3 ou T4, ou C, receberam sementes de iodo radioativo além de radioterapia externa), ou aqueles que apresentavam tumores maiores (e que, portanto, receberam mais sementes ou uma dose mais alta de radiação) tendiam, todos, a desenvolver problemas retais mais graves, como úlceras. Laxantes, enemas esteróides e medicamentos antiinflamatórios podem ajudar a eliminar as úlceras retais menos problemáticas, mas as mais graves, que consomem tecido, podem exigir uma cirurgia reconstrutiva.

Prostatite. Num estudo em 115 pacientes que tiveram sementes de iodo radioativo implantadas, cinco homens desenvolveram prostatite (para uma discussão deste mal, ver Capítulo 11) e reportaram graves sintomas de irritação urinária. "Três desses pacientes eram, essencialmente, 'inválidos prostáticos', pessoas realmente incapacitadas devido a sua freqüente e dolorosa micção," escreveram dois dos pesquisadores. Nos outros dois homens, os sintomas melhoraram depois de uma RTUP (na qual muitas das sementes radioativas foram removidas) e de regimes de antibióticos a longo prazo. Os pesquisadores desconfiam de que, nestes dois casos, as sementes haviam sido infectadas.

Problemas Urinários. Em vários estudos, uma proporção de 10 a 37 por cento de homens apresentou problemas urinários – inclusive estreitamento uretral, contratura do colo da bexiga e lesão na uretra – que provocaram sintomas irritativos de micção. Em sua maior parte, esses sintomas se manifestaram em homens que já haviam tido tais problemas (devido à HPB, por exemplo), ou que haviam sido submetidos a uma RTUP. A incontinência, por exemplo, que ocorreu em 5 por cento dos casos, não foi um problema para os pacientes que não haviam feito RTUP. Outro fator no desenvolvimento de problemas urinários parece ser o da colocação das sementes – aparentemente, as complicações tendem muito mais a desenvolver-se quando as sementes são implantadas muito perto da uretra. Para tentar evitar esse problema, alguns médicos estão deixando uma maior porção de tecido sem sementes ao redor desse órgão. Fica, porém, a pergunta: ao pouparem a uretra, não estarão também poupando uma parte do câncer? Ainda não dispomos de dados suficientes para uma resposta conclusiva.

Problemas Sexuais. Estes incluem impotência, dor ejaculatória, dores nos testículos e sangue no sêmen. A incidência da impotência parece ter muito a ver com a potência existente antes do procedimento. Um estudo, por exemplo, constatou que só 7 por cento dos homens mencionaram impotência. Em outros estudos, a impotência é muito mais comum. Veja bem: nos homens que tiveram implante de sementes radioativas, a capacidade de ereção parece diminuir com o tempo, exatamente como acontece com aqueles que fizeram tratamento de radioterapia externa.

Resultados

Os resultados também variam muito, dependendo de fatores como o estágio e a gradação dos tumores, o tempo de acompanhamento do paciente depois do tratamento, e os critérios usados para definir o controle do câncer. Muitos estudos só examinam os resultados das biópsias da próstata – sem incorporar outros sinais importantes de que há algo de errado com o órgão, como um nódulo que pode ser sentido num exame de toque retal ou sintomas de obstrução urinária (devido a um tumor grande o bastante para obstruir o fluxo urinário), ou, ainda, mudanças nos níveis de PSA ou da fosfatase ácida. É significativo que os melhores resultados no controle do câncer – um índice de incidência de zero por cento em alguns casos – geralmente provêm de estudos com o menor tempo de acompanhamento. Como é possível que um estudo de dezoito meses seja tão completo ou valioso quanto um estudo de dez anos?

Um estudo a longo prazo prognosticou um índice de reincidência local (quando o câncer volta à próstata ou aos tecidos adjacentes) de 52 por cento num prazo de quinze anos, com uma taxa de incidência, durante esse período, de mais ou menos 11 por cento ao ano. O tempo médio necessário para a recorrência local ser diagnosticada foi de nove anos.

Com o tratamento por radioterapia externa, o limite de cinco anos após o tratamento é um grande marco; na maioria dos casos, se o câncer vai voltar, o retorno se dá ainda antes do fim desse período. Mas, com a braquiterapia intersticial, num número significativo de casos o câncer volta depois de cinco anos. Num estudo, por exemplo, só 57 por cento dos homens que em última análise teriam uma reincidência foram diagnosticados dentro de cinco anos. Em outro estudo, foram necessários de seis a oito anos, pelo menos, para que a metade dos homens tivesse reincidência local.

Outros estudos constataram que os homens com tumores em estágio e gradação mais altos tinham mais probabilidade de não ser curados pelas sementes radioativas (o que faz sentido, considerando-se que a maior parte dos programas de implantes nada faz no sentido de combater o câncer fora da próstata). Além disso, alguns estudos descobriram que um número significativo de homens – 20 por cento em um dos estudos – que tiveram implantes de iodo radioativo precisou fazer prostatectomia radical para ajudar a combater o câncer que havia voltado. Com a radioterapia externa, esse número é muito menor – cerca de 8 por cento. (Veja bem: muitos urologistas acham que a prostatectomia radical depois de *qualquer* tratamento por radiação não vai ser muito bem-sucedida, razão pela qual não fazem a operação nesses casos.)

E, em estudos que comparam a outras terapias os resultados do implante de sementes para o controle do câncer, as sementes obtiveram um distinto terceiro lugar, após a prostatectomia radical e a radioterapia. Em nenhum estudo importante a braquiterapia mostrou ser um método *melhor* do que as outras duas formas principais de tratamento do câncer da próstata. Contudo, muitos estudos de "sobrevivência sem reincidência" mostraram que, dez anos após o implante das sementes, 58 por cento ou mais de homens sem câncer nos linfonodos estavam vivos e sem câncer, e outro estudo mostrou que 53 por cento dos pacientes sem câncer nos linfonodos continuavam vivos e sem câncer depois de quinze anos. Com base num grande número de estudos, o ponto crucial parece ser o de que o implante de sementes – se, em última instância, não curar o câncer de próstata – pode, pelo menos, prorrogar por anos o seu retorno, o que é bastante significativo.

Terapia de "Salvamento"

Nos Estados Unidos há muitos centros médicos fazendo experiências com todos os tipos de técnicas, às vezes usadas em seqüência, numa tentativa desesperada de ganhar tempo ou curar o câncer de próstata que voltou a manifestar-se depois do tratamento. Alguns homens cujo câncer volta depois do implante de sementes radioativas passam, então, a fazer aquilo que se conhece como terapia de "salvamento". Essa terapia pode incluir uma prostatectomia radical e orquiectomia (castração, remoção dos testículos), ou outro tipo de tratamento por radiação – o implante de mais sementes, ou mesmo uma radioterapia externa.

Esses homens apresentam mais probabilidades de ter complicações. De modo compreensível, pois operar uma próstata cujo tecido já sofreu o impacto das sementes radioativas vai ser mais difícil do que operar uma próstata que, afora uma certa quantidade de câncer, mostra-se saudável em termos gerais. Na literatura médica não há indícios de que a prostatectomia radical de "salvamento" esteja, de fato, curando muitos pacientes.

Terapia Conformal Tridimensional

Essa abordagem tem o grande potencial de aguçar a capacidade de combater o câncer da radioterapia externa e, ao mesmo tempo, diminuir as lesões aos tecidos adjacentes. Na verdade, alguns médicos acreditam que a terapia conformal tridimensional irá eclipsar outros tratamentos radioativos da próstata antes do fim do século.

Pouco mais de uma década atrás, esta idéia – de levar o feixe radioativo a incidir mais precisa e totalmente sobre a próstata, quase sem ferir o tecido adjacente – teria parecido, à maioria dos oncologistas radioativos, algo como um sonhar acordado. Nos últimos anos, porém, grandes avanços tecnológicos fizeram a terapia conformal 3-D parecer, de repente, não apenas viável, mas também extremamente promissora.

Essa terapia foi desenvolvida porque os cientistas começaram a concentrar-se naquilo que *não* acontecia no tratamento por radiação: as abordagens convencionais, como constataram os estudos, não eram suficientemente precisas. Basicamente, não avaliavam com exatidão o volume de seu alvo; e, por esse motivo, era muito comum não usarem uma quantidade de radiação suficiente para matar o tumor inteiro. O que estava acontecendo com alguns homens, segundo os pesquisadores, era semelhante ao que acontece quando alguém usa um microfone inadequado para ser entendido por cem mil pessoas num grande anfiteatro – algumas delas, talvez até mesmo a maioria, serão capazes de ouvi-lo, mas ainda assim restarão centenas (ou milhares) de pessoas às quais a mensagem jamais chegará. Num tratamento radioativo tradicional para câncer prostático, esse alcance insuficiente significava que *muitos homens com reincidência local de câncer de próstata tiveram esse problema porque suas doses de radiação eram inferiores à quantidade de que realmente necessitavam.*

Em outras pesquisas, uma outra coisa estava ficando clara: *A dose de radiação recebida tem muito a ver com quem se cura e quem não se cura.* Em outras palavras, os pacientes que recebem doses *mais altas* de radiação têm índices de reincidência menores que os dos pacientes que recebem doses menores. Contudo, *no tratamento radioativo tradicional a dosagem mais alta quase sempre significa mais – e piores – efeitos colaterais* (a bexiga e o reto, órgãos vizinhos, são particularmente suscetíveis a lesões).

Há, também, os avanços gerados pela tecnologia de ponta: sistemas complexos de *software* e de geração de imagens, que permitem planejar o tratamento 3-D, e sistemas de emissão radioativa controlados por computação; complexos programas de computador que podem fazer sofisticados cálculos matemáticos de volume de próstata e dose de radiação por milímetro (ou mensurações ainda menores) de tecido; avanços tecnológicos extraordinários, graças aos quais os médicos podem conceber, segundo especificações individuais, um modelo e uma estratégia de tratamento 3-D, de tal modo que o tumor prostático de cada paciente possa receber uma dose de radiação que se ajuste perfeitamente às suas necessidades.

O planejamento do tratamento começa com uma série de imagens de TC que oferecem uma quantidade suficiente de cortes transversais da próstata, das vesículas seminais e do espaço circundante (inclusive da parede da bexiga e do reto, do intestino delgado, de estruturas ósseas e da pele), imagens que permitem a elaboração de uma reconstrução tridimensional. A dosagem e a área em que ela vai ser distribuída podem ser calculadas milímetro por milímetro. Cada feixe radioativo – a abordagem 3-D permite o uso de mais segmentos de tratamento do que a terapia tradicional – é automaticamente configurado pelo computador, de tal modo que a energia incida *exclusivamente* sobre o tumor (tanto na próstata quanto no tecido da parte externa da glândula por onde o câncer já se espalhou), e não sobre a totalidade dos órgãos e tecidos adjacentes. Um molde especial para o corpo é feito sob medida para cada paciente, com a finalidade de minimizar os movimentos durante as sessões de tratamento e assegurar que a exata posição do paciente possa ser reproduzida a cada nova sessão. Vários mecanismos de controle de qualidade monitoram essa abordagem; meios de verificar (posteriormente ou no ato) se a radiação incidiu sobre o ponto preciso durante o tempo previsto ajudam a garantir que o tratamento seja o mais bem-sucedido possível.

No momento, é impossível prever até que ponto essas técnicas vão funcionar bem. Ainda não dispomos de informações suficientes que nos permitam assegurar resultados significativos a propósito de níveis de PSA após o tratamento, ou fazer uma previsão a longo prazo de índices de sobrevivência; contudo, essas informações deverão estar ao nosso alcance dentro de poucos anos. Dezoito meses após o tratamento, num dos estudos, só 3 por cento dos pacientes acusaram recorrência local do câncer (dois deles eram homens com a doença em estágio T2C, ou B2, e cinco em estágio T3 ou T4, ou C. O melhor que temos a dizer, no momento, é que os resultados iniciais sugerem um excelente potencial para a terapia conformal 3-D.

Tratamento por Radiação: A História de um Homem

Craig, um médico aposentado, tinha 78 anos quando seu câncer de próstata foi diagnosticado. Fazia pouco tempo que ele havia se submetido a um procedimento de RTUP para aliviar sintomas de HPB; não se constatou a presença de câncer na ocasião, quando um patologista examinou os fragmentos de tecido extraídos de sua próstata. Dentro de um ano, porém, durante um exame de toque retal, o urologista de Craig encontrou um nódulo que foi diagnosticado como câncer de próstata localizado, com uma contagem Gleason de 6.

Devido à idade, Craig concordou com seus médicos quando estes lhe afirmaram que a radioterapia externa seria sua melhor opção. (E também, devido à idade, seu tratamento ficou circunscrito à próstata e às vesículas seminais). Craig começou a receber doses diárias de radiação. Depois de alguns dias de tratamento, começou a ter sérios problemas intestinais, inclusive uma diarréia que o deixava muito enfraquecido. Esses sintomas melhoraram depois que o oncologista de Craig passou a tratá-lo quatro vezes por semana, o que deu ao trato gastrointestinal uma oportunidade de recuperar-se. O novo esquema de tratamento ajudou-o consideravelmente, lembra-se Craig, e "as coisas voltaram mais ou menos aos eixos".

Isso aconteceu há doze anos. O tratamento por radiação funcionou, e desde então ele não tem mais câncer. "Fui ao meu urologista no ano passado, e ele brincou comigo: 'Não sei por que você volta aqui, pois sua garantia de dez anos já venceu!'" Desde que fez o tratamento, Craig tem viajado muito com a família.

Entre outros lugares, estiveram em Londres, Copenhague, Praga e Viena; também fizeram cruzeiros marítimos e foram para a América do Sul.

O fato é particularmente notável porque, alguns anos depois do tratamento, Craig começou a ser atormentado por episódios de diarréia, infecção e problemas intestinais que seus médicos tiveram muita dificuldade para explicar. "Fizeram cultura de microorganismos, procuraram parasitas e fizeram tudo que se possa imaginar, e não conseguiram encontrar uma explicação". (Um grupo de problemas, inclusive a presença de sangue nas fezes, foi atribuído a grandes pólipos em seu trato intestinal; esses pólipos foram removidos vários anos atrás, mas os episódios de diarréia continuaram.)

Segundo a conclusão a que chegaram vários médicos, inclusive um urologista, um oncologista radioativo, um internista e um gastroenterologista, Craig tem aquilo a que se dá o nome de "cólon irritável" (um cólon espasmódico e muito reativo, propenso a diarréia) e configura uma reação "secundária" a seu tratamento por radiação – um efeito tardio.

Isso não é incomum; muitos homens têm efeitos de radiação tardios, mas o mais normal é que se manifestem depois de alguns meses de tratamento. No caso de Craig, os problemas intestinais podem ter sido agravados por alguns dos antibióticos que lhe foram dados, ao longo dos anos, para combater as infecções. Eis o diagnóstico feito pelo próprio Craig: "Acho que, muito provavelmente, a radiação deixou o cólon irritável, e depois o prolongado tratamento com micinas (antibióticos) acabou por tornar-se um fator de agravamento do quadro".

Apesar dos episódios de problemas intestinais durante esses anos, Craig não parece ter perdido a disposição na última década. Nos intervalos de suas viagens pelo mundo afora, ele e a esposa estão reformando uma antiga casa da família em Maryland. Para Craig, os tratamentos por radiação significaram um duplo presente de tempo e – problemas intestinais à parte – boa saúde. E ele tem aproveitado os dois ao máximo.

CRIOABLAÇÃO (CONGELAMENTO DA PRÓSTATA)

Essa técnica parece fantástica, pois, para começar, não envolve nenhuma cirurgia. Em vez disso, nitrogênio líquido extremamente frio é usado para congelar a próstata inteira, levando as células cancerosas no interior da glândula a se romperem assim que começam a descongelar.

Em si, a idéia não é nova. Muitos anos atrás, quando a técnica foi introduzida pela primeira vez, o congelamento era feito através da uretra. Hoje, usando ultra-som para guiá-los, os médicos introduzem o nitrogênio líquido congelado por meio de cinco sondas metálicas que são levadas à glândula prostática através do períneo. O congelamento prossegue até o ultra-som mostrar que uma "bola de gelo" se formou. O procedimento pode demorar mais de uma hora, e a permanência no hospital é geralmente de um ou dois dias.

Os médicos que fazem a crioablação (também conhecida como crioterapia) devem estar bem familiarizados com o ultrasom transretal, para que possam certificar-se de que a próstata está completamente congelada. Durante o procedimento, o tecido ao redor da uretra é aquecido para não ser destruído junto com o restante da próstata.

As vantagens da crioablação incluem a breve permanência no hospital e a ausência de problemas graves com o controle urinário. Os adeptos desse procedimento enfatizam algumas de suas vantagens, sobretudo a facilidade do tratamento e a ausência de efeitos colaterais precoces.

Contudo, só mais ou menos um terço dos pacientes parecem continuar potentes depois do tratamento; talvez assim seja porque, numa tentativa de destruir o câncer, muitos médicos que usam o método procuram, deliberadamente, congelar os feixes de nervos que são essenciais para a ereção.

A grande incógnita, aqui, é saber se a crioablação realmente cura o câncer de próstata. Esse tipo de câncer começa como uma doença "multifocal" – muitos fragmentos de células cancerosas surgem em diferentes pontos da próstata. *Para conseguir a cura, portanto, é necessário eliminar a próstata inteira.* Mas isso não acontece na crioablação. Durante o procedimento, o tecido ao redor da próstata é protegido por calor. O calor que preserva a uretra não poupará, também, algumas células cancerosas dispersas? Não se sabe ao certo.

Outra preocupação é a de que, ao contrário da maioria dos tratamentos do câncer de próstata – na verdade, de qualquer doença –, a crioablação não tem o suporte de anos de sólidas e cuidadosas pesquisas de laboratório. Nos Estados Unidos, quase todos os procedimentos experimentados em seres humanos foram antes amplamente testados (às vezes por décadas) em estudos de laboratórios e em animais, para ver se funcionam e certificar-se de que são seguros. A técnica da crioablação foi muito pouco testada antes de os médicos começarem a usá-la em homens. Não se comprovou que ela pode destruir completamente a próstata de um cachorro, muito menos de um homem.

Não há estudos a longo prazo sobre até que ponto a crioablação funciona bem. Ainda assim sabemos que, dois anos após o tratamento, 20 por cento dos homens têm biópsias positivas, e uma grande porcentagem de pacientes têm níveis altos de PSA.

Em geral, a crioablação é usada para tratar pacientes com câncer de próstata localizado, bem como aqueles que fizeram tratamentos radioterápicos mal-sucedidos. Voltamos, mais uma vez, à questão crucial: o tratamento funciona? À medida que um número cada vez maior de homens optam por essa terapia, a questão vai se tornando cada vez mais importante. Para respondê-la, precisamos de estudos criteriosos que não apenas determinem os riscos de complicações tardias, como também demonstrem o sucesso a longo prazo da crioablação no controle do câncer.

O RESUMO DA HISTÓRIA

A radioterapia externa é uma excelente opção de tratamento para muitos homens com câncer de próstata. O fato de prescindir de cirurgia constitui uma vantagem crucial para os homens mais velhos, bem como para aqueles que têm outros problemas de saúde, capazes de impossibilitar uma cirurgia de grande porte. Além disso, pode ser usada em pacientes com tumores prostáticos em estágio por demais avançado para se submeterem a um processo cirúrgico.

Há duas abordagens básicas do tratamento do câncer de próstata por radiação – emitir a radiação a partir de fora, com a radioterapia externa, e implantar sementes radioativas diretamente no tumor; a este último procedimento dá-se o nome de braquiterapia.

Em termos gerais, o "padrão-ouro" da radiação é a radioterapia externa. Graças a avanços extremamente sofisticados, essa técnica deixou de ser o tratamento impreciso e sobretudo paliativo de algumas décadas atrás, transformando-se num tratamento poderoso, capaz de curar o câncer localizado – e não apenas de aliviar os sintomas da doença em estágio avançado.

Como funciona uma máquina de raios X? A maneira mais simples de concebê-la é imaginar uma pessoa bronzeando-se ao sol. A diferença, aqui, é que essa pessoa não pode sentir ou ver a energia do raio X atingindo seu corpo, e que o "bronzeado" ocorre internamente, à medida que as partículas radioativas destroem DNA, provocando a morte das células visadas. O melhor modo de obter um bom bronzeado uniforme é fazê-lo aos poucos, não de uma só vez. Portanto, as doses de radiação devem ser aplicadas ao longo de várias semanas, com cada sessão de tratamento durando apenas alguns minutos. Além de destruir o câncer, o objetivo, aqui, consiste em causar o menor dano possível aos tecidos adjacentes – o reto, o intestino, a bexiga, os ossos e a pele.

A longo prazo, os efeitos da radioterapia externa podem não ser tão duráveis quanto os da prostatectomia radical; o procedimento costuma ser associado a biópsias positivas e, com o passar do tempo, a aumentos de PSA. É por isso que a radioterapia externa constitui a opção ideal para pacientes mais idosos. Nos últimos anos, porém, entrou em cena uma nova e estimulante técnica conhecida como "radioterapia conformal 3-D". Essa técnica aumenta o potencial da radioterapia externa ao maximizar a dose de radiação sobre o tumor prostático, ao mesmo tempo que reduz ao mínimo os riscos de lesar os tecidos adjacentes.

A braquiterapia intersticial é praticamente um combate corpo a corpo, e não uma luta travada por mísseis lançados à distância. A idéia, aqui, é que quanto mais longe estiver a fonte de energia – quanto mais tecidos um feixe radioativo tiver de atravessar para atingir seu alvo –, menor será sua eficácia para destruir um câncer. E que o implante de minúsculas fontes de radiação diretamente no tecido canceroso (*braqui* provém da palavra grega que significa "curto", no sentido de "a uma curta distância da malignidade") vai, de fato, explodir o tumor – com a vantagem adicional de minimizar o risco de matar civis inocentes – as células sem câncer das proximidades.

No passado, a braquiterapia intersticial não foi tão bem-sucedida quanto a radioterapia externa no controle do câncer de próstata. Contudo, o desenvolvimento de avançados sistemas de direcionamento por ultra-som, do planejamento de tratamentos tridimensionais e de matrizes capazes de assegurar uma distribuição uniforme da radiação por toda a próstata são fatores que representam, todos, uma possibilidade de aperfeiçoamento dos resultados dessa técnica.

Recentemente, a crioterapia – a morte das células da próstata por congelamento – vem se tornando cada vez mais popular como forma menos invasiva de tratamento do câncer prostático localizado. Embora pareça ser bem tolerada, e envolva apenas uma breve permanência no hospital, ainda está por determinar se essa técnica será ou não tão eficaz quanto a radioterapia externa (ou a prostatectomia radical) para a cura do câncer de próstata.

7

O Tratamento do Câncer de Próstata Avançado

LEIA ISTO PRIMEIRO

Um dia, quando novas e melhores terapias e combinações medicamentosas forem desenvolvidas, talvez venha a ser possível curar o câncer de próstata em qualquer estágio – ou, pelo menos, coibir seu avanço de modo a certificar-se de que ele nunca sairá da próstata, ou de que permanecerá bem diferenciado e lento em seu crescimento, em vez de tornar-se um letal e agressivo invasor de tecidos e ossos.

Esse dia, porém, ainda não chegou.

Esta é a parte do livro que gostaríamos que não fosse preciso escrever, e que ninguém jamais precisasse ler. Quando o câncer de próstata está em estágio avançado, quando ele já deixou a próstata e foi para os linfonodos ou ossos, as opções de tratamento são limitadas. A cura já não é mais possível. Pelo contrário, o objetivo do seu médico será o de manter o câncer sob controle – ganhar mais tempo, aliviar os sintomas e mitigar as dores devastadoras.

Há muitas escolas de pensamento sobre o modo de tratar o câncer de próstata que já invadiu os linfonodos ou os ossos (estágios N+, M+, D1 ou D2). Todas elas envolvem a hormonoterapia – o bloqueio dos hormônios que alimentam a próstata e nutrem o câncer. (A isso também se dá o nome de terapia "de privação de hormônios".) Mas há enormes diferenças de opinião médica: a terapia hormonal deve começar enquanto um homem ainda se sente bem, ou seria melhor esperar pelo aparecimento dos sintomas? Deve visar os hormônios mais diretamente associados à próstata, ou tentar impedir a formação de toda atividade do androgênio (o hormônio masculino)? A idéia de obstruir a produção de todos os androgênios chama-se "bloqueio androgênico total" (ou "ablação androgênica total"), e muitos médicos acreditam nisso. Mas esse bloqueio total será mesmo necessário?

E qual o melhor método de bloquear esses hormônios? Pense num carro que precisa passar por uma série de bloqueios de estrada – pontos A, B, C e D – para atravessar uma fronteira e chegar a outro país. Você quer impedir que esse carro chegue ao outro lado. Em que ponto vai detê-lo? Vai erguer uma barricada no Ponto A, a primeira parada do caminho? Ou simplesmente fecha a fronteira no ponto D, de tal modo que o carro nunca possa atingir a outro lado? Ou desvia o carro em algum ponto intermediário?

Os androgênios que afetam a próstata chegam a seu destino através de um processo que envolve vários passos e tem seu início no cérebro. Os bloqueios médicos hoje disponíveis podem deter ou desviar esse processo no Ponto A (o cérebro), no Ponto D (a próstata), ou em vários pontos intermediários. Alguns funcionam melhor que outros, e alguns são mais caros. Em última instância, porém, todos esses meios de hormonoterapia não vão conseguir controlar o câncer. Esse tratamento fadado ao fracasso pode demorar anos, se o paciente tiver a sorte de ter um tumor particularmente sensível à hormonoterapia. Pode demorar apenas alguns meses se ele não tiver essa sorte – se tiver um tumor de crescimento rápido que não responde bem à hormonoterapia porque muitas de suas células são indiferentes a esse tratamento.

Basicamente, o que mata os homens com câncer de próstata avançado são essas células malignas, insensíveis aos hormônios ou ao androgênio. E, no momento, não sabemos como detê-las. A quimioterapia clássica – um conjunto de drogas que funcionam tão bem no tratamento de outros tipos de câncer – em nada ajuda, sobretudo porque se destina a atingir células que estão se dividindo muito mais rapidamente do que as do câncer de próstata. (As drogas quimioterápicas mais recentes cuja ação se volta para os fatores de crescimento podem produzir resultados melhores.)

O que nos deixa, afinal, com tratamentos paliativos – aliviar dores e sintomas, e estimular a nutrição de pacientes que não querem comer. Por sorte, nesse estágio do tratamento *há* muito a fazer, e *você tem o direito de exigir tudo que seja possível* – medicação ou procedimentos que atenuem as dores ou os sintomas de obstrução urinária – para melhorar sua situação.

Uma última observação, antes de começarmos a discutir cada um desses problemas em detalhes: existe um grande número de tratamentos por aí, e vamos lhe dizer o que pensamos de cada um deles. As opiniões aqui emitidas – como todas as outras neste livro – baseiam-se em décadas de experiência e pesquisas clínicas, e levam em conta as perspectivas do médico e do paciente. Seu médico pode discordar, ou prescrever algum medicamento que, neste livro, afirmamos ser ineficaz.

Uma das razões dessas diferenças de opinião é que os médicos que tratam homens com câncer em estágio final ficam desesperados. Quase todos eles – os melhores, pelo menos – preocupam-se profundamente com seus pacientes, e se predispõem a tentar todo o possível para ajudá-los. Digamos que um estudo alardeie as vantagens do remédio mais recente – um remédio, por exemplo, provocou grande comoção na comunidade médica porque se dizia (com exatidão discutível) que prolongava a vida por vários meses. *Muitos médicos vão receitar tal remédio mesmo que, bem lá no fundo, saibam que ele talvez de nada adiante.* Em sua opinião há uma corrida contra o tempo, e eles a estão perdendo. Por esse motivo, qualquer esforço é melhor que nada.

Em última instância *cabe a você* decidir o que vai fazer, que remédios e tratamentos vai experimentar, e nem poderia ser diferente. Leia este material e obtenha todas as outras informações que lhe caírem em mãos. Converse com seu médico, e procure uma segunda opinião; converse com sua família, com outros pacientes prostáticos que encontrar, e tome as melhores e mais bem informadas decisões que puder.

HORMÔNIOS E CÂNCER DE PRÓSTATA: UM BREVE HISTÓRICO

Os médicos sabem há tempos que os hormônios desempenham um papel fundamental na vida da próstata. Em 1786, um cirurgião inglês chamado John Hunter foi o primeiro a demonstrar, em animais, que uma operação radical, a castração, provocava a diminuição dos tecidos acessórios ao sexo, inclusive a próstata.

Só na década de 1930, porém, é que se descobriu o porquê de tal fato. Na Universidade de Chicago, um trio de pesquisadores descobriu que a remoção dos testículos *interrompia a produção de testosterona.* E, quando injeções de testosterona eram aplicadas em animais castrados, esses tecidos voltavam ao tamanho e às funções normais. Essa pesquisa vencedora de um prêmio Nobel incluía outra descoberta de grande valor – a de que a castração também diminuía o câncer de próstata.

Os pesquisadores conseguiram obter o mesmo efeito quimicamente; descobriram que era possível interromper a produção de testosterona com doses de hormônios femininos, os estrógenos. Os estrógenos bloqueavam um sinal transmitido no cérebro pela glândula pituitária, chamado *hormônio luteinizante* (LH), que estimula a testosterona. O estrogênio oral, chamado DES (dietilestilbestrol), é o que se conhece como um castrador químico; provoca a impotência.

No momento, a hormonoterapia significa uma de duas escolhas principais: a castração cirúrgica, um "efeito de um tiro só", ou a castração química, uma medicação para a vida toda. A impotência é uma probabilidade com qualquer tipo de hormonoterapia; 90 por cento dos homens que fazem um tratamento hormonal perdem o impulso sexual e a capacidade de ereção. No futuro, porém, novos tratamentos hormonais (discutidos mais adiante neste capítulo) podem mostrar-se eficazes sem provocar impotência.

Por algum tempo, a hormonoterapia realmente controla o câncer. Mas aquilo que alguns médicos acreditavam – que os tumores prostáticos são alimentados *apenas* pelos hormônios, e que a ausência destes impediria a proliferação do câncer – infelizmente acabou por mostrar-se apenas uma parte da história toda. Em última instância, a hormonoterapia não interrompe o avanço da doença.

Por que os Hormônios não Curam

Por que não? Porque, como aprenderam os cientistas, o câncer de próstata é "heterogêneo" – uma grande mistura de células. É um agrupamento de células diferentes misturadas, de tal modo que uma droga ou um tratamento hormonal que tenha por alvo *um* tipo de célula, por exemplo, não vai exercer efeito algum sobre uma outra variedade. O câncer é formado de muitos tipos diferentes de células, e algumas delas aprenderam a tornar-se resistentes a androgênios (hormônios masculinos), e a desenvolver-se na ausência deles. São as chamadas células *independentes* (ou *insensíveis*) a androgênios.

Já faz anos que os cientistas vêm tentando descobrir por que o tratamento hormonal acaba não funcionando – por que algumas células cancerosas parecem invencíveis em seu crescimento vertiginoso. "Talvez não exista uma área da terapia contra o câncer em que tenhamos tantas e tão boas opções como temos para o tratamento do elemento hormonalmente responsável pelo câncer de próstata", afirma um pesquisador de Johns Hopkins. "Num contraste gritante, não dispomos de quase nada que se tenha mostrado muito útil para lidar com a porção hormonalmente *independente* do câncer."

Quando um homem inicia a hormonoterapia, os primeiros resultados são bem-sucedidos e extremamente animadores. O tumor diminui, os níveis de PSA no sangue tornam-se mais baixos, e os pacientes se sentem melhor. Na próstata, porém, só as células cancerosas *dependentes* de hormônios foram afetadas. As outras, as que nada têm a ver com hormônios, dão prosseguimento a sua proliferação desenfreada, insensíveis à guerra hormonal que está sendo travada a apenas algumas células de distância.

Os cientistas acreditam que essas células independentes de androgênios já vivam na próstata há muito tempo, ou seja, não aparecem de repente, um dia depois do câncer ter sido diagnosticado. No futuro, para combatê-las, muitos cientistas acham que a terapia hormonal deverá ser combinada com alguma outra coisa – quimioterapia, drogas que tenham por alvo específico essas células independentes do androgênio. Hoje, porém, não existe um tratamento eficaz que siga essas linhas; o que temos são apenas estudos experimentais.

Nascimento e Morte das Células

Existem várias maneiras de tratar um câncer. "Uma delas", explica um pesquisador de Johns Hopkins, "consiste em retardar, ou mesmo impedir o crescimento. Em essência, o câncer está criando problemas porque está crescendo a cada momento." No câncer, as células simplesmente não podem parar de se dividir – novas células, produzidas continuamente e em grande quantidade, terminam por invadir outros tecidos assim que saturam o local em que começaram a proliferar. É uma incontrolável explosão populacional.

No câncer de próstata, o índice de divisão celular (ou *nascimento* de novas células) é relativamente lento. O câncer começa a acumular-se – com as células se avolumando e invadindo tecidos vizinhos – porque acontece alguma coisa que interrompe o processo normal de *morte* das células. Portanto, se os cientistas não podem impedir que novas células nasçam, talvez possam ajudar outras células a morrer mais rapidamente. Em termos de um novo tratamento, essa idéia vem sendo agressivamente explorada.

Programação da Morte das Células Cancerosas

Os cientistas sabem que todas as células, cancerosas e normais, têm uma trajetória genética chamada de "morte programada de células". O problema é que as células muitas vezes ignoram essa trajetória. Na próstata normal, os androgênios mantêm vivas as células dependentes de androgênios; essas células tornam-se relativamente imortais (é como abastecer de ar um mergulhador em águas profundas). Mas, quando esse suprimento vital de hormônios é interrompido – através da castração física ou química –, as coisas mudam de figura. A mudança nos hormônios desencadeia uma série de eventos nos quais certos genes se expressam, e novas proteínas são criadas. Alguns cientistas acreditam que essas novas proteínas fomentam um acúmulo de cálcio livre nas células. E o prolongado aumento de cálcio ativa aquilo que um cientista do Johns Hopkins descreve como uma "enzima suicida". Essa enzima "suicida", uma coisa chamada de "endonuclease dependente de cálcio-magnésio", funciona como um tipo de bola de demolição. Quebra o DNA no núcleo, e apaga o banco de memória genética da célula. Em vez de replicar-se, a célula morre. Com o tempo, começa a fragmentar-se; minúsculas partículas são mais tarde recicladas como materiais de construção por outras células. "Esse é um processo ativo", explica o cientista, "no qual a célula que se destina a morrer vê-se ativamente envolvida em sua própria morte."

Esse processo ocorre o tempo todo, particularmente durante o desenvolvimento fetal, "ou não seríamos capazes de nos desenvolver como pessoas que têm braços, pernas e apêndices", continua o cientista. "Quando estamos nos desenvolvendo, temos 'botões' de membros. Para desenvolver dígitos – nossos dedos, por exemplo –, as células que ficam entre os dedos têm, literalmente, de morrer. E esse é um processo particularmente complexo e coordenado. É fácil imaginar – é preciso fazer algumas células morrer e outras, bem ao lado delas, têm de viver."

Enquanto tudo isso acontece, as células independentes de androgênios não passam por esse aumento de cálcio. Embora possuam uma trajetória suicida semelhante, ela não é ativada.

Essa é uma área de trabalho intenso para pesquisadores do câncer de próstata – que tentam descobrir como matar essas células ou, melhor ainda, como fazer com que elas próprias se matem.

Os cientistas já conseguem, há muitos anos, matar essas células em laboratório. "Em termos experimentais", afirma o cientista, "conseguimos demonstrar que, dentre as linhagens celulares, se tomarmos as mais mal diferenciadas, metastáticas, de crescimento rápido e independentes de androgênios, e usarmos agentes capazes de elevar o cálcio intracelular, as células entram em processo de morte programada e morrem." O que acontece com essas células independentes de androgênios envolve a mesma trajetória que é ativada nas células prostáticas hormonalmente dependentes depois da castração. "Isso nos sugere que a trajetória é fundamentalmente mantida nas células cancerosas independentes de androgênios", acrescenta o cientista. "O que nos dá um objetivo." Em outras palavras, talvez um dia as drogas quimioterápicas possam ativar a complexa trajetória suicida nas células difíceis de matar, as independentes de androgênios.

"O grande problema da quimioterapia é provocar a morte das células cancerosas sem matar as células normais. Estamos atualmente nessa difícil encruzilhada", diz o cientista. O arsenal clássico para o combate ao câncer inclui agentes quimioterápicos que podem levar à morte celular – drogas como o *cytoxan*. Infelizmente, porém, essas drogas parecem mais eficazes no tratamento da leucemia e de outros cânceres que se dividem rapidamente. Em comparação, as células do câncer de próstata são lentas, e em geral têm tempo para reparar as lesões causadas pela quimioterapia antes de se dividirem de novo – é como se a lesão jamais tivesse ocorrido.

Portanto, os cientistas estão tentando descobrir como matar células sem depender da divisão celular. A morte celular programada – ativada pela trajetória suicida – não requer divisão celular.

"O que precisamos fazer", conclui o cientista, "é conseguir um índice de proliferação inferior ao índice de morte." O simples retardamento do crescimento do câncer em nada ajudará a um homem que tem um tumor metastático, está perdendo peso e sente dores nos ossos. Não vai reduzir seu tumor ou aliviar seus sintomas; servirá apenas para retardar o avanço da doença.

O que é preciso, e com urgência, é descobrir uma maneira de reduzir o tumor – em outras palavras, uma forma de terapia que possa estimular a morte celular programada.

ONDE ROMPER A CADEIA? MEIOS ESPECÍFICOS DE CONTROLAR OS HORMÔNIOS

Lembra-se do carro tentando atravessar a fronteira, e de todos os bloqueios colocados para detê-lo em vários pontos do caminho? É assim que a terapia hormonal funciona. Cada terapia visa a um elo diferente na cadeia das interações hormonais que afetam a próstata.

Trata-se de uma longa e complexa cadeia; graficamente representada, é uma confusa mistura de letras, sobretudo de consoantes, que parece uma sopa de letrinhas. E se você é igual à maioria dos homens, o simples fato de pensar nessa confusão vai deixá-lo de queixo caído. Mas, reduzido a seus passos fundamentais, esse código não é tão difícil de entender – você consegue! (Além disso, você precisa dominar essas informações não só para entender o que seu médico diz, mas também para saber escolher o tratamento que melhor se ajusta ao seu caso.)

Para entender essa cadeia hormonal, vamos partir do início – o cérebro, onde o hipotálamo produz, entre outras coisas, uma substância chamada LHRH (fator de liberação do hormônio luteinizante), que age como um sinal químico. É enviado em pulsos, como o código Morse ou relâmpagos de luz, à pituitária. A mensagem a essa glândula? "Produza LH e FSH."

LH (hormônio luteinizante) e FSH (hormônio foliculoestimulante) são outros sinais químicos, e estes nos levam aos testículos, onde o LH estimula certas células (chamadas de "células testiculares de Leydig") a produzir a *testosterona*. (O FSH tem seu principal efeito sobre a produção de esperma.)

E a testosterona nos leva à próstata. A testosterona circula no sangue, e entra na próstata por difusão, como água através de um saquinho de chá. Logo passa por uma metamorfose: a testosterona é transformada, por uma enzima chamada 5-alfa-redutase, num hormônio chamado DHT (düdrotestosterona) – que é mais de duas vezes mais poderoso que a testosterona. Vários estudos têm mostrado que a próstata contém menos 5-alfa-redutase quando é cancerosa; portanto, não se acredita que, no câncer de próstata, a DHT seja tão importante quanto na próstata

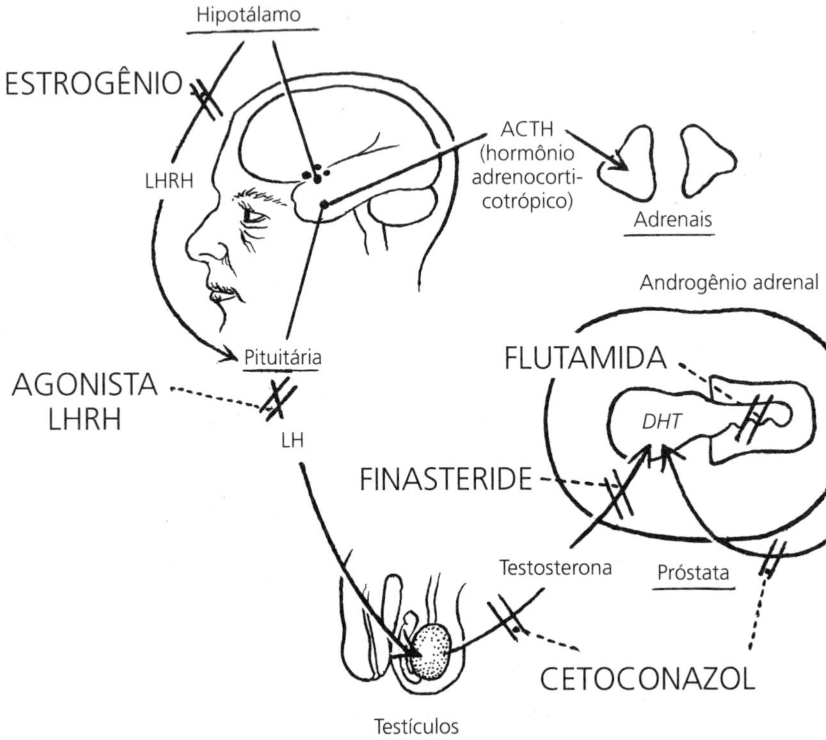

Figura 7.1. *Fontes de Produção de Hormônio Masculino e a "Cadeia de Comando", e Pontos onde as Principais Hormonoterapias Realmente Funcionam* Em maiúsculas estão as drogas que bloqueiam tanto o *efeito* da testosterona e de outros androgênios (flutamida e finasteride) quanto a própria *produção* da testosterona (agonistas LHRH, estrogênios, cetoconazol).

normal ou na hiperplasia prostática benigna (HPB). Tanto a testosterona quanto a DHT podem ligar-se ao mesmo receptor na célula prostática – como duas chaves diferentes que coubessem na mesma fechadura. (A DHT *realmente* se liga ao receptor, e o faz com grande afinidade; a testosterona não adere a ele tão fortemente.) Quando a DHT e a testosterona se prendem ao receptor, este se liga ao DNA, que então ativa determinados genes.

No sangue, a testosterona circula de volta ao primeiro ponto, o hipotálamo, que atua como um termostato. Ao avaliar o nível de testosterona, decide se vai fomentar ou reduzir sua produção de LHRH, e o ciclo então recomeça (os cientistas dão a isso o nome de "*alça de retroalimentação*").

As glândulas adrenais, que ficam acima dos rins, produzem hormônios masculinos fracos chamados de "androgênios adrenais", dentre os quais podemos destacar a androstenediona, a deidroepiandrosterona (DHEA) e o sulfato de deidroepiandrosterona (DHEAS), além de pequenas quantidades de testosterona. Trata-se de coadjuvantes que, na opinião dos cientistas, constituem apenas 5 por cento (ou menos) da total estimulação androgênica da próstata. Seu efeito total sobre esse órgão é uma questão ainda em aberto que será discutida mais adinate neste capítulo.

Portanto, são vários os pontos de controle nessa cadeia de eventos. A hormonoterapia pode ter por alvo o hipotálamo (LHRH), a pituitária (LH, FSH), a glândula adrenal (androgênios adrenais), os testículos (testosterona) e a próstata (DHT). Eles podem ser usados individualmente ou em combinação.

Os homens que fazem hormonoterapia devem procurar seu médico a intervalos médios de três a seis meses, para exame de toque retal, teste de PSA e teste de creatinina, que verifica o mau funcionamento dos rins. Também devem fazer uma cintilografia óssea uma ou duas vezes por ano, se o PSA começar a subir.

CASTRAÇÃO CIRÚRGICA

A remoção cirúrgica dos testículos (também chamada de "orquiectomia") é a maneira mais fácil e menos cara de controlar a testosterona. O procedimento cirúrgico é simples. A operação pode ser feita com anestesia raquidiana ou, se o paciente não for forte o bastante para tolerá-la, até mesmo com um anestésico local. Eis o que acontece: o cirurgião faz uma pequena incisão no escroto e retira cada testículo através desse orifício. Em seguida, corta o vaso deferente e os vasos sanguíneos que

Uma Palavra Sobre Castração e Impotência:
O que é Realmente Importante aqui?

A castração – química ou de outro tipo – é um pensamento terrível que provoca arrepios na maioria dos homens. A perda da função sexual ou do senso de identidade não são coisas fáceis de aceitar, e tudo pode ficar ainda pior ao combinar-se com o medo e a incerteza que fazem parte do cotidiano de quem tem câncer. Esse é um período extremamente penoso, mas você não está sozinho. Será muito bom conversar com o seu médico ou sua família, ou com homens que já passaram pelo mesmo problema – ver, no final deste livro, a seção "Onde Conseguir Ajuda".

Para muitos homens com câncer de próstata, quando se trata de escolher entre potência sexual e morte, a vida sexual fica em segundo plano. Quando a terapia hormonal realmente pode significar a diferença entre vida e morte, e você está preocupado com a potência sexual, podemos afirmar-lhe categoricamente que está esquecendo a questão fundamental.

Sejamos francos mais uma vez: este é um momento de valorizar a vida. Aproveite cada precioso momento para o convívio com seus entes queridos, tire o máximo possível de cada dia. Enquanto você ainda tem condições, é chegada a hora de fazer as coisas que sempre quis fazer – aquela viagem tão sonhada, por exemplo. Leve sua mulher a bailes, aprenda a velejar, ensine seus netos a pescar. Perceba que viver é muito mais importante do que ter potência sexual.

suprem cada testículo, e os testículos são removidos. Alguns cirurgiões fazem aquilo a que se dá o nome de "orquiectomia subcapsular". Nessa operação, o cirurgião abre o revestimento dos testículos e retira o conteúdo de cada um deles. O revestimento é fechado, e essa concha vazia volta a ser colocada no escroto, de tal modo que nada parece diferente – em outras palavras, ninguém pode dizer, com base na aparência externa, que não há nada dentro do escroto. As diferenças básicas, aqui, são cosméticas – psicológicas, portanto –, e, para alguns homens, esse fato torna a idéia da castração mais aceitável. Contudo, alguns cirurgiões não gostam de fazer essa operação por acharem que algumas células produtoras de testosterona podem ser deixadas intactas.

Depois da cirurgia, os pacientes geralmente deixam o hospital e vão para casa no mesmo dia – ou, quando muito, no dia seguinte. A única complicação mais grave que envolve a castração cirúrgica é a hemorragia. Isso, porém, não será um problema desde que o cirurgião cuide de estancar todo sangramento antes de fechar o escroto, e que um curativo compressivo fique no local para controlar os vasos menores, quase invisíveis.

A castração funciona rapidamente; quase de imediato, e para sempre, reduz a quantidade de testosterona do organismo em cerca de 95 por cento. Mais ou menos três horas após a cirurgia, os níveis de testosterona começam a cair até atingir o chamado "nível de castração". Esse nível é considerado o "padrão-ouro", um importante ponto de comparação para monitorar a terapia hormonal – uma vez que certos medicamentos são avaliados em termos de sua capacidade de reduzir a testosterona a tal nível.

Alguns médicos acreditavam que, vários meses após a castração, o corpo começava a produzir mais testosterona em outras partes – e que era esta a razão de o câncer de próstata continuar a desenvolver-se. Não é verdade. Não há um aumento posterior de testosterona e, seja como for, não é por isso que os tumores prostáticos continuam a desenvolver-se – eles assim o fazem por causa das células cancerosas que *não* são afetadas pela hormonoterapia.

O que acontece com o tumor prostático depois da castração? Começa a diminuir, e os homens com sintomas de obstrução ou dor provocados pelo câncer começam a sentir-se imediatamente melhor.

As vantagens da castração consistem em ser este um procedimento de eficácia quase imediata, bem como no fato de apresentar resultados permanentes – não há necessidade de medicação diária. E, por ser um tratamento "de um só tiro", é também relativamente barato.

Efeitos Colaterais

Suas desvantagens são certamente psicológicas (o que pode variar, dependendo da idade e do estágio da doença) – e cosméticas. (Para ajudar a aliviar o estigma da castração, alguns cirurgiões fazem aquilo a que se dá o nome de "técnica subcapsular" – ver anteriormente, p. 202 –, um procedimento no qual *só* são removidas as partes dos testículos que produzem testosterona, permanecendo intacto o envoltório externo. Além disso, implantes testiculares – que fazem os testículos parecer normais – podem ser feitos em alguns casos.)

A castração é irreversível e, para muitos homens, equivale a chegar cedo demais à "última cartada". Numa pesquisa de 1989, só 22 por cento dos pacientes com câncer de próstata optaram pela castração cirúrgica; 78 por cento optaram pela terapia hormonal alternativa (escolheram análogos do LHRH, discutidos neste capítulo).

A testosterona é o hormônio que faz os homens sentirem-se "viris". Quando está ausente, algumas das características associadas à virilidade vão-se embora com ela. Os efeitos colaterais da castração – cirúrgica ou médica – incluem hipersensibilidade, dor ou inchaço dos peitos (a chamada ginecomastia) e a perda do impulso sexual. A impotência não é uma probabilidade absoluta; 10 por cento dos homens permanecem potentes. Trata-se, porém, de raras exceções. (Impotência, aqui, ao contrário de impotência em outras situações, significa a perda da libido, além do incapacidade de chegar a uma ereção.)

Fogachos

Outro efeito colateral são os fogachos, semelhantes às ondas de calor que as mulheres sentem durante a menopausa – um súbito afluxo de calor no rosto, no pescoço, na parte superior do tórax e nas costas, com duração variável de alguns segundos a uma hora. Embora não sejam prejudiciais à saúde do homem, podem ser irritantes. É provável que ocorram porque a mudança de hormônios afeta o hipotálamo, o "termostato" do cérebro que regula a temperatura corporal, e a resposta do cérebro a esse processo faz o corpo sentir-se em más condições. A onda de calor acontece porque os vasos sanguíneos subcutâneos estão se dilatando; isso provoca suores, que por sua vez fazem com que o corpo volte ao normal.

Os fogachos são imprevisíveis; não se sabe o que os deflagra, nem o que os faz desaparecer. Alguns homens nunca os têm; outros vivem atormentados por eles. Há indícios de que podem ser provocados por deflagradores externos como aquecedores, a ingestão de alimentos quentes e bebidas alcoólicas, ou certos medicamentos. Contudo, há uma saída: as ondas de calor podem ser tratadas com baixas doses de estrogênio oral (um miligrama de DES por dia), ou com medicamentos progestacionais como a medroxiprogesterona (*Provera*) ou o acetato de megestrol (*Megace*). Alguns médicos também acreditam que a clonidina, um medicamento usado para a pressão arterial, pode reduzir o número e a duração dos fogachos.

Outras Mudanças

Por último, muitos homens que foram castrados dizem que não se sentem "normais"; podem, também, sentir-se irritadiços e menos agressivos. O aumento de peso, a perda da massa muscular e mudanças sutis na aparência física – diferenças de tonicidade da pele e crescimento capilar – são também muito comuns. Contudo, em oposição à crença popular, não há alteração do tom de voz – nem, infelizmente, os homens calvos recuperam sua cabeleira. Os efeitos a longo prazo podem incluir a osteoporose – perda da densidade óssea, quando os ossos se tornam mais finos, mais frágeis e quebradiços.

Quem não deve submeter-se a esse procedimento? Em primeiro lugar, se você não estiver preparado para aceitar as conseqüências físicas e psicológicas da castração, trate de excluí-la de seu rol de possibilidades. Escolha outra forma de tratamento. Além disso, esse procedimento pode não ser o ideal para os homens que estão se submetendo a uma medicação anticoagulante que pode provocar um sangramento excessivo.

CASTRAÇÃO MÉDICA

A castração médica pode ser feita de três maneiras: interrompendo-se a conexão hipotálamo-pituitária (já discutida neste capítulo), obstruindo-se diretamente a capacidade de os testículos produzirem testosterona ou obstruindo-se os efeitos da testosterona no órgão visado – a próstata.

Medicamentos que Interrompem a Conexão Hipotálamo-Pituitária

Estrogênios

Por várias razões, muitos homens que não querem fazer castração cirúrgica optam pela castração química – tomando medicamentos que levam ao mesmo resultado sem a alteração cosmética.

O DES, que é o principal estrogênio oral, visa interromper um ponto diferente – a conexão hipotálamo-pituitária, em vez dos testículos. Funciona ao bloquear a liberação de LHRH, que por sua vez bloqueia a liberação de LH e FSH, desativando virtualmente as células de Leydig, as fábricas de testosterona dos testículos. Desse modo, a testosterona cai ao chamado "nível de castração".

O efeito não é tão rápido quanto no caso da castração cirúrgica; em geral, leva de dez a quatorze dias para fazer com que a testosterona caia ao nível de castração. E não é permanente – na maioria dos casos, os testículos recomeçam a produzir testosterona pouco depois de o paciente parar de tomar DES.

Mencionamos aqui o DES devido ao fato de ser o mais amplamente usado dos estrogênios orais, podendo ser considerado como o "padrão-ouro" da terapia estrogênica para o câncer de próstata. Outros medicamentos, como o *Premarin* e o etinil estradiol (ambos medicamentos usados por mulheres durante a menopausa) são considerados tão eficazes quanto o DES; um não é melhor que o outro. Outra droga, o colotrianseno (TACE), é um estrogênio sintético que reduz a testosterona, mas não obstrui totalmente sua produção; permite, também, que o corpo produza um pouco de LH. (Mostrou-se ineficaz, e não é mais usada em tentativas de baixar a testosterona ao nível de castração.) Injetada uma vez por mês, a droga chamada fosfato de poliestradiol (*Esradurin*) pode ser mais fácil de tolerar no caso de homens com problemas gastrointestinais. E, para os homens com câncer de próstata avançado que não responderam a outros medicamentos androgênicos, o difosfato de dietilestilbestrol (*Stilphostrol*) pode trazer um alívio dos sintomas. É administrado por via intravenosa, à base de 500 a 2.000 miligramas por dia.

Muitos anos atrás, um medicamento associado ao estrogênios, o fosfato de estramustina (EMCYT), provocou grande entusiasmo entre os médicos europeus devido a sua capacidade de diminuir a testosterona e matar algumas células cancerosas. (Esse medicamento tem ligações com o gás mostarda, uma arma química usada na Segunda Guerra Mundial.) Contudo, estudos mais recentes mostraram que, embora use mecanismos diferentes para conseguir seus efeitos, esse medicamento não prolonga a sobrevivência mais que o DES. E pode ter efeitos colaterais (náusea, por exemplo).

Portanto, acreditamos que, *entre os estrogênios orais*, o caminho a seguir é o DES. É relativamente barato (bem mais que alguns análogos do LHRH, por exemplo), e alcança o mesmo objetivo da cirurgia – reduzir a testosterona ao nível de castração.

E qual a dosagem certa? Quanto DES você precisa tomar? Essa questão tem sido causa de muita controvérsia entre os membros da comunidade médica. Há algumas décadas, alguns médicos ministravam doses muito fortes de DES – de dez a vinte miligramas por dia –, pensando que isso não só eliminaria a testosterona, como talvez pudesse também destruir as células cancerosas. Isso não aconteceu; o nível de testosterona caiu, mas isso foi tudo. Em seguida, estudos realizados pela *Veterans Administration* mostraram que doses menores podiam chegar aos mesmos resultados. Ainda assim, até mesmo cinco miligramas por dia acabaram por mostrar-se uma dose exagerada. Um estudo constatou que, com o passar do tempo, os pacientes que recebiam cinco miligramas de DES por dia morriam – de doenças cardíacas provocadas pelo estrogênio, e não de câncer da próstata! Depois, os médicos tentaram três miligramas, e por último passaram a um miligrama por dia. *E um miligrama de DES por dia mostrou-se suficiente para suprimir a testosterona sem pôr em risco o coração.* Na Europa, um grande estudo descobriu que os homens com doses de um miligrama de DES por dia não mostravam nenhum sinal de lesão *irreversível* do sistema cardiovascular.

Outros estudos comprovaram que não existe diferença estatística entre a longevidade de homens que foram castrados e a daqueles que tomaram um miligrama de DES por dia. (Alguns médicos afirmam que é preciso ministrar três miligramas de DES por dia para fazer a testosterona descer ao nível de castração. Isso é verdade; contudo, se não há diferença no tempo de sobrevivência, e os efeitos colaterais cardíacos ocorrem em menor número com um miligrama do que com três, o que se tem a ganhar com a ingestão de uma dose mais alta?)

Outros Efeitos Colaterais. O pior efeito colateral é o aumento dos peitos. Esse problema, porém, pode ser eliminado com três sessões de radiação em baixas doses, aplicada diretamente no peito antes de se iniciar a ministração do estrogênio. Em altas doses, o DES pode provocar graves problemas cardiovasculares. Contudo, quando tomado em doses de um miligrama por dia, efeitos colaterais como edema (retenção de água que provoca inchaço nos tornozelos) podem ser controlados com diuréticos. Alguns médicos recomendam que seus pacientes em tratamento de DES tomem uma aspirina por dia para evitar outros efeitos colaterais cardiovasculares, como a tromboflebite (coágulos sanguíneos nas pernas), e também para reduzir os riscos de um ataque cardíaco. Devido ao risco de problemas cardiovasculares, homens com um histórico de doenças cardíacas ou tromboflebite não devem usar o estrogênio como forma principal de tratamento.

O estrogênio não provoca fogachos, ainda que os pacientes desenvolvam os mesmos problemas de ordem sexual que acometem os homens castrados (ver, anteriormente, "Castração Cirúrgica").

Conclusão: Um miligrama de DES por dia é tão eficaz quanto doses mais altas, e um miligrama de DES é tão eficaz quanto a castração cirúrgica para o prolongamento da vida.

Agonistas LHRH

Os agonistas LHRH interrompem a produção de LH e FSH. Eis o modo como funcionam: o LHRH é uma pequena proteína formada por dez blocos de aminoácidos. Uma substância sintética chamada análogo (ou agonista)-LHRH, produzida pela alteração de um dos dez blocos, atua inibindo o LH (o hormônio que "diz" à glândula pituitária para produzir testosterona). O hipotálamo atua como um farol, emitindo LHRH em pulsos de sinalização – como código Morse em forma de relâmpagos de luz – para a glândula pituitária. A atuação dos agonistas LHRH se dá pela emissão de sinais prolongados – acendendo a luz e mantendo-a acesa, em vez de apenas emitir relâmpagos. Desse modo, essas drogas enganam a pituitária; como essa glândula não recebe relâmpagos, ou pulsações, "pensa" que nenhum sinal foi emitido – e então não produz LH.

Essas drogas não funcionam de imediato. Na verdade, durante mais ou menos uma semana depois que um homem começou a tomar um agonista LHRH, seu nível de testosterona se eleva muito. A isso se dá o nome de "fulgor", e ocorre porque, inicialmente, o sinal LHRH estimula a produção de LH. Mas, cerca de dez dias depois, a testosterona desce ao nível de castração. Nas primeiras semanas, os médicos geralmente prescrevem uma outra droga, como a flutamida, para bloquear a elevação.

Os agonistas LHRH mais comumente prescritos são a leuprolida (Lupron) e a goserelina (Zoladex). Em grandes estudos, os pesquisadores descobriram que esses agonistas LHRH são equivalentes ao tratamento com DES ou à castração cirúrgica em sua capacidade de prolongar o tempo até que o câncer progrida, prolongando também a sobrevivência. Essas drogas são ministradas na forma de injeções mensais.

Resumindo: Quanto aos resultados em termos de redução da testosterona e aumento da sobrevivência, os agonistas LHRH são basicamente equivalentes ao DES, que é basicamente equivalente à castração cirúrgica.

As principais vantagens dos agonistas LHRH estão no fato de evitarem a necessidade da cirurgia e de não causarem inchaço no peito com a mesma freqüência que se verifica no tratamento com estrogênios. Além disso, eles não apresentam o risco de complicações cardiovasculares que podem acompanhar o tratamento com estrogênios.

Efeitos Colaterais. A exemplo da castração cirúrgica, porém, o tratamento com agonistas LHRH também causa fogachos, perda do apetite sexual e impotência. Outras desvantagens incluem a necessidade de injeções mensais e as enormes despesas – os agonistas LHRH custam centenas de dólares por mês.

Drogas que Inibem a Produção de Testosterona

Cetoconazol

Esta droga foi inicialmente usada como um agente antifúngico. Tempos depois, os médicos perceberam que sua ingestão provocava o aumento de tamanho do peito – na verdade, o que se estava tratando aqui era muito mais que meros problemas fúngicos! Os médicos constataram que o cetoconazol bloqueia a produção de testosterona nos testículos na mesma proporção dos androgênios produzidos pela glândula adrenal. Funciona rapidamente; a ingestão de 400 miligramas de cetoconazol a cada oito horas faz a testosterona descer ao nível de castração dentro de vinte e quatro horas. Os efeitos da droga são reversíveis, e a testosterona volta a subir tão logo se pare de ingerir cetoconazol. É discutível se a droga é tão eficaz quanto outros tratamentos hormonais a longo prazo; o cetoconazol provoca um surto de produção de LH que pode, com o tempo, comprometer a firmeza com que a droga reduz a produção de testosterona. Em termos gerais, porém, *o cetoconazol é usado em situações a curto prazo nas quais uma ação rápida se faz necessária* – num homem com forte dor espinhal, por exemplo, ou com DIC (coagulação intravascular disseminada, um distúrbio de coagulação que atinge alguns homens com câncer de próstata avançado). Além dos efeitos hormonais, já se demonstrou que alguns derivados do cetoconazol exercem algum efeito sobre o bloqueio direto do desenvolvimento de células cancerosas; esse potencial está sendo intensamente pesquisado. Um detalhe técnico: a droga não foi aprovada pela FDA para uso no tratamento do câncer de próstata, pois pode ter graves efeitos colaterais no fígado. Uma vez que também pode inibir a produção normal de esteróides pela glândula adrenal, o cetoconazol deve ser prescrito junto com um corticosteróide como a prednisona (cinco miligramas por dia), compensando assim essa perda.

Conclusão: O cetoconazol não deve ser usado a longo prazo, mas é útil em algumas situações.

Drogas que Bloqueiam os Efeitos dos Hormônios na Próstata

Antiandrogênios

A essas drogas não interessa a quantidade de LHRH, LH, FSH, testosterona ou DHT que você produz; isso não lhes diz respeito. (Na verdade, os antiandrogênios fazem os níveis de testosterona *subir*, devido a um aumento do LH.) Tudo que fazem é certificar-se de que a testosterona e o DHT não atinjam seus alvos – os receptores. Em outras palavras, os antiandrogênios agem como chaves falsas nas "fechaduras", ou receptores. Quando a testosterona e a DHT chegam aos receptores, já há uma chave na fechadura – e elas então não conseguem entrar e ativar os receptores. Portanto, o tumor não recebe os hormônios de que necessita para alimentar suas células dependentes de androgênios.

A flutamida é o mais usado dos antiandrogênios. Outro androgênio é o *casodex*, uma droga recém-aprovada; outro é o acetato de ciproterona, um antiandrogênio usado na Europa, mas que ainda não foi aprovado nos Estados Unidos.

A vantagem potencial dessas drogas é que preservam a potência devido ao fato de não inibirem a produção de testosterona. Dentre os homens que tomam flutamida, por exemplo, 87 por cento continuam potentes. (O mesmo não ocorre com o acetato de ciproterona. Essa droga, como o estrogênio, também inibe a conexão hipotálamo-pituitária, de tal modo que reduz o LH, que afeta a produção de testosterona. Resulta, portanto, em impotência.)

Mas será que os antiandrogênios funcionam? Por ora, a resposta é que talvez não funcionem o suficiente *quando usados sozinhos.* Também resultam em aumento do tamanho do peito em 74 por cento dos homens que os tomam.

Para o bloqueio androgênico total (ver mais adiante), a flutamida é administrada junto com um agonista LHRH. Em novas pesquisas, os cientistas estão tentando combinar a flutamida com algo mais – talvez com finasteride (uma droga discutida mais adiante neste capítulo), para incrementar sua eficácia.

Efeitos colaterais: o pior efeito colateral da flutamida é a diarréia. Pode, também, causar problemas hepáticos significativos em alguns homens; portanto, os pacientes que tomam flutamida devem ficar atentos ao funcionamento de seu fígado depois dos primeiros meses de tratamento.

Inibidores 5-alfa-redutase

Nas células da próstata, uma enzima chamada 5-alfa-redutase transforma a testosterona num hormônio mais potente, a DHT; os inibidores da 5-alfa-redutase – drogas como o finasteride (*Proscar*) – bloqueiam essa enzima. A grande vantagem do finasteride está no fato de manter a potência, pois os níveis sanguíneos de testosterona permanecem intocados (leia mais sobre finasteride e câncer de próstata no Capítulo 10).

O finasteride funciona bem na redução do aumento benigno da próstata, circunstância em que a DHT desempenha um papel muito importante. No câncer de próstata, porém, a testosterona tem um papel de vilã ainda pior que o da DHT, e o finasteride pouco faz para inibi-la. Portanto, a ação isolada do finasteride não é suficiente. Essa droga pode mostrar-se mais eficaz quando combinada com a flutamida (discutida mais adiante, ainda neste capítulo).

Ablação ou Bloqueio Androgênico "Total"

Esta idéia não é nova. Os pesquisadores já a vêm perseguindo desde a década de 1930, quando os cientistas começaram a entender as conseqüências da inibição de cada hormônio que pudesse afetar a próstata. Algumas abordagens foram mais drásticas que outras – a remoção cirúrgica das glândulas adrenais ou da pituitária, por exemplo.

A teoria, aqui, é a de que mesmo os níveis baixos de testosterona e DHT – produzidas pelos andrógenos adrenais – podem estimular o câncer de próstata, e portanto devem ser inibidas. Isso pode ser feito através da combinação de qualquer procedimento que baixe a testosterona ao nível de castração – castração cirúrgica, estrogênio ou um agonista LHRH – com a flutamida.

O bloqueio androgênico total tornou-se uma idéia muito debatida no seio da comunidade médica há cerca de uma década, em grande parte devido ao trabalho de um cientista. Este relatou que a combinação de um agonista LHRH com um antiandrogênio era muito mais bem-sucedida do que o uso isolado de uma dessas abordagens. Contudo, há algumas coisas que você deve saber sobre essa pesquisa: uma delas é que *nenhum outro cientista jamais foi capaz de reproduzir os espetaculares resultados obtidos por esse homem*. Em seu estudo, 97 por cento dos pacientes com câncer avançado que foram tratados com um agonista LHRH mais flutamida estavam ainda vivos dezoito meses mais tarde. A triste verdade é que, na experiência de praticamente todos os outros médicos, só metade dos pacientes com câncer de próstata metastático continuaram vivos por mais dois ou três anos, e, até o momento, nenhum tratamento alterou substancialmente esses números. Em 1995, os índices de sobrevivência de homens com câncer de próstata avançado não são muito diferentes daqueles observados em 1965.

Desde então, a maioria dos estudos têm revelado duas coisas: ou nenhuma diferença em termos de sobrevivência, ou um período geral de sobrevivência aumentado em apenas alguns poucos meses. Um estudo, porém, produziu resultados que sugerem que *os pacientes com a doença em estado minimamente avançado* – homens com metástases incipientes – têm as maiores probabilidades de beneficiar-se de uma terapia combinada: castração (ou um agonista LHRH) mais flutamida. Para os homens com sinais mínimos da doença, o bloqueio androgênico total pode ser uma opção bastante razoável, uma vez que pode prolongar-lhes a vida. (Atualmente, um grande estudo realizado nos Estados Unidos vem testando essa possibilidade. Nos próximos anos, saberemos muito mais sobre os reais benefícios dessa modalidade de tratamento.) Contudo, para a maioria dos homens, e particularmente para aqueles com a doença em avançado processo de metástase, é provável que não haja grandes benefícios.

A grande vantagem da terapia combinada está no fato de, aparentemente, aumentar o tempo de ação dos hormônios – o tempo de progressão do câncer é prolongado em vários meses. Contudo, a sobrevivência geral não é significativamente maior para os homens que fazem o tratamento combinado. Numa ampla análise de cinco mil pacientes com câncer de próstata, na Europa e nos Estados Unidos, os médicos estudaram a sobrevivência geral e descobriram, cinco anos depois do tratamento, uma diferença de 3 por cento entre os pacientes tratados com o processo de bloqueio androgênico total e os pacientes que foram submetidos à castração ou só tomaram agonistas LHRH. Isso não significa um assombroso sucesso do bloqueio androgênico total.

E, após um certo ponto, alguns pacientes se beneficiam, de fato, de uma *interrupção* da flutamida. Por exemplo, quando um homem que toma flutamida numa terapia combinada começa a ter uma recaída – quando seu câncer de próstata volta a crescer, e seu nível de PSA sobe –, uma das iniciativas que seus médicos devem tomar de imediato é interromper a adminstração de flutamida. Numa média de 40 a 75 por cento desses homens, os níveis de PSA caem quando se suspende a flutamida. Paradoxalmente, essa droga pode piorar a situação de alguns pacientes – dos mesmos que, de início, se beneficiaram de sua ação. Não se sabe ao certo por que isso acontece. Em certos cânceres de próstata, com o passar do tempo, os receptores androgênicos (a parte da célula receptiva aos hormônios) passam por uma mutação – e, de repente, a flutamida *estimula* o câncer. Lembre-se: a flutamida normalmente funciona como uma chave falsa na "fechadura" (o receptor), e seu objetivo é impedir que a testosterona e a DHT ativem o receptor. Com essa mutação, porém, a chave de flutamida realmente funciona – entra na fechadura e ativa o receptor.

Devido a essa estranha mudança de comportamento da flutamida, alguns médicos têm questionado o valor da droga tomada durante um longo período, e acreditam que ela só deve ser usada por alguns meses pelos pacientes que estão tomando agonistas LHRH.

Há, aqui, um conceito crucial que você precisa entender: *em última instância, o bloqueio androgênico total vai parar de funcionar, exatamente como qualquer outro tipo de terapia hormonal.* Quem quer que o leve a acreditar em outra coisa não estará lhe fazendo um favor. E, quando o tratamento hormonal pára de funcionar, isso não ocorre devido às minúsculas quantidades de testosterona e DHT que são produzidas pelos androgênios adrenais – em outras palavras, a culpa não é de alguns hormônios rebeldes que furam sorrateiramente o bloqueio hormonal; deve-se atribuí-la à porção do câncer hormonalmente *independente* – as células às quais pouco importa que hormônios seu hospedeiro está tomando, pois *os hormônios não têm efeito sobre essa porção do tumor.* Usar hormônios para combater essas células é como tentar matar uma barata com fixador de cabelo, e não com inseticida. O problema é que ainda não encontramos o "inceticida" adequado.

Como explica um biólogo molecular do Johns Hopkins, "As células do câncer são muito eficientes. E, à medida que se multiplicam, vão jogando fora parte de seu peso morto. Uma das primeiras peças desnecessárias a serem jogadas pode ser o sistema de controles – a parte da célula que recebe ordens dos hormônios. Com o tempo, as células cancerosas mais letais sobrevivem porque se transformam em máquinas de proliferação puras e despojadas".

Se os androgênios adrenais realmente fossem a chave do combate ao câncer de próstata, a flutamida deveria provocar uma dramática melhora nos homens que foram castrados, tomaram estrógeno ou um agonista LHRH e em seguida tiveram uma recaída. Mas não é este o caso. Infelizmente, o que acontece com esses homens é que o início do bloqueio androgênico total exerce muito pouco efeito – sugerindo, mais uma vez, que essa abordagem não é a resposta que procuramos.

Finalmente, outros estudos têm demonstrado que os androgênios adrenais têm muito pouco efeito sobre a próstata. Em outra pesquisa realizada no Johns Hopkins, os cientistas estudaram quatro homens que tiveram as glândulas pituitárias removidas antes de chegarem à puberdade – o que significa que *seus corpos não apenas deixaram de produzir LH, como também não produziam um hormônio que estimulasse a glândula adrenal, que então teve seu funcionamento virtualmente suspenso; em outras palavras, essas pessoas submeteram-se a um bloqueio androgênico total.* Os cientistas também estudaram três homens que tinham um distúrbio genético chamado "síndrome de Kallmann" (na qual o hipotálamo não produz LHRH e, portanto, as glândulas pituitárias não produzem LH ou FSH), e um infeliz que havia sido castrado aos sete anos, quando um cachorro mordeu seus testículos. Em média, esses homens tinham 65 anos. Usando como "controle" pacientes normais da mesma idade, os pesquisadores não constataram a existência de *nenhuma disparidade no tamanho da próstata* em homens com a testosterona e os hormônios adrenais inativos e em homens nos quais só a testosterona estava ausente. (Em todos esses homens, a próstata era minúscula. Em todos, não havia células de Leydig, as pequeníssimas fábricas de testosterona dos testículos.) Em outras palavras, *o bloqueio androgênico total não fez diferença alguma.*

POR QUANTO TEMPO OS HORMÔNIOS FUNCIONAM?

Isso varia de homem para homem. Dez por cento dos homens com a doença em estágio M+ (D2) – câncer de próstata metatástico – vivem menos de seis meses. Dez por cento vivem mais de dez anos. O restante fica numa posição intermediária; as estatísticas mostram que metade desses homens vive três anos ou menos, e só 25 por cento continuam vivos depois de cinco anos. O que explica a extrema disparidade desses números? *Tudo tem a ver com a relação proporcional entre células sensíveis aos hormônios e células insensíveis a eles, e com a rapidez com que o câncer se desenvolve.* Em alguns homens, quase todas as células são sensíveis aos hormônios; em outros, muito poucas células entram nessa categoria. Alguns cânceres levam centenas de dias para dobrar de tamanho; outros levam apenas algumas semanas.

Há um modelo matemático de como essas células cancerosas se desenvolvem – a cinética dos tumores. Um tumor deve dobrar de tamanho trinta vezes antes que um médico consiga sequer senti-lo – antes que haja um centímetro de câncer. Esse crescimento é logarítmico – duas células, depois quatro, depois oito, etc. Digamos que um tumor esteja em sua décima duplicação; ele terá 1.024 células. Digamos, também, que três quartos dessas células sejam sensíveis a hormônios. O paciente é castrado, e todas essas células sensíveis aos hormônios saem de cena, deixando apenas 256 células. O que acontece? Essas células não são afetadas pelos hormônios, e continuam a crescer. O tumor (agora menor) dobra de tamanho. Há 512 células. O tumor volta a dobrar – 1.024 células. Voltou a seu ponto de partida. E, ao dobrar de novo, haverá duas vezes mais células que antes.

Digamos, agora, que apenas 1 por cento desse câncer não seja sensível aos hormônios. Muitas outras duplicações serão necessárias antes que esse tumor se torne perigoso. Portanto, a duração do funcionamento dos hormônios depende de duas coisas: a relação proporcional entre células resistentes a hormônios e células dependentes de hormônios, e o tempo que se faz necessário para o câncer dobrar de tamanho. A recaída virá um pouco mais cedo para um homem cujo câncer se duplica a cada 30 dias, por exemplo, do que para outro cujo câncer precisa de 100 dias para duplicar-se.

QUANDO COMEÇAR A HORMONOTERAPIA? TRATAMENTO PRECOCE *VERSUS* TRATAMENTO TARDIO: MAIS CONTROVÉRSIAS

Um homem com câncer em estágio T3, T4 ou N+ (C ou D) – *mas sem sintomas* – deve começar a fazer hormonoterapia? Muitos médicos acreditam que sim, que quanto mais cedo melhor. "Trate o tumor enquanto uma grande porcentagem de células é ainda sensível aos hormônios, o que será bem melhor para o seu paciente", diz um oncologista.

Trata-se, sem dúvida, de uma opção, mas duvidamos de que, em última análise, faça alguma diferença para o prolongamento da vida. A terapia hormonal nunca cura; na melhor das hipóteses, atua como um paliativo para o câncer. Um ótimo exemplo disso é um estudo feito pelo grupo de pesquisas urológicas da

Tenho Câncer nos Linfonodos. Que Faço Agora?

Há câncer nos seus linfonodos. Talvez você tenha sido informado a respeito antes da cirurgia – é possível que, após um exame dos seus linfonodos, o cirurgião tenha detectado a presença de câncer e tomado a decisão de não remover a próstata. Pode ser, também, que isso tenha ocorrido depois da cirurgia – talvez você já tenha feito uma prostatectomia radical, e um patologista tenha encontrado câncer no tecido linfático que foi removido durante a operação.

O que você deve fazer agora?

Todo homem, seja qual for o estágio de seu câncer de próstata, precisa estabelecer diretrizes, um plano para o futuro. E, nesse momento de sua vida, mais do que de qualquer outra coisa, você precisa de respostas.

Seu médico pode traçar um plano de ataque imediato: radioterapia, hormonoterapia, quimioterapia, ou mesmo todas essas medidas de uma só vez. Muitos médicos bem-intencionados sugerem uma ou mais dessas opções porque querem fazer alguma coisa – qualquer coisa – imediatamente, para inibir a ação do câncer pelo máximo de tempo possível.

Façamos, aqui, uma pausa. Agora, antes que você opte por qualquer dessas abordagens, chegou o momento de examinarmos juntos alguns fatos muito pouco agradáveis:

Primeiro: depois que o câncer de próstata se estabeleceu nos linfonodos, é quase certo que também se alastrou para outras partes – mais comumente, para os ossos. Segundo: para curar a doença – livrar-se de todo o câncer –, seria preciso encontrar e eliminar as células cancerosas de todas essas partes de seu corpo.

A radiação da próstata visa atingir uma área específica, limitada – a próstata e os tecidos adjacentes. Portanto, para usarmos de franqueza, a radiação não vai exercer efeito algum sobre as células cancerosas que se desenvolvem fora dessa área visada. A terapia hormonal também não vai curar esse câncer de próstata avançado; a essa altura, ela simplesmente não consegue eliminar todas as células cancerosas que proliferam fora da próstata. Além disso, infelizmente, no momento também não dispomos de uma forma de quimioterapia que seja eficaz o bastante para alcançar esse objetivo crucial.

No momento em que este livro está sendo escrito, não existe nenhuma forma de tratamento que elimine todas as células cancerosas depois que o câncer já chegou aos linfonodos.

E então, mais uma vez, a grande e difícil pergunta: O que você deve fazer? Embora todas essas formas de tratamento possam ser necessárias algum dia, acreditamos que, *agora*, a opção por qualquer desses procedimentos não vai prolongar sua vida. (E, inversamente, *não* optar por eles neste momento *não vai encurtar sua vida.*) Tudo que vai acontecer, se você começar a fazer esses tipos de tratamento agora, será uma perturbação em sua qualidade de vida.

Por essas razões, acreditamos que os homens em tal situação devem, no momento, optar pela espera vigilante. A decisão de optar por esse procedimento pode ser uma das mais difíceis que você já teve de tomar em sua vida, mas lembre-se: a espera vigilante não é sinônimo de passividade. Significa tratar sintomas específicos *se* e *quando* surgirem. Nesse caso, a espera vigilante também deve significar que o seu médico vá monitorar sua saúde com muito cuidado, e que você fará uma avaliação física que inclui o exame de toque retal e os testes de PSA e de creatinina a cada período de três a seis meses, além de uma cintilografia óssea a cada período de seis a doze meses.

A dificuldade – bastante compreensível – que muitos têm de aceitar essa abordagem está ligada à incerteza a ela associada. O que meu câncer vai fazer? Vai ficar inativo por anos, ou começar rapidamente a espalhar-se? E a pior de todas as preocupações: quanto tempo de vida ainda me resta? Vou morrer logo?

Uma vez que o câncer de próstata é diferente em cada homem, nenhum médico pode responder a essas perguntas. Contudo, embora não tenhamos as respostas perfeitas para o seu caso específico, há algumas coisas que sabemos, e elas são reconfortantes.

Sabemos o que em geral acontece com os homens em sua situação quando são cuidadosamente acompanhados pela espera vigilante: aos poucos, com o tempo, o nível de PSA vai subir. Em algum ponto, a cintilografia óssea vai tornar-se positiva. Esse é o momento de começar a terapia hormonal. Uma vez iniciado o tratamento hormonal, o nível de PSA quase sempre sofre uma queda dramática, e fica baixo por um tempo indeterminado – para alguns homens, isso pode significar *muitos anos*. Contudo, em algum ponto dessa trajetória, se o paciente viver o suficiente, o PSA voltará a subir, à medida que as células resistentes aos hormônios começarem a se multiplicar. É quando médicos e pacientes vão começar a se preocupar; se não houver como deter essas células, o período de vida de um paciente passará a ser, no máximo, de um a dois anos a partir de então.

Isso dito, queremos também acrescentar que há muita esperança para os homens que atualmente enfrentam essa situação. Nos próximos cinco ou dez anos, esperamos por grandes avanços que nos permitam manter sob controle essas células resistentes aos hormônios. Pesquisas monumentais estão sendo feitas com a finalidade de encontrar novos e melhores métodos de tratar o câncer de próstata em estágio avançado. E é perfeitamente possível, se e quando você chegar ao ponto em que a terapia hormonal deixa de funcionar, que tratamentos mais eficazes já estejam a seu alcance.

Portanto, hoje é impossível dizer a um homem com câncer de próstata por quanto tempo ele ainda vai viver, pois há grandes esperanças de que, amanhã, suas perspectivas já sejam muito mais promissoras.

Resumindo: tudo isso significa que, se seus linfonodos forem positivos e você estiver se submetendo a um esquema de espera vigilante, estará evitando, hoje, efeitos colaterais desnecessários de tratamentos que não vão prolongar sua vida; que esses tratamentos estarão a seu alcance amanhã, caso você apresente sintomas e precise deles. E que, no futuro, há uma grande probabilidade de que haja novos tratamentos disponíveis que serão muito mais eficientes para controlar esse câncer.

Há muita esperança de que, num dia não muito distante, teremos de reescrever todos os livros sobre o câncer de próstata avançado.

Veterans Administration, no qual 1.764 homens foram submetidos aos seguintes procedimentos: ou placebo, castração cirúrgica, 5 miligramas de DES por dia, ou DES mais castração cirúrgica. Quando o câncer de próstata começou a avançar nos homens que tomavam placebo – isso aconteceu com 70 por cento dos pacientes em estágio T3 ou T4 (C), e com todos aqueles com câncer em estágio N+ e M+ (D) – eles começaram a fazer hormonoterapia. Apesar de não ter originariamente essa intenção, o estudo se transformou numa comparação entre hormonoterapia precoce *versus* tratamento tardio. *Em termos de sobrevivência, não houve diferença entre os homens que demoraram a começar a hormonoterapia e os que a ela foram submetidos desde o início.*

Portanto, isso significa que, se tratarmos um homem com castração imediatamente – assim que se fizer o diagnóstico da doença em estágio avançado –, ou se esperarmos que ele apresente sintomas para só então procedermos à castração, a sobrevivência será exatamente a mesma. Não há indício algum de que qualquer tipo de hormonoterapia funcione melhor antes do que depois, quando um homem começa a ter sintomas como obstrução urinária ou dores ósseas. Nossa opinião é que *nenhum* homem assintomático vai sentir qualquer melhora se for privado de seus hormônios normais. Repetindo o que já dissemos: as células cancerosas que, em última análise, se mostram fatais no câncer de próstata, são as insensíveis aos hormônios. Essas células continuam a desenvolver-se, intocadas pela terapia hormonal. Para elas, tanto faz que essa terapia venha antes ou depois.

Para um homem assintomático, fazer uma terapia hormonal precoce significa deixar de sentir-se bem e "normal", passando a experimentar fogachos, perda da libido e da capacidade de ter uma ereção; significa, também, ganhar peso, sofrer mudanças em sua massa muscular, na pele e no crescimento do cabelo, além das sutis alterações de personalidade que acompanham a perda dos hormônios masculinos. A longo prazo, os efeitos da hormonoterapia podem incluir a osteoporose – perda da densidade óssea, que deixa os ossos mais frágeis e quebradiços.

Por que passar por tudo isso precocemente, quando, em última análise, os efeitos positivos da hormonoterapia só se farão sentir quando um paciente começar a apresentar sintomas da doença em estágio avançado?

HORMONOTERAPIA: CONCLUSÕES E UMA PERSPECTIVA FUTURA

Isso não quer dizer que a hormonoterapia não funciona. Ela funciona. Prolonga a vida, e atenua muitos sintomas do câncer de próstata avançado. Em sua essência, a mensagem aqui é a seguinte: não há nenhum indício de que submeter um homem à terapia hormonal logo no início da doença, ou usá-la além do necessário, seja melhor do que iniciar essa terapia se e quando o paciente dela precisar.

A outra verdade que precisamos encarar é o fato de que a hormonoterapia não cura o câncer de próstata. E de que, se um homem viver por tempo suficiente, esse câncer vai progredir. Apesar de todos os aperfeiçoamentos da hormonoterapia, o índice de mortalidade do câncer de próstata avançado é mais ou menos o mesmo que sempre foi. E o motivo de esses homens estarem morrendo nada tem a ver com as células sensíveis aos hormônios; podemos controlar essas células. São as células insensíveis aos hormônios que nós ainda não conseguimos destruir. O que precisamos, portanto – e urgentemente – é de um melhor método de combater esse grupo celular.

Enquanto não dispusermos de tal tratamento, porém, é possível que a melhor estratégia com a hormonoterapia consista em reduzir seus custos ou minimizar seus efeitos colaterais. Os tratamentos hormonais mais caros serão necessariamente os melhores? É provável que não. A castração cirúrgica e um miligrama de DES são igualmente eficazes. Embora um miligrama não seja muito confiável para reduzir a testosterona ao nível de castração – como aconteceria se três miligramas fossem usados –, esta dose triplicada talvez não seja necessária, uma vez que a castração e um miligrama de DES parecem surtir os mesmos efeitos em termos de sobrevivência. O DES é bem mais barato que os agonistas LHRH, que podem custar centenas de dólares por mês. E o pior efeito colateral do DES, o inchaço doloroso do peito, pode ser tratado de modo relativamente barato com a radiação. Contudo, pacientes com um histórico de doença cardíaca ou tromboflebite não devem usar o DES como sua principal forma de tratamento.

Outro modo de aperfeiçoar a hormonoterapia seria diminuir seus efeitos colaterais – particularmente a impotência. Nessa área, uma esperança pode ser a flutamida, talvez em combinação com o finasteride – atuando em conjunto essas duas drogas preservam a potência da maioria dos homens. A teoria, aqui, é a do "soco duplo". A flutamida impede a ligação da testosterona e da DHT aos receptores na próstata (a idéia das "chaves na fechadura"). Com ajuda do finasteride, que reduz a quantidade de DHT à deriva no interior da próstata, só resta a testosterona para ligar-se ao receptor. Portanto, como a ligação entre testosterona e receptor é relativamente fraca, fica mais fácil, para a flutamida, tirar a testosterona do caminho – arrancar a chave da fechadura.

Será que isso funciona? Ainda é preciso pesquisar mais; porém os estudos de laboratório são promissores. O resultado seria um tratamento hormonal que não deixasse os pacientes impotentes ou sentindo-se "menos homens", nem sofrendo os outros efeitos colaterais da terapia hormonal convencional. Este deve ser o principal enfoque das pesquisas num futuro próximo – desenvolver uma terapia hormonal eficiente e com poucos efeitos colaterais.

Em sua busca de um meio-termo entre a terapia hormonal precoce e a tardia, muitos médicos adotaram a idéia da "supressão androgênica intermitente".

Basicamente, isto funciona assim: os homens começam a tomar hormônios logo de início – depois de uma contagem de PSA elevada que se segue a uma prostatectomia radical, por exemplo –, *antes que seus sintomas de câncer avançado tenham início.* Depois, quando os níveis de PSA caem, param de tomá-los e tiram umas pequenas "férias" do tratamento. Esses pacientes são monitorados bem de perto e, ao primeiro sinal de que o tumor está crescendo, recomeçam a tomar os hormônios.

Segundo os defensores de tal abordagem, suas maiores vantagens incluem uma melhor qualidade de vida – uma recuperação da função sexual, maior sensação de bem-estar durante o "período de férias" entre os tratamentos –, além de menores gastos e menos efeitos colaterais. Os partidários dessa abordagem acreditam que o câncer de próstata pode ir e vir, como uma fita elástica que se estica e, de repente – boing! –, volta à posição de repouso para em seguida retesar-se novamente. Acreditam também que, desse modo, podem protelar o surgimento das células sensíveis a androgênios que, em última instância, se mostram fatais para os homens com câncer metastático da próstata.

Há, aqui, alguns problemas. O primeiro, como já discutimos neste capítulo, é que *não há indícios de que alguma forma de terapia hormonal prolongue a vida de uma pessoa quando iniciada antes que o paciente realmente dela precise.* E então, por que a terapia hormonal interrompida funcionaria melhor? Todas as vantagens da supressão androgênica intermitente – a melhor qualidade de vida, o baixo custo e o menor número de efeitos colaterais – podem ser obtidos simplesmente ao se retardar a terapia até que se apresentem sintomas de câncer avançado, sem o grave efeito "montanha-russa" de começar e interromper esses poderosos medicamentos.

Por falar em qualidade de vida, muitos dos homens que começam esse tratamento são assintomáticos, com a doença em estágio inicial – homens que, em primeiro lugar, muitos médicos não veriam como candidatos ideais à terapia hormonal. Para esses homens – muitos dos quais têm uma excelente perspectiva de vida a longo prazo, sem qualquer novo tratamento –, é difícil justificar a intensa monitoração, os gastos e, sobretudo, as repercussões da terapia hormonal, que alteram suas vidas, sem uma prova substancial de que essa abordagem venha mesmo a funcionar.

Isso nos leva ao segundo problema: *as provas do funcionamento da supressão androgênica intermitente são, em grande parte, teóricas.* Seus defensores citam estudos experimentais, mas não apresentam dados sólidos obtidos a partir de estudos clínicos aleatórios em seres humanos – até porque nenhum desses estudos foi feito até hoje. Em uma dessas pesquisas experimentais, camundongos foram castrados quando seus tumores chegaram a um determinado tamanho. Quando o tumor se reduziu a 30 por cento de seu peso original, os cientistas transplantaram-no para outro camundongo. O tumor encolheu, começou a crescer de novo, e o camundongo foi castrado. Depois, quando o tumor encolheu novamente, foi transplantado para mais outro camundongo, e assim por diante. A partir disso, os pesquisadores inferiram que "ciclar" os androgênios pode retardar o tempo de progressão do tumor – o tempo antes que as células independentes de androgênios apareçam e a terapia hormonal não mais funcione.

Esses cientistas não levaram em consideração uma questão muito básica: *sempre que um tumor é transplantado para outro animal, seu tamanho vai diminuir – pois muitas de suas células simplesmente não sobrevivem à mudança.* Portanto, os pesquisadores estavam matando células simplesmente ao transplantá-las – e os grandes benefícios que citavam provinham, quase certamente, do transplante, e não da manipulação androgênica. Os pesquisadores poderiam ter evitado a crítica científica simplesmente ao submeterem os animais a "ciclos" de supressão androgênica reversível. (Afinal, isso é o que teria sido feito em pacientes humanos, em vez de uma série de transplantes tão improváveis.) Foi o que os pesquisadores fizeram em outro estudo. Suas descobertas: os animais que foram castrados ou tratados continuamente com DES (em outras palavras, animais submetidos a uma terapia constante, *não interrompida*) sobreviveram 50 por cento mais do que os animais submetidos à supressão hormonal intermitente.

Para sermos francos, não se trata de provas científicas que nos fazem vibrar; na verdade, são totalmente frágeis, sobretudo quando consideramos os efeitos da terapia – *exclusivamente baseados nessas descobertas* – sobre a saúde e a qualidade de vida dos pacientes. Então, por que todo esse entusiasmo com a terapia androgênica intermitente? Por que está sendo tão intensamente usada em experiências clínicas? Em nosso campo específico, os cínicos poderiam explicar esse aparente triunfo da terapia intermitente mediante o exame de outras estatísticas. Segundo uma delas, em 1995, nos Estados Unidos, os pacientes gastaram mais de um bilhão de dólares com LHRH agonistas, e mais trezentos e cinqüenta milhões com flutamida – o que explica o porquê de alguns laboratórios estarem ansiosos por trilhar esse caminho terapêutico *sem qualquer comprovação de que o mesmo prolongue a vida.*

A esta altura, o único ponto crucial a propósito da supressão androgênica intermitente é o fato de ser uma forma investigativa de tratamento, e que vai precisar de muitos anos – e de experiências clínicas criteriosas e aleatórias – para conseguir comprovar sua eficácia.

O QUE ACONTECE QUANDO A HORMONOTERAPIA PARECE NÃO FUNCIONAR?

O que você deve fazer? Em primeiro lugar, é preciso certificar-se de que você está se beneficiando ao máximo da hormonoterapia – de que ela está fazendo aquilo que dela se espera, e não está piorando ainda mais o seu quadro.

Se você foi castrado, certifique-se de que todo o tecido foi retirado. Isso é mais fácil do que parece; basta fazer um exame de sangue que meça o seu nível de testosterona. Da mesma maneira, se você está tomando estrogênio ou um agonista LHRH, verifique se a dosagem está certa e se os comprimidos estão sendo tomados regularmente – um comprimido às seis da manhã e outro à meia-noite do dia seguinte, por exemplo, poderia significar que o nível dos hormônios está flutuando. De novo, um exame de sangue pode confirmar se o seu nível de testosterona está no ponto crucial do nível de castração. Em qualquer caso, se houver um excesso de testosterona no sangue, a regularidade da dosagem é provavelmente o problema, e não é difícil contorná-lo.

Se sua testosterona estiver no nível de castração e você não estiver tomando flutamida, tente tomá-la para ver se isso faz seu nível de PSA cair. Para alguns homens, a ajuda é considerável. Contudo, se após a castração você já estiver tomando flutamida, estrogênio ou um agonista LHRH, tente parar com a flutamida.

Em alguns homens, o câncer de próstata retorna como um tipo de tumor chamado "carcinoma de células pequenas". Pode ser esse o caso quando há uma grande recorrência do câncer na pelve ou no fígado – principalmente se o seu nível de PSA estiver baixo. Para descobrir se é o que está acontecendo, faça uma biópsia. É importante obter essa confirmação, pois os cânceres de próstata de células pequenas têm uma conformação semelhante a outros cânceres do mesmo gênero (do pulmão, por exemplo), e respondem aos mesmos tipos de drogas quimioterápicas usadas para tratar esses outros tumores de células pequenas.

Se todas essas opções pela hormonoterapia foram tentadas, e o câncer não é um carcinoma de células pequenas, o próximo passo pode ser a tentativa de controlar o câncer e seus sintomas com outros tipos de drogas – a quimioterapia. Essa opção, porém, só é recomendada aos homens fortes o bastante para suportar os efeitos colaterais da quimioterapia. A outra opção é tratar os sintomas específicos à medida que o câncer progride.

Quimioterapia

Não vamos nos estender muito sobre este assunto, principalmente porque *a quimioterapia padrão não funciona no com-*

bate ao câncer de próstata. Infelizmente, trata-se de um desperdício de dinheiro e do tempo necessário para livrar-se de seus efeitos colaterais, que podem ser muito debilitadores para alguns homens. A quimioterapia não cura o câncer, e também não prolonga a sobrevivência em grau significativo. Além disso, seus efeitos colaterais vêm somar-se ao aborrecimento de ter um câncer de próstata – que já pode ser uma experiência suficientemente terrível por si só.

É o que tínhamos a dizer sobre essa modalidade de terapia.

"As drogas quimioterápicas convencionais não se mostraram muito benéficas para os pacientes", diz um oncologista de Johns Hopkins, "e não há comprovação alguma de que exerçam algum impacto na sobrevivência." (A única exceção pode ocorrer no caso de homens com um tipo de câncer chamado "carcinoma de células pequenas"; ver acima.)

Suramina

Mas temos, ainda, a suramina. A suramina não é uma droga quimioterápica padrão – na verdade, foi originariamente usada há mais de meio século, para erradicar parasitas internos. Várias décadas depois, nos anos 80, esse composto sintético foi estudado como um tratamento potencial da AIDS. Alguns médicos haviam descoberto que a suramina tinha a capacidade única de invadir as células e conturbar seus elementos mais básicos. Segundo constataram, a suramina podia ligar-se a várias substâncias chamadas "fatores de crescimento" – que atuam como chaves para ativar processos que promovem a divisão celular – e transtornar suas atividades normais como o faria um elefante numa loja de louça.

Depois, nos Estados Unidos, os médicos do Instituto Nacional do Câncer começaram a imaginar se a suramina não poderia instaurar o mesmo caos no câncer de próstata. Sabiam que a suramina era capaz de impedir a atividade de fatores de crescimento como o fator de crescimento fibroblástico básico e o fator de crescimento epidérmico – ambos considerados importantes para manter e promover o desenvolvimento das células do câncer de próstata. Incitadas por tais fatores de crescimento, essas células cancerosas de algum modo retornam a um estado mais primitivo, o que as estimula a reproduzir-se em massa.

Os cientistas também sabiam que a suramina podia inibir o crescimento de algumas variedades específicas de câncer de próstata. E, por último, a suramina também parecia ter a vantagem adicional de reduzir o nível dos androgênios adrenais.

Desse modo, a suramina apresentava-se extremamente promissora como a primeira droga a ter o potencial não só de reduzir os androgênios adrenais, como também de atacar as células resistentes aos hormônios – até o momento, tão bem-sucedidas em esquivar-se de toda e qualquer tentativa de destruí-las. Teria a suramina o desempenho que dela se esperava – poderia inibir os fatores que alimentam as células cancerosas e as fazem crescer? Em outras palavras, seria capaz de retardar a proliferação dessas células?

O júri ainda não chegou a uma decisão definitiva sobre a suramina. A questão crucial é que alguns homens ela tem ajudado, e outros não, e seus efeitos não parecem duradouros. Num estudo, a suramina provocou a redução ou o "completo desaparecimento" de metástases cancerosas em tecido macio – massas na pelve, linfonodos, e até mesmo nódulos sob a pele. Contudo, só em poucos homens essas melhoras duraram mais de três meses. Poucos mostraram melhoras de suas metástases ósseas, e esses ganhos vieram muito lentamente – demoraram nove meses ou mais para se fazerem sentir. As metástases ósseas em alguns casos melhoraram, mas em outros, pioraram. Alguns homens não passaram por nenhuma mudança, enquanto outros viram seu câncer progredir. Os níveis de PSA de alguns pacientes caíram, mas só em alguns poucos casos essa melhora durou mais de três meses.

Nesse estudo, a maioria dos homens que vinham tendo fortes dores ósseas encontraram um alívio significativo. Quase sempre, porém, isso só acontecia nas primeiras semanas de tratamento, e não era acompanhado por uma diminuição perceptível do tamanho do câncer. Na verdade, os médicos nem mesmo sabiam ao certo se esse resultado se devia à suramina – podia ser uma conseqüência dos tratamentos corticosteróides que, como se sabe, aliviam as terríveis dores ósseas.

Efeitos Colaterais

Além de inibir o crescimento do câncer, a suramina também pode suprimir o sistema imunológico do organismo. Seus efeitos colaterais podem incluir infecções (particularmente do trato urinário), uma queda reversível do número de plaquetas no sangue, fadiga, perda de apetite, erupções cutâneas, dores e fraqueza nas mãos e nos pés.

Por que um Único Medicamento Talvez não Seja Suficiente

No momento, os pesquisadores estão trabalhando muito para desenvolver análogos (ou "primos") da suramina – com o objetivo de torná-la mais poderosa e reduzir seus efeitos colaterais. E os cientistas estão tentando descobrir se, ministrada em combinação com outra droga – EMCYT, talvez –, a suramina poderia tornar-se mais eficaz.

"Estamos, aqui, falando exatamente do último período de vida de um tumor", diz o oncologista do Johns Hopkins. "Nesse ponto, os tumores ficam resistentes às drogas de muitas maneiras diferentes; apresentam diferentes processos de resistência. Se você usar a droga A, por exemplo, ela pode ser eficiente contra uma certa parte do tumor, mas provavelmente não aja sobre a sua totalidade – é provável que alguma parte desse tumor se torne resistente ao tratamento. Portanto, tendo em vista que estamos lidando com uma doença heterogênea, é improvável que qualquer droga *isolada* provoque um impacto significativo."

O ajuste do tempo do tratamento talvez possa, também, conferir mais eficácia a drogas como a suramina. Alguns médicos estão deixando que o PSA determine o início de um tratamento adicional. "Quando acompanhamos pacientes submetidos à terapia hormonal", diz o oncologista, "assim que percebemos que o PSA está subindo – mesmo antes de os pacientes apresentarem problemas –, concluímos que talvez seja esse o momento certo de começar (com outras drogas), porque a doença ainda não é tão extensa quanto irá tornar-se se você esperar que comecem as dores, a perda de peso e outros sintomas associados ao câncer."

ALÍVIO PARA SUAS DORES

"A dor é algo estreitamente associado à qualidade de vida", diz um oncologista do Johns Hopkins. "As pessoas com dores perdem o apetite, e portanto emagrecem. Estão quase sempre deprimidas. Às vezes precisam ficar acamadas, pois as dores são insuportáveis. Se mantivermos um controle agressivo da dor, será muito comum vermos nossos pacientes sentindo-se melhor e voltando a alimentar-se. Para nossos pacientes, o tratamento agressivo da dor é sem dúvida um grande benefício."

Não se trata, apenas, de uma ação benéfica – como paciente, você tem o *direito* a não sofrer. Um número enorme de homens com câncer de próstata avançado sofre dores tenebrosas ao longo de sua enfermidade. Vários estudos têm mostrado que, em média, 72 por cento dos homens com câncer de próstata avançado têm dores. Num estudo recente em 201 homens com câncer de próstata, 47 por cento disseram sentir dores que iam de "moderadas a muito fortes" – *apesar do uso de analgésicos.* Isso nos diz muitas coisas. Uma delas é que, no âmbito das doenças, o câncer de próstata é mais doloroso que a maioria dos outros cânceres. Seus padrões específicos de disseminação – metástases ósseas, afetando particularmente a espinha dorsal – fazem dele o mal mais terrível, com exceção do câncer cervical, em termos da gravidade da dor. Esse estudo, porém, também nos mostra outra coisa: esses 201 homens estavam tomando analgésicos, e mesmo assim sentiam dores. Alguns deles, inclusive, sentiam dores atrozes. *Isso significa que os analgésicos não funcionam? Não. Significa que os médicos que tratavam esses pacientes não lhes estavam dando uma medicação suficiente para o seu bem-estar.*

Não há desculpa para isso. E, quase sempre, as duas partes – médicos e pacientes – são culpados por tal situação. Num artigo recentemente publicado pela Universidade do Colorado, os autores arrolaram algumas das razões pelas quais os pacientes de câncer de próstata são submedicados.

Aqui estão algumas das razões que podem levar os médicos a não receitar analgésicos em quantidade suficiente. A primeira é que muitos médicos não aprendem o suficiente sobre medicação analgésica na faculdade e em sua experiência profissional subseqüente; aprendem a salvar ou prolongar vidas, mas nem sempre a cuidar do bem-estar de seus pacientes. (Isso está melhorando à medida que as escolas de Medicina e os cursos de aperfeiçoamento vêm fazendo um bom trabalho no sentido de ensinar seus médicos a lidar com as dores dos pacientes.)

Mas talvez um problema ainda pior – e isso também tem a ver com o modo como são educados os profissionais que atuam na área da saúde pública – seja o medo muito compreensível de que os pacientes se viciem. *Isso é tolice.* O único objetivo dessas drogas é aliviar a dor e, para sermos francos, poucos pacientes precisam desses medicamentos mais desesperadamente do que as pessoas com câncer – sobretudo os homens com câncer de próstata metastático, cuja dor é dilacerante.

E no entanto, como foi demonstrado por esse estudo, todos os dias alguns médicos prescrevem analgésicos em dosagens inadequadas; há enfermeiras que economizam analgésicos, bem como farmacêuticos que se recusam a cedê-los.

Além disso, alguns médicos se preocupam com o controle dos efeitos colaterais desses medicamentos (ver abaixo). Preocupam-se com a possibilidade de precipitar, inadvertidamente, a morte de um paciente – ou, pior que isso, de se tornarem uma parte involuntária de uma tentativa de suicídio – pela receita de uma *overdose*.

Outros problemas arrolados por esse estudo da Universidade do Colorado dizem respeito à falha de comunicação. Algumas diretrizes sobre a dosagem de medicamentos (impressas nos livros de consulta médica e em outras fontes) não são apropriadas à intensidade específica da dor provocada pelo câncer. E às vezes – o que vem se tornando cada vez mais comum – se um paciente estiver sob os cuidados de um grupo de médicos, pode não ficar muito claro quem é o responsável pelo controle da dor. A dor pode "ficar esquecida nos vazios entre os membros da equipe".

Em sua condição de paciente, o que é que você pode fazer? Se estiver com dores terríveis, converse com seu médico. Se estiver sendo tratado por uma equipe médica, peça que um deles cuide especificamente de sua dor e de outros sintomas. Se não estiver satisfeito com o atendimento que lhe está sendo dispensado, procure outro médico – de preferência, alguém que trata muitos pacientes com câncer e conhece bem a dor intensa e específica dos que têm essa doença.

Nos Estados Unidos, outra opção é entrar em contato com a *National Hospice Organization*, um grupo que tem por objetivo "fazer com que os pacientes levem uma vida dinâmica e sem dores, e saibam lidar com outros sintomas", para que seus dias "possam ser vividos com dignidade e qualidade, tanto em casa quanto em alguma instituição médica".

Muitos programas de organizações para pacientes terminais como a acima mencionada – e há centenas delas espalhadas pelo país – são dirigidos por médicos, e a assistência é prestada por um espectro de profissionais que inclui enfermeiras, psicólogos, membros do clero e assistentes sociais. Essas pessoas atendem vinte e quatro horas por dia, todos os dias, e seu trabalho se concentra nos pacientes e em suas famílias.

Como foi demonstrado pelo estudo da Universidade do Colorado, há também alguns problemas regulamentares. O governo estará sempre presente quando estiverem sendo usados narcóticos potencialmente capazes de viciar um paciente, como é o caso da morfina. É por isso que, em sua maior parte, essas drogas são chamadas de "substâncias controladas". A burocracia governamental pode incluir a limitação dos *refills*, muito embora essa questão não seja intransponível – significa, apenas, que os pacientes precisam pedir que seus médicos lhes dêem novas receitas quando seu medicamento estiver prestes a acabar.

Finalmente, porém, o estudo apresentou um grande número de razões pelas quais *os próprios pacientes* não pediam uma medicação analgésica adequada. Os pesquisadores descobriram que alguns homens não conseguem expressar bem os seus sintomas, nem deixar entrever a profundidade de suas dores. Para alguns, não fica bem a um "macho" admitir que sua dor é intolerável. (Se você tiver um problema desse tipo, talvez convenha, sempre que você procurar o médico, levar junto um membro da família que não tenha tais escrúpulos.) Outros homens têm medo de viciar-se – e suas zelosas famílias não os ajudam em nada quando insistem com eles para "dizerem não" às drogas!

Alguns acreditam que a dor é uma parte inevitável do fato de terem um câncer, e que nada pode ser feito para ajudá-los. Outros se preocupam com o agravamento futuro das dores, e preferem reservar o "armamento pesado", as medicações mais fortes, para quando elas se tornarem intoleráveis. (Na verdade, com analgésicos poderosos como a morfina, o alívio *sempre* vem quando os médicos aumentam a dosagem, e então você nada tem a ganhar ao tentar ver quanta dor é capaz de tolerar.) Alguns homens não querem ser rotulados de "maus pacientes" pelo fato de reclamarem da dor. Por último, segundo o estudo que estamos examinando, alguns homens – sempre os arrimos de família – acham que os altos gastos com analgésicos vão consumir todos os recursos de suas famílias. Para esses, a metadona pode ser uma boa opção – com seu preço por volta de 30 dólares ao mês, é o mais barato dos narcóticos.

O ponto fundamental é que você – ou qualquer ente querido com câncer de próstata – não precisa passar por dores atrozes. Há muitas maneiras de aliviar esse sofrimento. Escolha a sua.

Analgésicos

Faz sentido tratar diferentemente cada nível e tipo de dor. No nível mais baixo estão as dores moderadas, que respondem à aspirina e ao paracetamol (Tylenol), ou ao ibuprofeno (Advil ou Motrin). Em seguida vêm os opiatos de pouca intensidade, drogas como a codeína. No âmbito dos opiatos, essas drogas são consideradas fracas. Em termos de alívio da dor, não chegam aos pés dos opiatos poderosos como a morfina – o ponto mais alto na escala da dor. (Ainda assim, esses opiatos mais moderados em geral são suficientes para aliviar as dores menos intensas.) A maior vantagem dos opiatos fortes é "o fato de não terem um teto", como afirma um estudo. "O aumento da dose sempre aumenta o alívio da dor", embora também possa ocorrer uma intensificação dos efeitos colaterais.

Além disso, outras drogas em geral não classificadas como analgésicos – em especial os corticosteróides – mostraram-se úteis para diminuir a inflamação e aliviar algumas dores de coluna. Pergunte ao seu médico se uma dessas drogas não seria conveniente no seu caso.

Se você tem outros problemas de saúde, se sua idade é avançada ou se está tomando outros medicamentos, certos analgésicos podem afetá-lo de modo mais forte do que habitualmente acontece com outros homens. Discuta essas questões com seu médico, e também os efeitos colaterais de várias drogas e o modo como devem ser ministradas: em forma de comprimido, líquido, supositório retal, emplastro ou injeção. Se precisar de outras informações, peça a seu farmacêutico as bulas de vários medicamentos. Em geral, as bulas são impenetráveis, confusas e escritas em letras minúsculas, contendo mais informações do que a maioria das pessoas deseja. Em geral, trazem uma relação de todos os possíveis efeitos colaterais, inclusive os mais improváveis. Contudo, algumas pessoas acham que esse tipo de informação ajuda.

Drogas para Dores Moderadas

Aqui está uma relação de algumas drogas antiinflamatórias não-esteróides (NSAIDs) e algumas de suas marcas registradas. (O fato de não mencionarmos uma marca registrada não significa que o medicamento não seja bom.) As drogas vendidas sem receita médica incluem a aspirina, o paracetamol (as marcas comerciais incluem Tylenol e Datril) e o ibuprofeno (Motrin, Advil e Nuprin, entre outros). As que precisam de receita médica incluem o diflunisal (Dolobid), o trissalicilato de magnésio de colina (Trisilate), o salsalato (Disalcid), o naproxeno (Naprosyn), o sódio de naproxeno (Anaprox), a indometacina (Indocin), o sulindac (Clinoril) e o cetolorac (Toradol).

Drogas para Dores de Moderadas a Fortes

Aqui estão algumas drogas vendidas com receita médica e algumas de suas marcas registradas. (De novo, não mencionaremos todas as marcas registradas.) Estas incluem o fenatil (Duragesic), o propoxifeno (Darvon, Darvocet), a codeína (Tylenol com codeína), a oxicodona (Tylox, Percocet, Percodan), a meperidina (Demerol), a metadona (Dolophine), a hidromorfona (Dilaudid) e a morfina (Roxanol).

O Tratamento de Dores Específicas

Até recentemente um tratamento chamado "*irradiação de meio corpo*" era bastante usado para aliviar a dor do câncer de próstata de pacientes com metástases ósseas em várias partes do corpo. A irradiação de meio corpo envolvia aquilo que os radiologistas chamam de "grandes campos" de radiação – grandes partes do corpo e doses relativamente altas de radiação. O problema estava no fato de esse procedimento destruir importantes células formadoras do sangue na medula óssea e comprometer o sistema imunológico do organismo, resultando em complicações como infecções e necessidade de transfusões.

Atualmente, para a dor concentrada em uma só área – uma parte da espinha, por exemplo –, o tratamento mais específico é uma abordagem muito melhor. Duas boas opções são a radiação "local" e o estrôncio-89 radioativo.

Radiação "local"

Este é um tratamento por radioterapia externa localizada, que tem por alvo uma ou várias metástases ósseas. Não impede a formação de novas metástases, mas em geral ajuda a aliviar a dor nos pontos sobre os quais incide. A radiação local quase sempre resulta em vários meses de um enorme alívio da dor, e ajuda a prevenir a compressão da medula espinhal (ver abaixo). Em estudos recentes, 55 por cento dos pacientes tiveram alívio total da dor, e 33 por cento um alívio parcial; só 12 por cento apresentaram pouca ou nenhuma reação.

Estrôncio Radioativo

Uma nova abordagem da dor óssea surgiu com o desenvolvimento de um composto chamado estrôncio-89 radioativo, um isótopo radioativo que é injetado no organismo. Essa intervenção é feita em pacientes externos.

O estrôncio-89 é particularmente apropriado à dor óssea. Como o cálcio, é imediatamente assimilado pelo osso, como a água é absorvida por uma esponja – com a diferença de que esse composto tende a ignorar as estruturas ósseas saudáveis incindindo diretamente sobre o câncer metastático. (O estrôncio-89 é absorvido pelo tumor no osso, e não pela medula óssea, numa relação proporcional de dez por um.) De 50 a 80 por cento dos pacientes acusaram alívio da dor.

O estrôncio-89 tem uma longa meia-vida no organismo – cinqüenta e um dias. Uma única injeção do composto mostrou-se capaz de aliviar a dor durante uma média de seis meses. Comparado à radiação local, uma das vantagens do estrôncio-89 está no fato de agir sobre os novos pontos de metástase que surgem quando ele ainda se encontra no organismo, bem como sobre os mais antigos, aqueles que originalmente se destinava a tratar.

O estrôncio-89 também pode ser usado em combinação com a radiação local. Num estudo, os médicos descobriram que essa abordagem combinada – estrôncio-89 mais radiação local – retardava sete meses a progressão da dor em comparação com o tempo de ação do radiação local pura e simples.

Efeitos Colaterais. Os poucos efeitos colaterais associados ao estrôncio-89 incluem a possibilidade de lesão na medula óssea, o que se caracteriza por uma queda das plaquetas. Além disso, alguns homens reportam um leve aumento da dor nos dois primeiros dias após terem tomado a injeção, o que pode ser controlado através de outros analgésicos. E cuidado: sendo que essa substância radioativa é excretada na urina, é preciso tomar certas precauções com ela nas primeiras quarenta e oito horas após a injeção; isto significa que você deve urinar num recipiente especial – nunca no vaso sanitário – e dispor do modo material seguindo as orientações de seu médico.

QUANDO UM TRATAMENTO ADICIONAL PODE SER NECESSÁRIO

Além de provocarem uma dor muito forte, as metástases do câncer ósseo podem provocar outras duas complicações catastróficas – a compressão da medula espinhal e a fratura patológica.

Compressão da Medula Espinhal

Cerca de um terço dos homens com câncer de próstata metastático podem correr o risco de compressão da medula espinhal – quando a proliferação das células cancerosas leva uma parte da medula espinhal ao colapso, prendendo (e às vezes esmagando) nervos periféricos. Se você sentir muita dor nas costas, e essa dor for acompanhada de fraqueza nas pernas, perda de sensação (em geral começando por insensibilidade ou formigamento nos dedos do pé), dificuldade de andar, constipação ou retenção urinária, é possível que você esteja correndo risco, e é preciso fazer um MRI imediatamente. *O MRI é fundamental, pois vai fornecer detalhes da medula espinhal e poderá mostrar os primeiros sinais da compressão.* Se a compressão da medula espinhal for um perigo iminente, o MRI vai mostrar o câncer invadindo a dura-máter, a membrana que envolve a medula; a isso se dá o nome de "compressão extradural". Se seu hospital não tiver condições de fazer o MRI, convém procurar outro. *Trata-se de um problema muito sério – uma emergência no sentido pleno da palavra –, e é preciso procurar um tratamento agressivo e imediato.* É muito melhor tratar precocemente uma compressão potencial do que tentar consertar o estrago depois que ela realmente acontece.

Os pacientes em risco iminente de compressão da medula espinhal devem ser tratados com grandes doses de corticosteróides (em geral, usando um medicamento chamado decadron) durante quarenta e oito horas. Depois, dependendo de como o seu corpo reage, o médico deve decidir o próximo passo – o que pode significar um tratamento de radiação local na espinha, ou algo chamado de "descompressão cirúrgica", uma operação para atenuar a pressão exercida pelo câncer sobre a medula espinhal.

Se você ainda não adotou a hormonoterapia, este é o melhor momento para fazê-lo – e logo –, começando com a castração imediata ou um tratamento à base de flutamida (ver acima). Em tal situação, não é uma boa idéia ministrar um agonista LHRH, que pode provocar um surto de testosterona que, por sua vez, poderia agravar o câncer tão precariamente instalado na espinha.

A compressão da medula espinhal é mais uma das várias complicações desagradáveis do câncer de próstata, e tem um enorme potencial de arruinar a qualidade de vida – pode levar à paralisia, seguida pela perda das funções do intestino e da bexiga. Acima de tudo, pode resultar na perda da independência e do senso de dignidade do paciente.

Se você começar a sentir qualquer dos sinais de advertência acima mencionados, *chame seu médico imediatamente; não espere chegar o dia da próxima consulta!* Essa urgência pode significar a diferença entre continuar andando e ver-se preso a uma cama.

Fratura Patológica

Quando o câncer invade os ossos, estes tornam-se quebradiços. Portanto, os homens com câncer de próstata metastático facilmente têm seus ossos quebrados (a isto se dá o nome de fratura patológica). Os ossos mais suscetíveis são os que arcam com grande parte do peso do corpo, nos quadris e nas coxas. Às vezes, os médicos podem tomar medidas para proteger os ossos que correm maior risco – colocar pinos no osso do quadril para reforçá-lo, por exemplo. Esses passos são uma boa idéia quando um osso tiver uma grande porção de câncer (com mais de três centímetros de diâmetro) que abranja pelo menos metade da estrutura externa do osso.

Outras Complicações

Obstrução do Trato Urinário

Se você apresenta algum destes sintomas – fluxo urinário fraco, hesitação em começar a urinar, necessidade de fazer pressão ou esforçar-se para iniciar o fluxo urinário, fluxo urinário intermitente (começa e pára várias vezes), dificuldade de parar de urinar, "gotejamento" depois da micção, a sensação de não conseguir esvaziar completamente a bexiga, ou de não conseguir urinar de modo algum – é provável que o câncer tenha crescido a ponto de obstruir o seu trato urinário. Há várias intervenções possíveis para aliviar esses sintomas, inclusive a ressecção transuretral da próstata ou a colocação de sondas. (A propósito de outras maneiras de aliviar a obstrução, ver Capítulo 10 e conversar com seu médico.)

Emagrecimento

Que mal há em perder peso, principalmente quando se leva em conta que você passou a melhor parte de sua vida tentando emagrecer? O problema, aqui, é que as pessoas com câncer precisam comer. Perder peso significa perder forças e reservas físicas com as quais o corpo combate as doenças.

Perdeu o apetite? Só consegue comer um pouco por vez? A simples idéia de vitaminas deixa-o com vontade de vomitar? Então faça aquilo que fazem as mulheres grávidas com náusea matinal: coma menos, mas com mais freqüência. Faça refeições ligeiras porém nutritivas ao longo do dia. Aproveite cada caloria. As calorias vazias do chá gelado com açúcar não farão ao seu corpo o mesmo bem que as calorias de um suco, por exemplo, e o mesmo se pode dizer das calorias vazias de uma rosca em comparação com as de um bolinho de trigo ou milho, ou de uma fatia de bolo de banana. E, se você não conseguir comer tanto quanto o seu corpo necessita, tente um suplemento líquido com calorias concentradas, como Ensure ou Sustacal. A maioria dos hospitais têm nutricionistas que poderão ajudá-lo a resolver esse tipo de problema. Essas pessoas estão ali para isso mesmo – portanto, trate de usar seus serviços!

Nos casos mais graves de emagrecimento, os médicos podem introduzir um tubo para alimentação, que poupa o trato digestivo superior e permite que o paciente receba, em forma líquida, os nutrientes dos quais tanto necessita. Esse tubo realmente "tira um peso dos ombros dos pacientes", como afirma um gastroenterologista do Johns Hopkins, uma vez que lhes oferece uma maneira indolor de fazer o alimento chegar ao estômago. É confortável e discreto – fica oculto sob as roupas –, e pode ser removido quando seu apetite voltar e você não precisar mais dele.

Constipação

Este é outro grande problema para quem toma analgésicos fortes como a morfina, que sedam o trato digestivo à medida que eliminam a dor. Muitos médicos receitam laxantes moderados junto com os analgésicos opiáceos. Outra opção consiste em ingerir alimentos ricos em fibras, encontráveis numa grande variedade de formas (inclusive em misturas que você pode adicionar a sucos de frutas). Você não precisa evacuar diariamente, mas deve fazê-lo pelo menos a cada dois ou três dias – e, quando acontecer, o ato não deve ser doloroso ou desagradável.

VOCÊ DEVE PARTICIPAR DE UM ESTUDO?

É claro que isto depende do estudo e da instituição médica que dele participa. Um aspecto negativo potencial da participação em qualquer estudo de um novo medicamento ou de uma nova intervenção cirúrgica está no fato de que o tratamento recebido pode ser ineficaz, ou não tão eficaz quanto os que já são disponíveis – sobretudo quando se tratar de um estudo duplo-cego e você estiver entre os participantes que tomam o placebo. Além disso, os cientistas podem estar testando um novo medicamento para conhecer melhor seus efeitos colaterais.

Mesmo assim, são muitas as vantagens dos participantes de um desses estudos. Os estudos médicos são rigorosamente controlados, têm regras bem definidas (os participantes podem abandoná-los quando quiserem) e juntas de revisores que incluem médicos, enfermeiros, advogados, cientistas, religiosos e leigos. Em geral, como as pessoas que participam de estudos médicos são acompanhadas mais de perto, a assistência médica que recebem acaba sendo melhor que a da maioria dos pacientes; além disso, o custo é muito baixo, quando não inexistente. (Nos casos em que o medicamento se mostra eficaz, às vezes os participantes recebem muitas amostras grátis como recompensa por sua colaboração.)

Participar de um estudo muitas vezes significa ter acesso a novos medicamentos que ainda não estão ao alcance da quase totalidade dos pacientes; você pode ser um dos primeiros a usar uma nova descoberta. E muitos voluntários desses estudos médicos afirmam ter a sensação de que estão fazendo algo de importante – que sua contribuição pode fazer avançar a ciência médica, o que, em última instância, vai ajudar muitas pessoas.

"Quando motivados e sentindo-se bem, os pacientes devem sempre explorar essa opção", diz um oncologista do Johns Hopkins. "Não devem desistir. A participação em tais estudos pode dar a muitos pacientes novas esperanças e uma maneira mais positiva de encarar os fatos."

O RESUMO DA HISTÓRIA

Quando o câncer se espalha para além da próstata, não é possível curá-lo – mas é possível mantê-lo sob controle. A principal maneira de manter tal controle é o recurso à terapia hormonal – o bloqueio dos hormônios que suprem a próstata e alimentam o câncer. Existem vários tipos de hormonoterapia, cada qual dirigido a um elo diferente da cadeia hormonal de eventos que afetam a próstata.

O crescimento da próstata é controlado por um hormônio principal, a testosterona, que é produzida pelos testículos. A testosterona circula no sangue e entra na próstata, onde logo se transforma em outro hormônio poderoso – a DHT, o hormônio ativo no interior da próstata.

A quantidade de testosterona que circula no sangue é cuidadosamente monitorada pelo cérebro, que é onde toda a cadeia hormonal realmente começa. O hipotálamo produz uma substância chamada LHRH, um sinal químico que é enviado à vizinha glândula pituitária. Esse sinal diz à pituitária para produzir, entre outras coisas, um hormônio chamado LH. Este, por sua vez, diz aos testículos que produzam a testosterona. Pense no "efeito dominó" – LHRH, LH, testosterona, DHT.

O objetivo principal da hormonoterapia é diminuir a testosterona, que estimula o tumor prostático. Qual a melhor abordagem? Há vários lugares bons para o bloqueio dessa cadeia hormonal – drogas que podem visar o hipotálamo (LHRH), a pituitária (LH), a glândula adrenal (androgênios adrenais), os testículos (testosterona) ou a próstata (DHT).

A maneira mais fácil e barata de controlar a testosterona é uma cirurgia simples, a castração (também conhecida como "orquiectomia"). A castração funciona rapidamente: reduz a quantidade de testosterona do corpo em cerca de 95 por cento, e o faz quase imediatamente e para sempre. Mais ou menos três horas após a cirurgia, os níveis de testosterona despencam até atingirem o chamado "nível de castração".

Por várias razões, muitos homens não querem submeter-se à castração cirúrgica, e então optam pela castração química – tomando medicamentos que chegam ao mesmo resultado. Existem várias opções: uma delas é um grupo de drogas chamadas *estrogênios.* O DES, o principal estrogênio oral, visa à conexão hipotálamo-pituitária em vez dos testículos. Seu funcionamento se dá ao bloquear a liberação de LHRH, um procedimento que, por sua vez, bloqueia o LH e o FSH – o que praticamente obstrui as "fábricas" de testosterona dos testículos. Desse modo, a testosterona também cai ao nível de castração. (*Atenção:* os homens com um histórico de doenças cardíacas ou tromboflebite não devem usar o DES como principal forma de tratamento.)

Os agonistas LHRH constituem outra opção. Esses agonistas interrompem a produção de LH. Os mais comumente receitados são a leuprolida e a goserelina. Devido a sua capacidade de reduzir o nível de testosterona e aumentar o período de vida, essas drogas equivalem ao tratamento com DES ou à castração cirúrgica.

Um medicamento chamado *cetoconazol* bloqueia a produção de testosterona ao agir sobre os testículos. Os efeitos da testosterona sobre a própria glândula prostática também podem ser bloqueados através da interferência na conversão da testosterona em DHT – é o que faz uma droga chamada *finasteride* –, ou através do bloqueio dos efeitos da testosterona e da DHT sobre a célula prostática, o que é conseguido mediante a neutralização do efeito de ambas. É o que faz a *flutamida*, uma droga "antiandrogênica".

As formas mais conhecidas de hormonoterapia para o câncer de próstata são a *castração*, os *estrogênios* e os *agonistas LHRH*. Todas as três se equivalem em termos de seu efeito – reduzir a testosterona ao crucial "nível de castração". Não há indícios seguros de que outra abordagem, a chamada "ablação androgênica total", faça alguma diferença significativa no que diz respeito ao aumento da expectativa de vida. (Por trás dessa abordagem está a teoria segundo a qual até mesmo os baixos níveis de testosterona e DHT produzidos pelas glândulas adrenais podem estimular o câncer de próstata, e que devem ter sua produção interrompida. Isso é feito mediante a combinação de um tratamento hormonal padrão, como a castração, com a flutamida.)

A hormonoterapia funciona com quase todos os homens; prolonga a vida e atenua muitos sintomas do câncer de próstata avançado. Em alguns casos, seus efeitos duram muitos anos. Por que não cura a doença? Porque o câncer de próstata é "heterogêneo" – é um grupo de células diferentes que se misturam. Algumas dessas células respondem aos hormônios, outras não. Isso significa que um tratamento hormonal que vise a um tipo de célula, o tipo que responde aos hormônios, não tem absolutamente efeito algum sobre outras células presentes que são insensíveis aos hormônios. Estas continuam a desenvolver-se, imperturbáveis. Em última instância, se um homem viver muito, essas células acabarão por dominar as que são sensíveis aos hormônios. No momento, não sabemos como detê-las.

Esse fato tem duas importantes implicações para os pacientes: *primeiro*, não há indícios de que, em termos do prolongamento da sobrevivência, introduzir a hormonoterapia logo no início do câncer de próstata seja mais eficaz do que iniciar o tratamento *se e quando o paciente dele precisar* – quando apresentar dores ósseas devido ao câncer, por exemplo. Repetindo, as células que em última instância se mostram fatais são as insensíveis aos hormônios – e, para estas, não faz a menor diferença se a hormonoterapia vem cedo ou tarde. *Segundo*, não há indícios de que outras formas de manipulação hormonal – ablação androgênica total, por exemplo – sejam muito benéficas depois que a hormonoterapia deixou de funcionar.

Se os hormônios perderem seu efeito sobre o tumor, existem muitas outras opções para o tratamento da doença e de sintomas específicos, inclusive as novas drogas quimioterápicas, a radiação "local" de pontos onde há metástases dolorosas (fragmentos de câncer que se separaram do tumor principal e se estabeleceram em outros lugares, como uma estrutura óssea), uma substância radioativa chamada estrôncio-89, que se presta admiravelmente bem a tratar as dores ósseas, e toda uma série de poderosos analgésicos. *Nada justifica que um homem com câncer de próstata tenha de suportar dores terríveis.* O enfrentamento agressivo da dor não é apenas benéfico – já se demonstrou a maior sobrevivência dos homens que não sofrem dores atrozes –, mas é, sobretudo, um direito fundamental de todo paciente. Já que existe ajuda, trate de beneficiar-se dela.

Todas essas opções são discutidas em detalhes neste capítulo.

8

Ajuda na Impotência Depois do Tratamento da Próstata

Os homens que ficam impotentes depois da prostatectomia ou da radioterapia têm sensações e impulsos sexuais normais, e podem chegar a um orgasmo normal. Seu único problema pode consistir em como conseguir uma ereção e mantê-la.

Trata-se de um problema para o qual existe solução.

O objetivo deste capítulo não é fazer uma relação de todas as possíveis causas da impotência, que são muitas, nem entrar numa discussão pormenorizada de todos os tratamentos – pretendemos, apenas, dizer-lhe duas coisas: primeiro, que você não está sozinho, e, segundo, que existem maneiras de ajudá-lo.

Eis algumas estatísticas: por volta dos 65 anos de idade, cerca de 25 por cento dos homens estão impotentes. Nos Estados Unidos, avalia-se que existam dez milhões em tal condição.

O envelhecimento é uma das razões que levam a isso. Mas a impotência também pode resultar de problemas médicos como diabete, hipertensão ou esclerose múltipla; de certos medicamentos; do uso excessivo de álcool, cigarros ou outras drogas, e até mesmo de problemas psicológicos ou emocionais. Para a maioria dos homens, a impotência não é necessariamente uma condição permanente. Em outras palavras: se houver vontade, sempre haverá uma solução.

O QUE ACONTECE QUANDO A FUNÇÃO SEXUAL É NORMAL?

Em termos médicos, a ereção pode ser reduzida a um "evento vascular", muito embora se trate de uma maneira por demais simplista de descrever a delicada e complexa interação entre vasos sanguíneos (veias e artérias) e nervos. O pênis é uma estrutura admirável; é formado por nervos, tecido muscular liso e vasos sanguíneos. Tem três câmaras cilíndricas e esponjosas que são fundamentais para a ereção; uma delas é chamada de *corpo esponjoso*, e as outras duas são os *corpos cavernosos.*

Quando a função sexual é normal, eis o que acontece: há uma excitação sexual. Uma substância chamada óxido nítrico é liberada pelas extremidades nervosas, e o tecido muscular liso do pênis começa a relaxar. As câmaras esponjosas (também chamadas de sinusóides) dentro desse tecido muscular liso começam a dilatar-se. Enquanto isso, as artérias continuam a bombear sangue nessas câmaras esponjosas do pênis. À medida que o órgão começa a alongar-se, as veias se distendem, comprimindo-se contra o tecido denso que circunda os corpos cavernosos e fechando-se de tal modo que o sangue não consiga sair do pênis. As câmaras ficam ingurgitadas, o que mantém o pênis "inflado" durante a atividade sexual. Tem-se aí uma ereção.

Após a ejaculação, o óxido nítrico deixa de ser liberado; o tecido muscular liso se contrai, e o fluxo sanguíneo para o pênis vê-se reduzido – as veias afrouxam sua compressão, o sangue já pode deixar o pênis e cessa a ereção.

O QUE PODE ESTAR ERRADO?

São quatro os componentes da função sexual normal dos homens – a *libido* (impulso sexual), a *ereção*, a *emissão de fluido* (ejaculação) e o *orgasmo.* Todos esses componentes são regulados separadamente; não há um "centro de controle do sexo" centralizado.

Libido

O impulso sexual é controlado pelo hormônio masculino, a testosterona, que é produzida quase exclusivamente pelos testículos. (Para uma visão mais abrangente desse processo, rever as informações sobre anatomia contidas no Capítulo 1.) Uma das principais causas da diminuição da libido nos homens que se tratam de doenças da próstata é a redução da testosterona. Contudo, outros fatores – tanto ambientais quanto psicológicos – podem ter um impacto sobre o impulso sexual (ver adiante).

Ereção

Talvez o problema sexual mais comum que afeta os homens depois de um tratamento prostático seja a incapacidade de ter uma ereção suficiente para manter uma relação sexual; a isto se dá o nome de "disfunção erétil". Os nervos ligados ao pênis são extremamente importantes para a ereção. Importância especial têm os nervos dos feixes que ficam nas laterais da próstata. Mesmo que esses feixes de nervos não sejam removidos durante uma prostatectomia radical, ainda assim podem ser lesados pela cirurgia. Também podem ser lesados por outras intervenções, inclusive pela prostatectomia a laser – quando a energia do laser se estende para muito além da próstata – e, raramente, por uma RTUP destinada a tratar a hiperplasia prostática benigna. *Não se esqueça, porém, de que esses nervos só são necessários para a ereção – e não para a sensação e o orgasmo.* A perda da ereção depois de uma prostatectomia radical é chamada de "multifatorial" pelos médicos – em outras palavras, talvez não seja causada por um único problema.

Mesmo quando os dois feixes de nervos são preservados durante a cirurgia, alguns homens ainda podem ficar impotentes depois – e os médicos nem sempre sabem por quê. Mas, na prática, se os dois feixes forem preservados, a potência retornará após a cirurgia em mais ou menos 90 por cento dos homens na faixa dos quarenta anos, 80 por cento na dos cinqüenta e 70 por cento na dos sessenta. (Só 25 por cento dos homens com mais de setenta anos serão potentes.) Se um feixe for removido, a potência retornará em cerca de 90 por cento dos homens na faixa dos quarenta, 60 por cento na dos cinqüenta e 50 por cento na dos sessenta.

Examinemos o caso dos homens na faixa dos quarenta anos – 90 por cento continuam potentes com a permanência de um ou de ambos os feixes depois da prostatectomia radical. *Mas dez por cento ficam impotentes.* Esses homens mais jovens são os pacientes com maior probabilidade de manter sua potência, mas ainda assim alguns deles ficam impotentes depois da cirurgia. Esses números indicam que, mesmo com a preservação dos dois feixes, a recuperação da capacidade de ter ereção não está garantido, e que essa capacidade se tornará tanto mais incerta quanto mais velho for o paciente. Por que acontece isso? Ninguém tem uma resposta definitiva para tal pergunta.

Os problemas de ereção também podem resultar de lesão vascular – lesão dos vasos sanguíneos do pênis. As artérias que levam o sangue ao pênis devem estar intactas para que ocorra uma ereção normal. O suprimento de sangue pode ter problemas depois de um tratamento por radiação; na verdade, acredita-se que a lesão dessas artérias seja a causa principal da impotência depois de um tratamento por radiação. Em alguns homens, esse suprimento de sangue também pode ser reduzido pela prostatectomia radical – ainda que as principais artérias que suprem o pênis em geral não percorram uma trajetória ao lado da próstata. (Por alguma razão, nesses homens o principal suprimento de sangue corre por *dentro* da pelve – e não por fora, como acontece com a maioria dos homens. Quando é assim, essas artérias podem ser inadvertidamente lesadas durante a prostatectomia radical.)

Outro problema associado à ereção após uma prostatectomia radical ou um tratamento radioativo resulta de um problema chamado "escape venoso". O que acontece, nesse caso, é que, embora o sangue flua normalmente para o pênis, não permanece ali; as veias não conseguem mantê-lo preso em seu interior. O exato porquê desse fato continua desconhecido.

Ejaculação "Seca"

Na ejaculação normal, vários fatos ocorrem. O esperma, que é produzido nos testículos, vai para o epidídimo (uma "estufa"), onde amadurece. Durante o orgasmo, o esperma é lançado do epidídimo através do vaso deferente, durante uma série de poderosas contrações musculares. Expelido por esses canais ejaculatórios, o esperma mistura-se com o fluido produzido pela próstata e pelas vesículas seminais. Simultaneamente, uma válvula muscular no colo da bexiga se fecha, forçando esse líquido para a única saída possível – através da uretra e do pênis, impedindo sua volta para a bexiga.

Na maioria dos homens submetidos a uma RTUP para tratamento de HPB, essa válvula é lesada; desse modo, como não existe uma barreira para impedir seu retorno à bexiga, o esperma não é forçado para fora da uretra (a isto se dá o nome de ejaculação "retrógrada" ou "seca").

Depois da prostatectomia radical, geralmente não há emissão de fluido porque a próstata e as vesículas seminais, que produzem a grande maioria desse fluido, não mais ali estão, e o vaso deferente foi interceptado. (Alguns homens, porém, continuam a produzir uma pequena quantidade de esperma. Esse fluido vem das glândulas de Cowper, que ficam nas proximidades; a exemplo da próstata e das vesículas seminais, são conhecidas como tecidos "acessórios do sexo".)

Depois de uma radioterapia, muitos homens também apresentam uma perda de esperma porque as glândulas responsáveis pela produção desse fluido ficam "secas". De qualquer modo – seja lá o que for que provoque a ejaculação "seca" –, a ausência de fluido não deve interferir no orgasmo. A razão disso é que *o orgasmo realmente não tem muito a ver com a próstata.* Pense no seguinte – as mulheres não têm próstata, mas mesmo assim têm orgasmo. Por quê? Porque...

Orgasmo

O orgasmo acontece basicamente no cérebro. Para o orgasmo ocorrer, deve haver sensação e estimulação. Nos homens que ficam impotentes depois de uma RTUP, uma prostatectomia radical ou uma radioterapia, a sensação não é interrompida; portanto, o orgasmo deve ser sempre possível, e não deve ocorrer diferentemente do que era antes do tratamento. (A única exceção são os homens que fazem terapia hormonal. Para esses, o orgasmo não é um problema – ainda que alguns possam ter ereção –, pois o tratamento hormonal provoca uma perda da libido, uma falta de interesse pela atividade sexual.)

O QUE VOCÊ PODE FAZER COM RELAÇÃO À SUA IMPOTÊNCIA?

Converse com seu médico. Pode contar que, de início, ele vai fazer um exame físico e pedir um histórico detalhado do problema. O médico vai tentar descobrir com exatidão qual é o seu problema e o que o está causando. Será um problema ligado à libido, à ereção, à ejaculação, ou talvez ao orgasmo? Ainda que a causa possa parecer bastante óbvia – você era potente antes da cirurgia, e ficou impotente depois –, o médico precisa excluir a possibilidade de que algum outro problema médico ou psicológico esteja provocando sua impotência.

Talvez ele lhe peça para responder a um questionário, poupando-lhe a discussão de alguns detalhes cara a cara, mas também é possível que ele lhe faça algumas perguntas bem específicas. Você talvez fique constrangido; afinal, a grande maioria dos homens preferiria estar em qualquer outro lugar, discutindo qualquer outro assunto, a estar num consultório médico falando sobre sua impotência. Mas não há razões para sentir-se constrangido. Trata-se de passar informações privadas e confidenciais. Tudo aquilo que for discutido no consultório permanecerá entre quatro paredes. E lembre-se: certamente não é a primeira vez que seu médico está ouvindo alguém falar sobre esses problemas, nem vai ser a última – afinal, há cerca de dez milhões de homens impotentes só nos Estados Unidos! Por último, tenha em mente que essa discussão é o primeiro passo para a solução do problema.

É provável que o médico lhe pergunte, logo de início, se você acorda no meio da noite com uma ereção. Em sua maioria, os homens têm ereção enquanto dormem; esse tipo de ereção costuma ser associado a sonhos, e ocorre durante uma fase específica do sono, aquela que se conhece por REM (de *"rapid eye movement"*, ou "movimento rápido dos olhos"). (Como os homens geralmente acordam pela manhã com essas ereções, é comum que as associem ao fato de estarem com a bexiga cheia, o que na verdade é mera coincidência.) Por trás dessa pergunta, está a tentativa de certificar-se de que a impotência não está sendo causada por algum problema mental ou emocional. Em outras palavras, se um homem não consegue ter uma ereção durante a atividade sexual, mas tem várias durante a noite, enquanto dorme, temos aí um indício de que a natureza do problema é psicológica, e não fisiológica. Esse tipo de problema de ereção também é chamado de "psicogênico", e o aconselhamento costuma ser uma boa maneira de tratá-lo.

Seu médico também vai perguntar se você tem um histórico de doenças cardiovasculares. Os homens que tiveram um ataque cardíaco, os que têm doenças dos vasos sanguíneos coronários, hipertensão ou lipídios sanguíneos elevados, ou os que fumam, apresentam maior probabilidade de ter problemas vasculares. (Além dos riscos óbvios para a saúde, o fumo leva as artérias a contrair-se. Qual é um dos primeiros passos envolvidos na ereção? As artérias se dilatam, enchendo o pênis de sangue. Se estiverem contraídas, não vão conseguir dilatar-se o suficiente. O cigarro é uma das mais reversíveis causas da impotência. Basta parar de fumar!)

Um histórico de doenças neurológicas – diabete, por exemplo – pode ser uma causa da impotência. Algumas drogas também podem agravar os problemas sexuais e, combinadas com o tratamento da próstata, podem resultar em impotência. A cimetidina, por exemplo, é uma droga usada para tratar as úlceras; mas é também um antiandrogênio que bloqueia a ação da testosterona. Outras medicações que podem levar à impotência incluem as drogas para tratar a pressão sanguínea alta, como os bloqueadores beta e as tiazidas, são usadas para o tratamento da depressão, como os inibidores da monoaminoxidase e os antidepressivos trifásicos, os antipsicóticos, os sedativos, as drogas para tratar a ansiedade e as que se prestam a abusos, como os opiatos. Não nos esqueçamos do álcool e do fumo, que também são drogas. Na verdade, se você estiver usando qualquer medicação será uma boa idéia dizer isso ao seu médico, que então irá verificar se seus efeitos colaterais não incluem a impotência. Mudar de um remédio para outro pode representar uma grande diferença.

Testes Diagnósticos

Seu médico pode pedir outras avaliações, que podem incluir algo chamado de "teste de tumescência peniana noturna". Esse teste tem por objetvo verificar se você tem ereções durante o sono (ver acima). Se o médico desconfiar de algum problema com o fluxo sanguíneo peniano, você talvez tenha de fazer uma avaliação Doppler por impulso. Esse teste usa ultra-som de alta resolução para avaliar o suprimento de sangue das artérias para o pênis. Outro teste envolve a injeção de relaxantes da musculatura lisa através de uma pequena agulha introduzida diretamente no pênis; a idéia, aqui, consiste em verificar se é possível produzir uma ereção. Se essa injeção não for capaz de provocá-la, é um bom sinal de que existe um problema vascular – um problema com o fluxo arterial do sangue. Durante esse teste, às vezes ocorre uma ereção, mas que cessa aos poucos; em geral, isso significa que há um problema com as veias – elas não estão impedindo a passagem do suprimento de sangue, e este, ao escapar do pênis, faz a ereção ceder.

A RECUPERAÇÃO DA POTÊNCIA DEPOIS DA PROSTATECTOMIA RADICAL

Você fez uma prostatectomia radical, e um ou ambos os feixes de nervos foram preservados. Isso significa que o potencial para a ereção continua presente. Qual é, então, o problema? O que está acontecendo?

O primeiro conselho que seu médico lhe deve dar é o seguinte: "Tenha paciência". A ereção costuma voltar aos poucos. Seu corpo passou por um trauma, e precisa de tempo para recuperar-se. Isso não quer dizer que você só deva voltar a manter relações sexuais no dia em que conseguir uma ereção plena. Saiba, também, que a ereção que você tem dois meses após a cirurgia não será, necessariamente, a mesma que vai ter daqui a dois anos. *Em sua maioria, os pacientes têm sua ereção melhorada com o passar do tempo; a qualidade fica maior mês após mês.*

Em geral, os homens ficam sexualmente estimulados, têm uma ereção e em seguida procuram uma atividade sexual. Depois de uma prostatectomia radical, porém, os estímulos que provocam a ereção são diferentes; a estimulação visual já não é mais tão importante quanto a sensação tátil – aquilo que o pênis pode sentir diretamente. Em outras palavras, logo após a cirurgia a estimulação sexual direta é a única maneira de um homem conseguir uma ereção. Isso muda a seqüência de eventos. Agora, os homens precisam de estimulação sexual para ter uma ereção que lhes permita manter uma relação sexual. Por esse motivo, não tenha medo de fazer sexo – não há mal algum que você possa causar!

Além disso, vá em frente e tente manter uma relação sempre que conseguir uma ereção parcial – a estimulação vaginal será o fator principal a encorajar novas ereções. Portanto, não fique à espera da "ereção perfeita". (Agindo assim, você talvez tenha de esperar muito, e acabará negligenciando esse aspecto tão importante de sua vida.) O uso de um lubrificante (*K-Y*, por exemplo) será uma enorme ajuda.

De início, a estimulação sexual é o fator mais importante para a produção da ereção em homens que se recuperam de uma prostatectomia radical e, tendo em vista que a melhor estimulação é a vaginal, incentivamos nossos pacientes a usarem toda e qualquer ereção que tenham para uma tentativa de penetração vaginal. No mais das vezes, vão perceber que a ereção vai ficando cada vez mais firme.

No começo, porém, a ereção não é suficiente para a penetração vaginal tradicional. Uma das razões mais comuns disso é o escape venoso – embora as artérias estejam fazendo seu trabalho, enchendo o pênis de sangue e produzindo uma ereção parcial, as veias não conseguem reter o sangue dentro do pênis. Para melhorar essa situação, muitos homens acham que sua ereção será bem melhor se tentarem a relação sexual em pé. (O sangue tem de fazer uma trajetória ascendente até o coração, um processo que é mais demorado quando uma pessoa está em pé, e não deitada.) A atividade sexual pode ter continuidade quer um homem esteja em pé, quer ajoelhado. Também pode ser útil tentar a penetração por detrás; a vagina abre-se mais facilmente quando uma mulher se curva para a frente.

Outra maneira de combater o escape venoso é colocar um torniquete macio na base do pênis antes de os parceiros iniciarem as carícias da estimulação sexual. O objetivo do torniquete é *manter o sangue no pênis* assim que a estimulação provocar a dilatação das artérias e o aumento do fluxo sanguíneo peniano. O torniquete não impede que o fluxo sanguíneo entre no pênis; evita, apenas, que ele retroceda. (Um material chamado Coban funciona muito bem com muitos pacientes. Trata-se de uma fita transparente que pode ser cortada em tirinhas de mais ou menos 1,25 ou 0,63 cm de largura. Não gruda nos pêlos, e não é difícil de encontrar nas drogarias.)

A volta da potência sexual tem muito a ver com a idade do paciente e o estágio de seu tumor. Para alguns homens, a potência total pode demorar até quatro anos para voltar. Para outros, a relação sexual torna-se possível já nas primeiras semanas após a cirurgia. Seja como for, você não precisa esperar que seu pênis volte a ficar ereto por conta própria. Se você ainda não estiver tendo ereções, é possível tentar usar um dispositivo para ereção a vácuo (ver mais adiante).

Por fim, convém repetir que quase todos os homens com dificuldades de ereção depois de uma prostatectomia radical continuam tendo sensação peniana normal, podendo chegar a um orgasmo normal. Portanto, mesmo que seu corpo não seja capaz de produzir uma ereção, ainda assim você poderá retomar a atividade sexual. Existem três abordagens básicas, todas elas discutidas a seguir.

Soluções do Problema

Nossa esperança é que você use este capítulo como ponto de partida. Reflita sobre os aspectos práticos de cada uma dessas opções; imagine-se usando todas, uma por vez. Alguns homens, por exemplo, rejeitam a opção das injeções penianas por excesso de sensibilidade, ou porque não querem associar a pequena dor de uma agulha à possibilidade de manterem uma relação sexual; outros odeiam a idéia de usar uma bomba; outros, ainda, não querem submeter-se à cirurgia necessária para terem um implante peniano.

Converse com sua parceira sexual e com seu médico. Converse com homens que têm – e com os que já tiveram – esse problema, e informe-se sobre as soluções que encontraram. Leia tudo que puder sobre o tema da impotência e só então tome uma decisão – a mais bem informada possível, sobre a opção que melhor se ajusta ao seu caso.

Dispositivos a Vácuo

A idéia, aqui, é criar sucção usando um tubo hermético temporariamente colocado ao redor do pênis. Uma bomba em anexo retira ar, criando uma pressão atmosférica reduzida – um vácuo – em volta do pênis, levando-o a ficar ingurgitado com sangue. O pênis fica ereto. Em seguida, um anel constritor (como uma tira de borracha no gargalo de um balão) retém o sangue no pênis, de tal modo que a ereção se mantenha. (Isso imita o fechamento das veias na ereção normal.) Em geral, são necessários cerca de cinco minutos para produzir a ereção, que costuma durar por mais ou menos meia hora. (A ereção não deve durar muito mais que isso; deixar a fita constritora por muito mais tempo pode provocar distensão ou inchaço devido à retenção de fluido no pênis.)

Essa ereção não se assemelha exatamente à ereção normal – só começa acima da faixa constritora. Ainda assim, é suficiente para uma relação sexual bem-sucedida. Os dispositivos a vácuo têm poucas complicações, as quais podem incluir problemas com a ejaculação, dor no pênis e contusões minúsculas e localizadas. (Os homens que tomam aspirina, ou outras medicações que diluem o sangue, podem estar mais sujeitos a essas complicações.) Alguns homens ficam extremamente satisfeitos com o resultado dos dispositivos a vácuo, mas com outros acontece o contrário.

Injeções Penianas

Recapitulando: para ocorrer uma ereção normal, é preciso que as artérias se abram e se encham de sangue, e que as veias se fechem de tal maneira que o sangue não possa sair do pênis; o tecido muscular liso também precisa relaxar. Várias drogas podem produzir ereções ao provocarem a ocorrência de tais efeitos. São vasodilatadoras; abrem os vasos sanguíneos, criando um canal mais largo por onde o sangue possa fluir. Também levam a musculatura lisa a relaxar e as veias a fechar-se. A vantagem principal, aqui, está no fato de tais drogas produzirem uma ereção absolutamente normal. Algumas das drogas que produzem ereção são a papaverina, a fentolamina e o alprostadil.

Em geral, demora menos de cinco minutos para uma dessas drogas começar a funcionar, e a ereção pode durar mais ou menos duas horas. É muito importante que seu médico determine a *mínima dose possível* para você ter uma ereção, pois assim ele o estará ajudando a diminuir o risco dos efeitos colaterais. Outras maneiras de reduzir esses riscos incluem a não-aplicação de mais de uma injeção por dia e o uso de uma seringa de insulina (que tem uma agulha menor que muitas outras seringas), diminuindo a dor e o sangramento provocados pela injeção. Além disso, o paciente deve pressionar o local onde a agulha penetrou durante mais ou menos três minutos após a aplicação, o que também ajudará a reduzir o sangramento e a lesão dos tecidos.

A injeção peniana não é para todos. Os agentes produtores de ereção em nada ajudarão quem tem problemas vasculares. Contudo, funcionam com a maioria dos pacientes. Dada a natureza dessa terapia – aplicar uma injeção no pênis –, não se trata, sem dúvida, de um procedimento ideal para homens que não enxergam bem, que têm uma coordenação mão-olho deficiente, ou que são extremamente gordos. Além disso, tendo em vista que muitas drogas indutoras da ereção fazem cair a pressão sanguínea, pode haver problemas no caso de alguns homens com problemas cardíacos.

Um dos efeitos colaterais que podem ocorrer resulta de uma injeção forte demais, produzindo uma ereção tão prolongada que precisa de uma terapia médica para fazê-la ceder. Alguns médicos pedem aos pacientes que optam pelas injeções penianas que dêem seu consentimento por escrito e assinado, devido a alguns outros efeitos colaterais – alguns deles de maior duração – associados às injeções. Dentre eles podemos destacar os coágulos sanguíneos, dores abrasadoras depois da injeção, lesões na uretra ou infecções menores. Mas o pior de tudo é que em alguns casos, com o tempo, nódulos de tecido fibroso começam a aparecer nos corpos cavernosos, o que pode dar ao pênis uma forma curva. Os médicos não sabem ao certo por que isso acontece; o problema pode estar ligado à freqüência das injeções, à força ou à dosagem da droga usada, e à quantidade de sangramentos decorrentes das injeções. Alguns médicos acreditam que pressionar o local em que foi dada a injeção pode ser fundamental para reduzir esse risco. Outra maneira de reduzi-lo consiste em usar sempre uma dosagem mínima, ou aplicar uma mistura de várias drogas.

Contudo, as perspectivas futuras parecem muito promissoras: já assomam no horizonte alguns sistemas de ministração dessas drogas que podem transformar a seringa – e seus piores efeitos colaterais – em algo totalmente obsoleto. As novas abordagens incluem uma pomada para passar no pênis e supositórios indutores de ereção para colocar dentro da uretra.

Implantes Penianos

Os implantes penianos (também chamados de "próteses") podem ser encontrados em diversas modalidades; os mais simples são dobráveis, e os mais complexos são infláveis ou mecânicos. Os implantes não são uma idéia recente, mas passaram por avanços consideráveis desde que foram introduzidos pela primeira vez no mercado, cerca de vinte anos atrás. As próteses dobráveis, por exemplo, eram exatamente do mesmo tamanho *o tempo todo* – estivesse ou não o pênis na posição ereta –, o que, como se pode facilmente imaginar, provocava alguns constrangimentos em situações sociais. Os primeiros modelos das próteses infláveis, que permitiam a obtenção de um tamanho "não ereto", às vezes deixavam de funcionar e precisavam ser substituídos.

Se esses primeiros modelos, relativamente desajeitados apesar de funcionais, eram os equivalentes protéticos da máquina de escrever, então os modelos mais recentes podem ser vistos como computadores de última geração – bem-acabados, sofisticados e agradáveis de usar. São mais confiáveis, mais fáceis de implantar, e se destinam a parecer mais naturais na fase de "não ereção" – o que se aplica também às próteses dobráveis, que se tornaram mais maleáveis que antes. *E podem devolver à função sexual sua total normalidade.*

Atualmente, a maioria das próteses é implantada no pênis através de uma incisão no escroto. Alguns dos dispositivos mais complexos envolvem uma bomba e um reservatório para líquido, colocado no abdome ou no escroto, e câmaras infláveis que ficam nos corpos cavernosos. (O líquido é bombeado para o pênis para provocar a ereção, e é mantido ali por uma válvula. Depois, a válvula é destravada e o líquido volta para o reservatório.)

As próteses penianas eram rotineiramente oferecidas à maioria dos homens impotentes. Hoje, com outros bons tratamentos à disposição, muitos urologistas passaram a vê-las como um último recurso, pois envolvem a prática de uma cirurgia – e podem, portanto, trazer consigo o risco de complicações como infecções, cicatrizes, lesões no interior dos corpos cavernosos, ou problemas com qualquer parte da prótese em si. Esses efeitos colaterais, porém, são bastante raros. Em sua maioria, os homens que fizeram prótese peniana mostram-se satisfeitos com os resultados obtidos, e têm uma vida sexual normal.

O RESUMO DA HISTÓRIA

Os homens que ficam impotentes depois de uma prostatectomia ou radioterapia têm sensações normais e impulso sexual normal, e podem chegar a um orgasmo normal. Seu único provável problema é alcançar ou manter uma ereção. Esta é a má notícia – a boa é que esse problema pode sempre ser tratado.

Por que ocorre a impotência? Há muitas razões possíveis, além do tratamento da próstata. Uma delas é o envelhecimento. Mas a impotência também pode resultar de problemas médicos, como diabete ou hipertensão, do uso de certos medicamentos, do abuso de álcool, fumo e outras drogas, e até mesmo de problemas emocionais ou psicológicos.

O fundamental é que para muitos homens a impotência não precisa ser um problema permanente. Se houver vontade, haverá sempre um jeito de resolver o problema.

O que pode dar errado? Nos homens, a função sexual normal tem quatro componentes – libido (impulso sexual), ereção, emissão de fluido (ejaculação) e orgasmo.

A *libido* é estimulada pelo hormônio masculino, a testosterona, que é produzida basicamente pelos testículos. Quando caem os níveis de testosterona, o impulso sexual também diminui.

As *ereções* são controladas por nervos que se dirigem para o pênis e dele saem; de especial importância são os nervos em forma de dois feixes que ficam nas laterais da próstata. Na ereção normal, a estimulação sexual leva esses nervos a liberar substâncias químicas que aumentam o fluxo sanguíneo do pênis. Quando esse órgão fica ingurgitado com sangue, as veias se fecham de tal maneira que o sangue não consegue deixá-lo. Isso deixa o pênis ereto durante a atividade sexual. Às vezes, porém, esses feixes de nervos sofrem uma lesão – durante uma cirurgia, por exemplo. Às vezes, as artérias que bombeiam sangue para o pênis são feridas – depois de uma radioterapia, talvez. Em outros casos, por várias razões, as veias das quais se espera que mantenham o sangue preso no pênis simplesmente não fazem seu trabalho. Quando há problema com a ereção, os médicos se referem a ele como "disfunção erétil".

A ejaculação envolve poderosas contrações musculares no epidídimo, no vaso deferente, na próstata e nas vesículas seminais. Durante o orgasmo, uma válvula muscular no colo da bexiga se fecha, forçando o sêmen a sair pelo único caminho possível – através da uretra e do pênis, em vez de voltar para a bexiga. Contudo, certos tratamentos prostáticos podem resultar na perda desse fluido. Durante uma ressecção transuretral da próstata para tratar a hiperplasia prostática benigna, por exemplo, a válvula no colo da bexiga às vezes é destruída – e então, como não existe nenhuma barreira que impeça o esperma de voltar para a bexiga, esse fluido não se vê forçado através da uretra. Depois de uma prostatectomia radical, geralmente não há emissão de fluido porque a próstata e as vesículas seminais, em grande parte responsáveis por sua produção, foram removidas, e o vaso deferente foi interceptado. Em seguida a uma radioterapia, muitos homens também sofrem a perda de esperma porque as glândulas responsáveis por sua produção estão "secas".

Na verdade, o *orgasmo* não tem muito a ver com a próstata, pois ocorre basicamente no cérebro. Enquanto a sensação se mantiver intacta, o orgasmo poderá ocorrer até mesmo na ausência de uma ereção e ejaculação. *Esta é a razão-chave pela qual a função sexual normal pode ser devolvida à maioria dos homens que ficam impotentes depois de um tratamento da próstata.* (A única exceção, aqui, são os homens submetidos à terapia hormonal, que provoca a perda da libido e leva a uma falta generalizada de interesse pela atividade sexual.)

O problema sexual que geralmente mais perturba os homens depois de um tratamento da próstata é a perda da ereção. Contudo, existem várias boas maneiras de devolvê-la aos nossos pacientes, e entre elas podemos citar os dispositivos para ereção a vácuo, as injeções penianas (que consistem em injetar, no pênis, minúsculas quantidades de drogas que produzem a ereção) e as próteses penianas.

A síntese da mensagem que aqui deixamos é a de que, em seguida a um tratamento prostático (com exceção da hormonoterapia), a recuperação da função sexual é quase certa. Trate de animar-se!

Segunda Parte

Aumento da Próstata e Prostatite

9

HPB: Modo de Entender e Diagnosticar

Sabe-se que Benjamin Franklin tinha esse problema, assim como Thomas Jefferson. O mesmo vai acontecer com a maioria dos homens, desde que tenham uma vida suficientemente longa. Referimo-nos a esse problema quase inevitável: a *hiperplasia prostática benigna* (HPB), que é o aumento da próstata.

HPB não é câncer de próstata, e o fato de ter esse problema não significa que um homem seja mais propenso a ter câncer de próstata. Ao contrário do câncer, que se expande para fora e invade tecidos periféricos, o crescimento das células na HPB ocorre para dentro, envolvendo a parte mais interna da próstata. A palavra-chave, aqui, é o adjetivo *benigno.* (Neste caso, *hiperplasia* significa um aumento do número de células da próstata, o que a leva a tornar-se maior.) Em si, uma próstata aumentada não provoca sintomas e não causa mal algum. Não fosse pelo fato de a próstata circundar a uretra (o tubo que leva a urina da bexiga para o pênis, passando pela próstata), a hiperplasia prostática benigna talvez nunca precisasse ser tratada. Seu desenvolvimento demora anos, e, na verdade, a maioria dos homens só vai perceber que tem esse problema quando a próstata começa a pressionar a uretra, dificultando o fluxo urinário.

Como as rugas e os cabelos grisalhos, a HPB parece pertencer aos domínios do envelhecimento. Uma exceção a essa regra parecem ser os homens asiáticos; contudo, a hiperplasia e o câncer de próstata – duas doenças raras na China e no Japão em tempos idos – vêm se tornando cada vez mais comuns no Extremo Oriente. Para alguns cientistas, esse fato está associado à crescente "ocidentalização" da dieta tradicional, que é pobre em gorduras e proteínas animais.

Nos Estados Unidos, estudos têm constatado que a incidência da HPB aumenta anualmente para os homens que já passaram dos quarenta anos; está presente em 50 por cento dos homens entre 51 e 60 anos, e em 80 por cento dos que chegam aos oitenta anos. Vinte e cinco por cento desses homens – mais de 350 mil por ano, só nos Estados Unidos – acabarão precisando submeter-se a uma cirurgia (alguns deles a mais de uma) para aliviar a obstrução urinária provocada pela HPB, o que transforma essa doença na causa mais comum da prática cirúrgica para os homens com mais de 55 anos. Nos Estados Unidos, o custo anual das cirurgias provocadas por HPB ultrapassa os três bilhões de dólares. Sem dúvida, trata-se de um problema médico significativo para o país, e as cifras só tendem a aumentar à medida que nossa longevidade continuar aumentando.

É preciso dizer, porém, que se a HPB é quase uma certeza para a maioria dos homens, o mesmo não se aplica a seus desagradáveis sintomas. Nunca antes houve tantas e tão boas opções de tratamento – médico e cirúrgico – para esse problema, e nunca antes tantos homens procuraram, e encontraram, um alívio para seus sintomas.

O QUE FAZ A PRÓSTATA CRESCER?

Do nascimento à puberdade, a próstata de um garoto é minúscula. Com a chegada da puberdade, porém, alguma coisa acontece: há um aumento da produção do hormônio masculino, a testosterona, e a próstata começa a crescer, dobrando várias vezes de tamanho até atingir, mais ou menos aos vinte anos, o tamanho de uma noz. Em seguida, o ritmo do crescimento diminui, embora a próstata continue a crescer ao longo de toda a vida. Com a idade, a próstata também se torna mais pesada; esta fase corresponde ao desenvolvimento dos sintomas de obstrução urinária que caracterizam a hiperplasia prostática benigna.

Onde Começa o Crescimento: Localização, Localização, Localização

A próstata tem cinco zonas distintas. Para os objetivos deste capítulo, só uma delas – a menor de todas, uma área conhecida como *zona de transição* – é importante. A zona de transição representa *apenas 5 por cento* da glândula prostática normal de um jovem. Ainda assim, esse minúsculo anel de tecido é a fonte de todos os problemas da HPB. Fica bem no centro da próstata, e forma um círculo natural ao redor da uretra. Várias coisas acontecem ali, e sua combinação vai resultar em HPB: por volta dos 30 ou 40 anos, o tecido da zona de transição começa a expandir-se; nódulos bulbosos e glandulares começam a surgir, como se fossem cogumelos, entre as células prostáticas que revestem a uretra. Com o tempo, à medida que esse crescimento segue seu curso, o panorama da zona de transição passa por uma dramática transformação. Enquanto vão surgindo, os nódulos tendem a formar grupos, ou lóbulos, em certos lugares característicos (ver figura 9.1).

Na HPB, como na questão dos bens imobiliários, a *localização* do crescimento faz toda a diferença – o *tamanho* da próstata pode não ter nada a ver com o grau de obstrução. No aumento do lóbulo lateral, por exemplo, o tecido comprime a uretra pelos lados. Contudo, esses lóbulos laterais podem tornar-se bastante grandes sem criar muita obstrução – durante a micção, se abrem e fecham como portas duplas. No aumento do lóbulo médio, que às vezes é descrito como uma "rolha numa garrafa", o tecido age como um tampão móvel que pode bloquear o colo da bexiga e causar graves sintomas de obstrução urinária – ainda que a próstata possa parecer pequena quando externamente tocada.

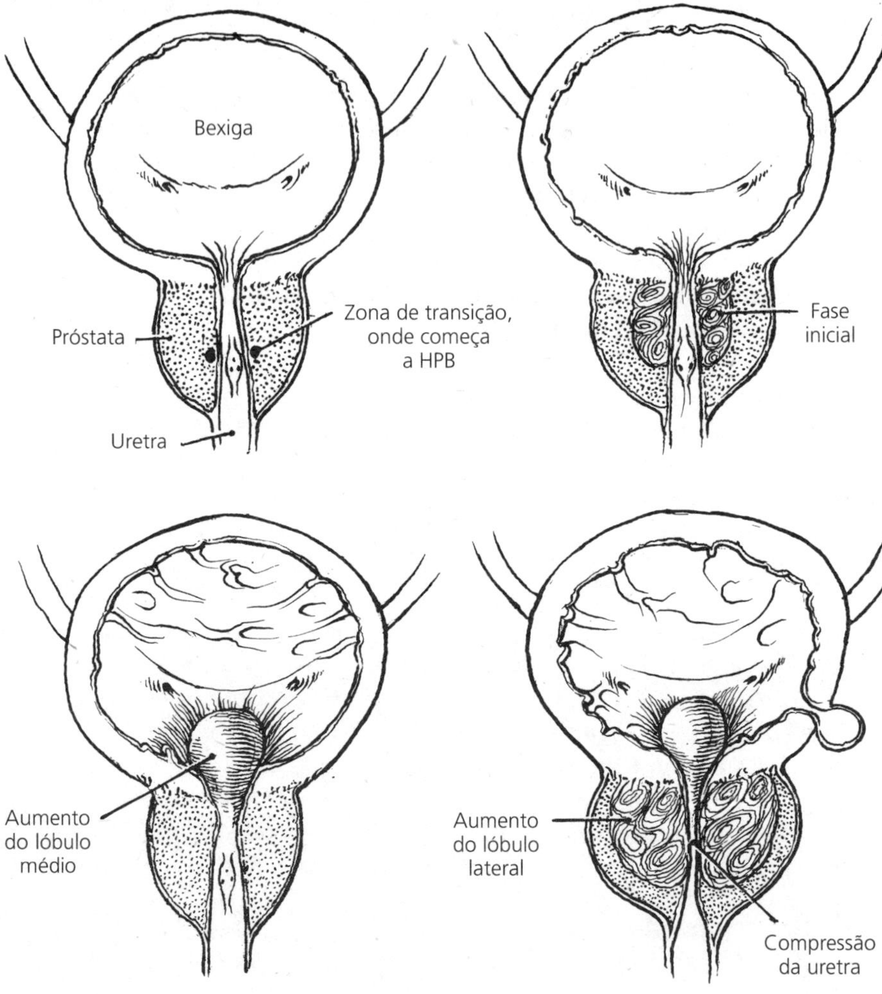

Figura 9.1. *As Muitas Formas de HPB*

A HPB ocorre na menor – porém mais estrategicamente situada – área da próstata: a zona de transição, uma anel de tecido ao redor da uretra. À medida que o tecido se expande, começam a desenvolver-se nódulos que formam lóbulos em certos lugares característicos. Esta ilustração mostra como a configuração da HPB pode afetar os sintomas de um paciente. O aumento do lóbulo médio age como uma rolha numa garrafa, e essa rolha tende a obstruir o colo da bexiga – o que pode levar a graves problemas de obstrução. No caso de aumento dos lóbulos laterais, esses lóbulos comprimem a uretra por dois lados – mas podem abrir e fechar como portas duplas durante a micção, o que não acarreta grandes problemas de obstrução.

Como estes sintomas são os mais prementes, os homens com aumento do lóbulo médio são muito mais propensos a procurar alívio médico para a HPB do que, digamos, os que têm aumento do lóbulo lateral. O que é mais comum? Os estudos sugerem que cerca de 50 por cento dos homens com HPB têm aumento do lóbulo médio, 20 por cento têm aumento dos lóbulos laterais, e 30 por cento têm aumento de ambos, os lóbulos laterais e lóbulo médio.

Uma Má Combinação: Tipos Diferentes de Células, com Retesamento Muscular

A hiperplasia prostática benigna envolve diferentes tipos de células, e seu crescimento parece ser estimulado por muitos fatores. (Isso é frustrante para os pesquisadores em busca de um tratamento para a HPB, pois aquilo que funciona com um grupo de células pode exercer pouco efeito sobre outro grupo.)

A HPB não é uma mera questão de células prostáticas fora de controle; o problema envolve *dois tipos de tecido.* Um deles é glandular, feito de células epiteliais que secretam um fluido que vai fazer parte do sêmen. O outro é tecido muscular liso, feito de células estromais que se contraem automaticamente para lançar essas secreções da próstata para a uretra. É o mesmo tipo de tecido encontrado nas paredes intestinais e nos vasos sanguíneos; a ação desse tecido dá-se na forma de respostas involuntárias a sinais emitidos pelo sistema nervoso. Por ser dinâmico e conter muitos nervos, esse tecido parece ser acionado pela formação de células glandulares da hiperplasia prostática benigna, e reage com graus de tensão variáveis. Em conjunto, portanto, essas células prostáticas desferem, por assim dizer, um "golpe duplo": à medida que o tecido glandular aumenta e começa a obstruir a uretra, o tecido muscular liso se contrai e "grampeia" esse mesmo órgão.

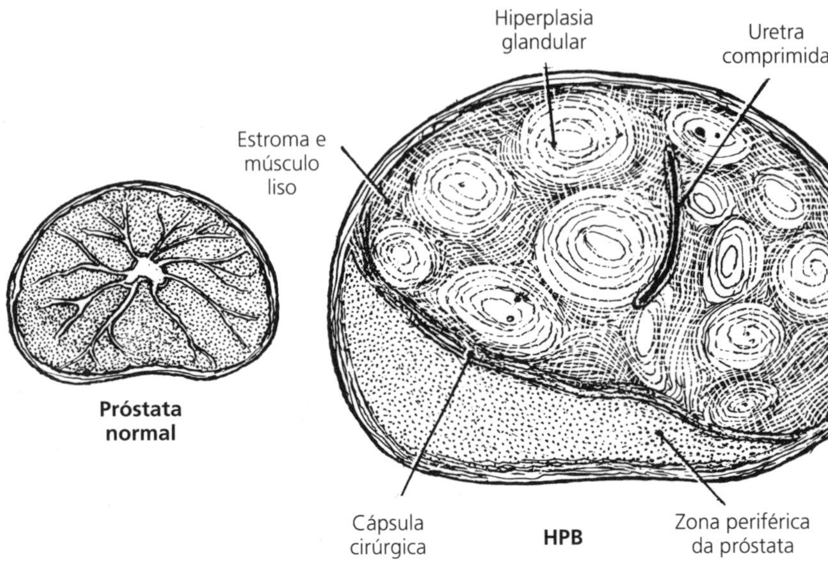

Figura 9.2. *O "Golpe Duplo" – Crescimento das Células e Enrijecimento dos Músculos*
Cortes transversais de duas próstatas, uma com HPB e outra sem. Que diferença! Repare na proliferação de caroços de tecido glandular na próstata com HPB. Várias coisas estão acontecendo ao mesmo tempo, e o efeito compressor sobre a pobre uretra é bastante visível. Um desses tipos de tecido é glandular – feito de células epiteliais que secretam fluido (que vai tornar-se parte do sêmen). Na HPB, esse tecido começa a formar minilóbulos bulbosos. Também faz parte do processo o tecido muscular liso – feito de células estromais, que se contraem automaticamente para lançar essas secreções da próstata para a uretra. O tecido muscular liso parece estar comprimido pela formação de células glandulares da HPB, e responde com graus de tensão variáveis. Desse modo, quando o tecido glandular aumenta e começa a obstruir a uretra, o tecido muscular liso se contrai e a "grampeia".

O que Põe tudo isso em Ação?

É provável que não exista uma explicação clara e precisa da HPB, uma vez que esse processo envolve um grande número de fatores distintos. Sabemos, porém, que o desenvolvimento da HPB está ligado a pelo menos dois fatores extremamente importantes: os testículos e o envelhecimento. E novas pesquisas sugerem que um terceiro fator, o histórico familiar, também pode ser fundamental.

Os testículos, alojados no escroto, são a fonte principal do hormônio masculino, ou androgênio, chamado testosterona. Esse hormônio é responsável pelas características sexuais secundárias, como os pêlos pós-pubianos, o engrossamento da voz e a fertilidade. A testosterona atua sobre a próstata, mas não é a única coisa que a faz crescer. Na verdade, a testosterona nem chega a ser a causa principal das complicações da HPB; apenas deflagra o processo. O problema começa quando a testosterona é *convertida*, por uma enzima chamada 5-alfa-redutase, em DHT (dihidrotestosterona). A DHT é o principal androgênio (ou hormônio masculino) no interior da célula prostática. (O termostato que regula toda essa atividade é o hipotálamo, localizado no cérebro.)

Onde Entra o Envelhecimento

À medida que um homem envelhece, sua próstata começa a passar por mudanças características. Há uma formação de células em sua parte mais interna, e a zona de transição começa a

O que Está Acontecendo com o Fluxo Urinário?

Pense nas artérias "endurecendo" pela ação do colesterol acumulado ao longo de muitos anos; algum dia, fica muito difícil, para o sangue, manter a pressão e o fluxo normais durante sua passagem por elas. A HPB não envolve um acúmulo semelhante ao de placas – a formação, aqui, implica um aumento de células, glândulas esponjosas e músculos –, mas o que acontece com o fluxo urinário é mais ou menos o mesmo, e pode estar associado ao aumento do tamanho e do peso da glândula.

A Conexão Estrogênica

Outro hormônio que atua como um fator para o surgimento da HPB é o estrogênio. Os hormônios masculinos, como a testosterona, podem ser convertidos em estrogênio por uma enzima chamada aromatase. Por si só, o estrogênio não provoca um crescimento significativo da próstata. Os pesquisadores sabem, porém, que o estrogênio estimula os receptores de androgênio ou testosterona do organismo. Entre outras coisas, isso intensifica a ação da DHT, além de estimular as células estromais e inibir a morte celular. É um processo que pode levar à HPB.

crescer. Contudo, os níveis de hormônio do organismo não estão aumentando junto com a próstata; na verdade, há uma *queda* da quantidade de testosterona no sangue. Os níveis de DHT permanecem relativamente estáveis, e ocorre apenas um ligeiro aumento do estrogênio. Por que, então, a próstata está ficando maior? Uma razão, acreditam os cientistas, é que com a idade a próstata torna-se mais suscetível a esses hormônios. Em experiências de laboratório, alguns cientistas mostraram que o estrogênio confere mais poder à testosterona, tornando-a mais eficaz. Ao mesmo tempo, à medida que um homem envelhece sua próstata torna-se mais sensível a menores quantidades de testosterona. Portanto, alguns pesquisadores acreditam que *estrogênio mais envelhecimento é igual a uma próstata facilmente influenciável pela testosterona*, mesmo quando há uma menor quantidade desta no organismo. Em outras palavras, o limiar vê-se reduzido.

Outra grande surpresa mostrada pelas pesquisas mais recentes é a descoberta de que a próstata em processo de crescimento não produz um grande número de novas células. Como explicar isso? Se não há uma enorme intensificação do *nascimento* de células, o que estará fazendo a próstata crescer? Aparentemente, algo também está acontecendo com a *morte* celular; as células em questão estão levando vidas anormalmente longas, e o resultado disso é uma "superlotação" celular, ou uma explosão populacional.

Finalmente, os cientistas estão começando a investigar o papel de substâncias chamadas "fatores de crescimento", que atuam como deflagradores de processos que promovem a divisão celular nesse equilíbrio de nascimento e morte das células. Os pesquisadores constataram a existência de níveis mais elevados de alguns fatores de crescimento em tecidos com HPB do que em tecidos normais. Hoje se pensa que esses fatores de crescimento têm um grande impacto sobre as células estromais, ou da musculatura lisa. (Os fatores de crescimento são produzidos por células da próstata e atuam localmente, tanto na célula de origem quanto nas células adjacentes. Um, como o fator de crescimento do fibroblasto básico, é conhecido por estimular o crescimento das células glandulares. Outros, como o fator de transformação beta, estimula as células estromais e as da musculatura lisa.)

Incitadas pelos fatores de crescimento, de algum modo essas células voltam a um estado mais primitivo, que permite a proliferação das massas nodosas de lóbulos no tecido prostático ao redor da uretra. O que quer que estimule as células estromais também parece coibir outras células, particularmente as epiteliais, as minúsculas fábricas que produzem as secreções prostáticas. Isso explicaria duas das características mais significativas da HPB: o aumento das células e a diminuição das secreções prostáticas.

HPB É UMA DOENÇA HEREDITÁRIA?

Faz pouco tempo que essa pergunta começou a ser feita pelos médicos, mas os primeiros indícios apresentados por vários estudos realizados em Johns Hopkins sugerem uma resposta afirmativa. Alguns homens têm HPB porque viveram o suficiente para suas próstatas crescerem a ponto de precisarem de tratamento. Mas um pequeno número de homens – cerca de 7 por cento – têm a doença por terem herdado um gene que os predispõe ao aumento da próstata. Os homens que têm HPB mais cedo – aos quarenta ou cinqüenta anos, ou aos sessenta e poucos – têm uma maior probabilidade de ter herdado esse gene.

Numa pesquisa feita no Johns Hopkins, os cientistas estudaram homens que, aos 64 anos ou menos, apresentavam um sensível aumento da próstata. Também estudaram membros de suas famílias e seus históricos familiares. (Neste caso, a teoria por trás do limite de idade é a de que a manifestação em pessoas mais jovens tende a ser um sinal de doença hereditária.) Constatou-se que os parentes do sexo masculino desses homens eram quatro vezes mais propensos a precisar de uma prostatectomia para tratar a hiperplasia prostática benigna – em outras palavras, eram mais propensos a ter essa doença com gravidade suficiente para precisarem de um tratamento mais complexo. E a probabilidade de os irmãos desses pacientes precisarem de uma cirurgia para HPB era seis vezes maior do que a de outros homens.

POR QUE A PRÓSTATA CRESCE? UMA BREVE RESPOSTA

Ninguém sabe o que provoca a HPB; é por isso que os médicos não conseguem prevenir essa doença, nem mesmo fazê-la desaparecer por completo uma vez iniciado o processo. Em resumo, eis aqui o que sabemos: *os hormônios desempenham um papel muito importante*, mas sua presença pode ser apenas permissiva – podem simplesmente oferecer o terreno necessário para a doença instalar-se e desenvolver-se. *A idade é crucial* para o desenvolvimento da HPB; à medida que um homem envelhece, a próstata fica mais sensível aos hormônios. *O histórico familiar é importante*, particularmente nas famílias em que os homens têm HPB quando ainda relativamente jovens. *O equilíbrio entre células epiteliais e musculares* também é importante para o desenvolvimento da doença, assim como o papel dos fatores de crescimento, mas de que maneiras isso acontece? Ainda é preciso pesquisar muito mais até que os médicos consigam resolver essas dúvidas. Basicamente, a HPB é uma doença diferente em cada caso. Seus diversos sintomas – e o modo como

HPB Provoca Problemas Urinários

Sintomas de Obstrução

Fluxo fraco
Hesitação em começar a urinar; necessidade de impulsionar ou esforçar-se para que o fluxo urinário se inicie
Fluxo urinário intermitente (começa e pára várias vezes)
Dificuldade para parar de urinar
"Gotejamento" após a micção
Sensação de não conseguir esvaziar completamente a bexiga
Total incapacidade de urinar

Sintomas Irritativos

Micção freqüente, sobretudo durante a noite
Sensação de urgência em urinar; incapacidade de adiar a micção
Sono perturbado pela necessidade de urinar
Incontinência de urgência

um homem responde ao tratamento – dependem de uma complexa interação de fatores, inclusive o local e a configuração dos lóbulos aumentados, a correlação proporcional entre o tecido muscular liso e o tecido glandular envolvidos, e o modo como todas essas coisas afetam a bexiga.

ESTOU COM HPB? SINTOMAS REVELADORES

A HPB afeta primeiro a uretra, depois a bexiga. À medida que o fluxo urinário começa a ser obstruído, os homens podem sentir sintomas que se encaixam em duas categorias: *obstrutivos* e *irritativos*. A primeira categoria é aquilo mesmo que parece – sintomas que resultam de uma obstrução mecânica, da compressão da próstata contra a uretra. Incluem as seguintes manifestações: fluxo urinário fraco, hesitação em começar a urinar e dificuldade em parar; intermitência, quando o fluxo urinário começa e pára várias vezes; "gotejamento" depois da micção; sensação de não conseguir esvaziar completamente a bexiga e, às vezes, retenção urinária – quando a bexiga fica completa ou parcialmente cheia.

No início da HPB, os homens apresentam poucos sintomas porque o poderoso músculo da bexiga compensa o estreitamento da uretra ao fazer contrações mais vigorosas forçando a urina a passar através da próstata. Mas, com o tempo, esse esforço adicional passa a afetar a bexiga. A obstrução mecânica implica uma diminuição da força de cada extensão de fibra muscular – a bexiga fica menos eficiente, o que vai resultar na redução do fluxo e nos sintomas de obstrução.

Enquanto isso acontece, porém, o músculo se hipertrofia – torna-se maior –, e verifica-se um aumento acentuado da tonicidade da musculatura lisa. É aqui que entra a segunda categoria de sintomas. A parede da bexiga ganha espessura, e não se distende como antes; a própria bexiga perde parte de seu controle, tornando-se instável e muito reativa, o que provoca uma necessidade de urinar com maior freqüência – infelizmente, a micção às vezes se torna um ato involuntário. Esses sintomas irritativos podem incluir a incontinência de urgência (quando alguém sabe que precisa urinar, mas não consegue chegar ao banheiro a tempo) e a noctúria, que é a micção freqüente durante a noite. Na HPB, a principal causa da noctúria é uma bexiga mais espessa que não retém tanto urina como antes. Outra causa é o líquido excedente de uma bexiga nunca esvaziada, o que reduz muito a capacidade funcional desse órgão. (Imagine um copo que é capaz de conter 200 ml de água, mas está sempre cheio até a metade. Isto significa que o copo deve ser esvaziado a cada 100 ml – com uma freqüência duas vezes maior que antes!)

Quando a pressão da próstata sobre a uretra torna-se forte demais para a força muscular compensatória da bexiga, um homem perde a capacidade de esvaziá-la completamente durante a micção. Às vezes, isso leva a sintomas que ultrapassam o mero aborrecimento, e precisam ser tratados – como as constantes infecções do trato urinário (ITUs) provocadas pela urina estagnada, ou as lesões da bexiga e dos rins devido à retenção de urina.

Às vezes, na retenção urinária aguda, ocorre uma repentina e total incapacidade de urinar.

O Diagnóstico

Alguns homens vão direto a um especialista, um urologista, em busca de ajuda para seus problemas urinários, mas a maioria começa por procurar um clínico geral. O mais provável é que esses médicos abordem seu problema de maneira idêntica – vão fazer um exame de toque retal (discutido mais adiante) e pedir um exame de antígeno prostático específico (PSA). Em sua maioria, os clínicos gerais vão eles mesmos tratar os problemas identificados como uma infecção do trato urinário. Contudo, se seu clínico geral desconfiar de que alguma outra coisa está

Diagnóstico Diferencial de Sintomas do Trato Urinário Inferior:
Além da HPB, o que mais poderia estar causando o problema?

Sintomas Obstrutivos

Estreitamento
Câncer
Bexiga neurogênica*
Medicação

Sintomas Irritativos

Infecção – da bexiga ou da próstata
Tumor na bexiga
Cálculo vesical
Bexiga neurogênica*

**Complicação vesical provocada por um problema neurológico, como o mal de Parkinson.*

provocando a infecção – se ela voltar várias vezes, por exemplo, ou se for acompanhada por outros sintomas –, é provável que você seja encaminhado a um urologista, para fazer exames mais específicos. Você também deve ser encaminhado a um urologista se seu diagnóstico constatar que você tem HPB, prostatite ou câncer de próstata, se precisar de uma cirurgia urológica ou de outras intervenções, como uma cistoscopia.

Primeiro, o Histórico Médico

Uma vez que, por si só, uma próstata aumentada não causa nenhum problema, todos os sintomas da HPB são secundários, resultantes de uma obstrução da uretra e da bexiga e, eventualmente, também dos ureteres e dos rins. O mais provável é que seu médico comece por pedir-lhe um relato de seu histórico médico, e é fundamental que você faça uma descrição extremamente precisa dos seus sintomas. *Este não é o momento de mostrar-se constrangido ou reticente quanto aos seus problemas urinários.* Lembre-se: você não está sozinho, pois a HPB manifesta-se em muitos homens.

Para ajudá-lo a saber quantas vezes por dia você urina e a conhecer a natureza dos seus sintomas, convém manter um diário nos dias que antecedem sua consulta. Assim, você saberá com exatidão quando urina, quanto dura sua micção, se seu fluxo urinário é fraco, se há hesitação, etc.

Essa ida ao médico tem dois objetivos importantes: primeiro, procurar alívio para esses sintomas desagradáveis. Segundo, e igualmente importante, permitir que seu médico possa, por exclusão, eliminar quaisquer outras possíveis causas de seus males – como uma infecção na bexiga ou um bloqueio (também chamado de "estreitamento") da uretra.

Por exemplo: quando os homens envelhecem, para muitos fica difícil passar a noite sem uma ou duas idas ao banheiro. Como esse sintoma pode ter muitas causas possíveis, não significa, necessariamente, que você esteja com HPB. Entre outras coisas, pode ser provocado pela necessidade que o corpo tem de eliminar o excesso de urina acumulado durante o dia. Por várias razões, muitas pessoas idosas ficam com inchaço nas pernas. À noite, com as pernas em posição horizontal, o líquido que provocou o inchaço é reabsorvido e excretado pelos rins. Além disso, constatou-se há pouco que muitos dos sintomas associados à HPB simplesmente ocorrem porque a bexiga está envelhecendo. (Na verdade, muitos sintomas que no passado eram tidos como exclusividade dos homens, sendo, portanto, atribuídos à HPB, também se manifestam nas mulheres, à medida que vão envelhecendo.)

A retenção urinária – a dificuldade de esvaziar completamente a bexiga, ou mesmo de urinar – também pode ser provocada por muitos outros fatores, inclusive o consumo de álcool, a prostatite e a ingestão de medicamentos como anti-histaminas, antidepressivos, tranqüilizantes e descongestionantes. Pode, inclusive, sinalizar a presença de câncer de próstata, ainda que na maioria dos casos, infelizmente, esse câncer seja "silencioso" e só produza sintomas quando já em estado consideravelmente avançado. Dois outros sintomas, porém – a dificuldade para começar a urinar e um fluxo urinário fraco ou lento –, são quase sempre um sinal de obstrução.

O trato urinário inferior também pode ser afetado por problemas neurológicos, como o diabete melito, a esclerose múltipla, o mal de Parkinson e a estenose espinhal, a pressão sobre a coluna vertebral que prejudica a capacidade de o cérebro comunicar-se com a bexiga. Estas e outras doenças podem dar origem a sintomas obstrutivos e irritativos semelhantes aos que se verificam na HPB. (O mal de Parkinson torna particularmente difícil tratar os sintomas da HPB. Para maiores informações sobre o assunto, ver Capítulo 10.) O termo "bexiga neurogênica" remete a uma bexiga afetada por tais problemas.

Desse modo, tendo em vista que outros problemas podem imitar as obstruções provocadas pela HPB, o fornecimento de um bom histórico médico será fundamental, mesmo que você tenha aquilo que aparenta ser um caso clássico. Uma lesão na uretra (talvez decorrente de um episódio de gonorréia muitos anos atrás, ou de um cateter introduzido na bexiga durante uma intervenção cirúrgica, como um desvio aortocoronário) pode resultar num estreitamento uretral – uma cicatriz que estreita a uretra – *que nada tem a ver com a próstata*, mas produz problemas urinários semelhantes aos da HPB. Sangue na urina, dores na bexiga ou no pênis podem ser sinais de um tumor na bexiga, mas podem igualmente indicar a presença de uma pedra na bexiga, na próstata ou nos rins. Um histórico de outros problemas urológicos – infecções recorrentes do trato urinário ou prostatite, por exemplo – podem significar o retorno de um desses velhos inimigos, desta vez sob um novo disfarce.

Seu médico também vai lhe pedir para preencher um questionário como o da tabela 9.1. *Seja honesto*; suas respostas vão ajudar o médico a determinar se seus sintomas são brandos, moderados ou graves, e que impacto estão tendo em sua vida.

Em Seguida, o Exame Físico

Seu médico provavelmente começará pelo exterior, verificando se há inchaço em seu abdome (para ver se a bexiga está esvaziando totalmente) e se os rins parecem normais – se não estão palpáveis. (Normalmente, durante um exame do abdome os rins não se deixam sentir ao tato.) É provável que o médico também examine seus testículos, para certificar-se de que ambos estão presentes e em seu tamanho normal.

Devido a sua localização – abaixo da bexiga e bem na frente do reto –, a próstata não pode ser examinada a partir do exterior. Portanto, o primeiro passo de sua avaliação costuma ser o *exame de toque retal*, no qual o dedo enluvado e lubrificado do médico é introduzido no reto em busca de nódulos, aumentos ou áreas mais duras, que poderiam indicar a presença de câncer. Como a HPB só afeta a parte mais interna da próstata, é possível que seu médico nada encontre de extraordinário nesse exame. É importante ter em mente que *o tamanho da próstata geralmente nada tem a ver com o grau dos sintomas.* Alguns homens com aumento significativo da próstata não têm problemas com o trato urinário, enquanto outros, cujo aumento parece ser menor, apresentam muitos sintomas de obstrução. Repetindo: depende do lugar em que ocorre o aumento (ver acima). Alguns homens, por exemplo, podem ter aumento prostático no lóbulo médio, mas quase nenhum no lóbulo lateral. Tendo em vista que o lóbulo médio não pode ser sentido pelo dedo do médico, um paciente pode ter uma próstata aparentemente muito pequena mas, ainda assim, apresentar graves problemas de retenção urinária.

Tabela 9.1. *Classificação dos Sintomas da Associação Urológica Norte-Americana*

Para cada pergunta, faça um círculo em volta do seu número

Perguntas	Nunca	Menos de 1 vez em 5	Menos de metade das vezes	Cerca de metade das vezes	Mais de metade das vezes	Quase sempre
1. No mês passado, mais ou menos, quantas vezes você teve a sensação, depois de acabar de urinar, de não ter esvaziado completamente a bexiga?	0	1	2	3	4	5
2. No mês passado, mais ou menos, quantas vezes você precisou urinar de novo menos de 2 horas depois de ter terminado de urinar?	0	1	2	3	4	5
3. No mês passado, mais ou menos, quantas vezes você percebeu que parava e recomeçava várias vezes durante a micção?	0	1	2	3	4	5
4. No mês passado, mais ou menos, quantas vezes você achou difícil protelar a micção?	0	1	2	3	4	5
5. No mês passado, mais ou menos, quantas vezes você teve um fluxo urinário fraco?	0	1	2	3	4	5
6. No mês passado, mais ou menos, quantas vezes você precisou fazer pressão ou esforçar-se para começar a urinar?	0	1	2	3	4	5
7. No mês passado, mais ou menos, quantas vezes você precisou levantar da cama para urinar, desde a hora de deitar-se até o momento de levantar-se pela manhã?	0 (nenhuma)	1 (1 vez)	2 (2 vezes)	3 (3 vezes)	4 (4 vezes)	5 (5 vezes)

Some seus resultados: Contagem total dos sintomas = soma das perguntas de 1 a 7: ______

Neste teste, os sintomas são classificados como leves se a contagem for de 0 a 7, moderados se for de 8 a 19, ou graves se for de 20 a 35. Sua contagem vai ajudar seu médico a determinar qual o melhor tratamento para os seus sintomas.

Além de oferecer importantes informações sobre a próstata, o exame também permite que seu médico verifique o tônus do esfíncter anal, que pode ser anormal em pacientes com doenças neurológicas – como estenose espinhal, esclerose múltipla, mal de Parkinson e diabete melito – capazes de afetar o trato urinário inferior. Se seu médico desconfiar da presença de um desses problemas, talvez você precise submeter-se a um breve exame neurológico para avaliar seus braços e pernas em termos de sensação, força, reflexos e tonicidade muscular.

Seu médico também pode procurar outros sinais de extrema obstrução urinária: emagrecimento, inchaço nas mãos e no rosto, palidez ou anemia, a formação de líquidos nos pulmões, o aumento do coração e hipersensibilidade sob as costelas, de cada lado da espinha dorsal (estes sintomas são raros). A *urinálise de rotina* (exame químico e microscópico da urina) e a *cultura da urina* podem mostrar se há sangue na urina e verificar a possibilidade de infecção. Pode-se incluir um *exame de sangue* – tanto um exame de soro-creatinina quanto um de Sangue-Uréia-Nitrogênio (BUN) para verificar a função renal. Seu médico também pode querer examinar o nível de seu PSA. Ao comparar um determinado nível de PSA com cada resultado subseqüente de novos exames do mesmo tipo, seu médico pode monitorar seus níveis de PSA ao longo do tempo, para detectar quaisquer indícios da presença de câncer de próstata.

O Diagnóstico da HPB: O que Esperar do seu Médico

Um questionário, para você poder avaliar os seus sintomas
Uma revisão geral do seu histórico médico
Um exame físico
Um exame de toque retal, para avaliar a glândula prostática
Um exame de urina, para verificar a presença de sangue ou de infecções
Um exame de sangue, para verificar seu funcionamento renal e seu nível de PSA

O teste de PSA tem gerado controvérsias entre os médicos, pois em si não é suficiente para um diagnóstico definitivo do câncer de próstata, e nem sempre é muito exato. Por exemplo, o nível de PSA pode ser alto em homens com HPB que não têm câncer de próstata, ou normal em homens que o têm. (Outras informações sobre o PSA podem ser encontradas no Capítulo 3.)

Uma observação sobre estes e outros testes: além de não serem dolorosos, não consomem tempo demais; são úteis para determinar se você tem ou não HPB, o grau dos seus sintomas e quaisquer possíveis complicações. Mas não são adivinhos. Não podem prever o curso que será tomado pelo seu problema, ou o tratamento indubitavelmente melhor para o seu caso.

Outros Testes

Além dos exames acima mencionados, seu médico pode pedir outros, como, por exemplo:

Urofluxometria. Seu médico pode querer medir a velocidade de seu fluxo urinário e a quantidade de urina que você verte durante a micção. Para fazer esse teste, você precisa urinar numa máquina eletrônica (enquanto está sozinho na sala de exames). Para garantir um resultado certeiro, é importante que você urine pelo menos 140 ou 170 ml. Esse teste identificará os homens cujo índice máximo de fluxo não está acentuadamente reduzido – *e que podem não se beneficiar do tratamento.* O índice normal de fluxo urinário máximo é de quinze centilitros cúbicos (ou mais) por segundo.

Medição da Urina Residual. Esse exame determina se você está esvaziando completamente a bexiga – e, se não estiver, quanta urina está sendo retida. Isso pode ser feito mediante um exame por ultra-som do baixo abdome, imediatamente após a micção, ou passando-se um pequeno cateter pela bexiga para avaliar diretamente a quantidade de urina retida. Se for constatado que você tem uma grande quantidade de urina residual, a espera vigilante (ver Capítulo 10) pode não ser uma boa opção de tratamento para o seu caso. Essas medições também podem ser úteis para acompanhar o curso de sua doença e descobrir quaisquer mudanças em termos de obstrução.

Estudos Urodinâmicos. Seu médico talvez queira fazer esses estudos se seu histórico (ou seu exame físico) sugerir que a principal causa de seus sintomas – talvez decorrentes de um problema neurológico – é uma disfunção da bexiga, e não a HPB. A *cistometria* é um meio de avaliar a pressão e o funcionamento da bexiga. Para fazê-lo, introduz-se um pequeno cateter no pênis; esse cateter chega à bexiga através da uretra, e ali monitora as mudanças de pressão quando a bexiga é enchida com água. Muito úteis, também, são os *estudos de pressão do fluxo*, nos quais a pressão da bexiga é monitorada enquanto você urina, novamente através de um pequeno cateter. (Nota: Sempre que um cateter é introduzido na uretra, há um pequeno risco de que uma infecção no trato urinário se desenvolva alguns dias depois. Não se esqueça de relatar ao seu médico qualquer febre ou mal-estar que você sinta nos dias seguintes.). As pressões dentro da bexiga são comparadas à quantidade proporcional de urina vertida. Os estudos de fluxo de pressão podem ajudar a determinar se pacientes com altos índices de fluxo urinário máximo têm obstrução. Alguns homens com obstrução significativa podem produzir índices razoáveis de fluxo urinário devido ao fato de poderem gerar uma alta pressão na bexiga; esses pacientes terão seus sintomas aliviados se sua obstrução for tratada. Em alguns deles, porém, os baixos índices de fluxo urinário são provocados por bexigas doentes, que não geram muita pressão. Esses homens não se beneficiam com o alívio da obstrução.

Ultra-som. Método indolor de obter imagens através de ondas sonoras de alta freqüência – como o sonar de um subma-

Figura 9.3 (a e b). (na página ao lado) *Duas maneiras de ver por dentro* Aqui vemos dois tipos de cistoscópio – um rígido (**a**) e outro flexível (**b**), que podem ser usados antes de uma intervenção invasiva, como uma cirurgia ou dilatação por balão. O cistoscópio – um minúsculo tubo iluminado – funciona como o periscópio de um submarino. É introduzido na ponta do pênis anestesiado e levado até a bexiga através da uretra; isso permite que seu médico procure anomalias na bexiga, na próstata e na uretra.

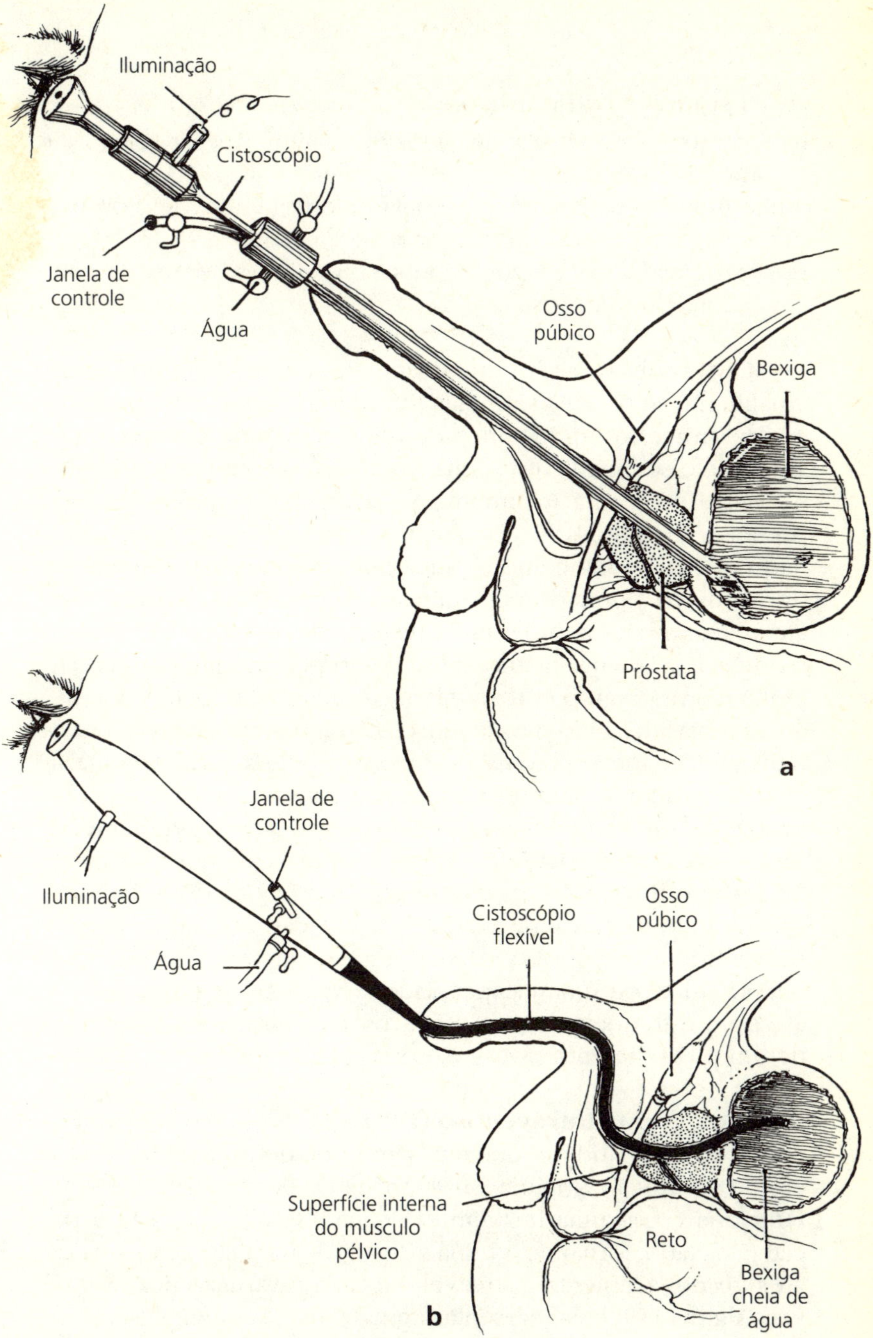

Iluminação
Cistoscópio
Janela de
controle
Água
Osso
púbico
Bexiga
Próstata
a
Janela de
controle
Iluminação
Água
Cistoscópio
flexível
Osso
púbico
Superfície interna
do músculo
pélvico
Reto
Bexiga
cheia de
água
b

rino. O processo pode ser externo, através do abdome, ou transretal, através de um bastão introduzido no reto. Apesar de não ser recomendado para a maioria dos homens com HPB, pode ser muito útil para verificar a existência de problemas como obstrução renal, pedras, ou um tumor oculto no trato urinário superior, para avaliar se a bexiga está se esvaziando bem e determinar o tamanho da próstata.

Cistoscopia. Esse exame também pode ser necessário, principalmente se os seus sintomas forem graves, se você tiver sangue na urina ou um histórico de reincidência de infecções, ou, ainda, se o seu médico suspeitar que você tem um estreitamento ou outro problema incomum. A cistoscopia é desconfortável, porém não dolorosa. O cistoscópio é um minúsculo tubo iluminado que funciona como o periscópio de um submarino. É introduzido na ponta do pênis anestesiado e levado até a bexiga através da uretra; isso permite que o médico procure na bexiga, na próstata e na uretra anomalias como pedras, aumento ou estreitamentos. Com o cistoscópio, seu médico também pode detectar faixas mais grossas de músculos na bexiga, as quais poderiam indicar um problema de obstrução desse órgão – que já vem se formando há meses ou anos – e constatar a ausência de problemas como tumor ou pedras na bexiga, ou estreitamento uretral. (Veja bem: como no caso do cateter usado nos estudos de pressão do fluxo, este teste apresenta um ligeiro risco de infecção no trato urinário, decorrente da irritação uretral provocada pela introdução do tubo. Alguns homens também acusam sangue na urina, ou uma incapacidade temporária de urinar.) A cistoscopia é freqüentemente usada para avaliar a situação antes de um procedimento invasivo, como uma cirurgia.

Pielograma Intravenoso (IVP). O IVP é uma imagem por raio X do trato urinário que também pode determinar a existência de obstrução urinária ou a presença de tumores nos rins. Funciona como uma imagem em negativo; um contraste especial é injetado, tornando a urina visível, e seu trajeto pelos rins até a excreção facilmente rastreável – e cada obstrução fica fácil de ver. Alguns homens apresentam graves reações alérgicas a esse contraste, razão pela qual o teste não é um procedimento de rotina. (Infelizmente, não há como prever quem vai ter tal reação.) Em geral, trata-se de uma intervenção reservada à avaliação de pacientes com sangue na urina.

O RESUMO DA HISTÓRIA

O termo *hiperplasia prostática benigna*, ou HPB, refere-se ao aumento da porção interna da próstata. Como as rugas e os cabelos grisalhos, trata-se de algo que acontece quase inevitavelmente quando um homem envelhece – está presente em 50 por cento dos homens na faixa dos cinqüenta anos, e em 80 por cento dos que já chegaram aos oitenta anos. (Contudo, se a HPB é quase uma certeza para a maioria dos homens, o mesmo não precisa aplicar-se aos desagradáveis sintomas da doença. As opções de tratamento serão discutidas em profundidade no Capítulo 10.)

É importante notar que, aqui, a palavra-chave é o adjetivo *benigno. A HPB não é câncer de próstata.* Não fosse o fato de a próstata circundar a uretra (o tubo que leva a urina da bexiga para o pênis, passando pela próstata), a HPB talvez nunca precisasse de tratamento. Com o tempo, porém, à medida que a HPB progride, o tecido prostático começa a comprimir a uretra e a interferir no fluxo urinário.

Trata-se de um processo complicado. Parte do problema está no fato de que o *tecido glandular* da próstata começa a aumentar, e que nesse tecido começa a haver uma proliferação de nódulos. Enquanto isso, para tornar as coisas ainda piores, o *tecido muscular liso* da próstata começa a retesar-se. Em conjunto, portanto, esses tipos de células prostáticas agem como um "golpe duplo" na uretra: à medida que o tecido glandular aumenta e começa a obstruir a uretra, o tecido muscular liso se contrai, e começa a comprimir esse mesmo órgão.

O que põe tudo isso em ação? Os cientistas ainda não sabem ao certo. Sabe-se, porém, que dois fatores muito importantes são o envelhecimento – os homens com menos de 40 anos muito raramente têm HPB – e os testículos. Estudos têm demonstrado que a HPB nunca ocorre em homens que perdem os testículos antes da puberdade. Pode ser que os hormônios produzidos pelos testículos desempenhem um papel fundamental, ou, talvez, que sua presença seja apenas permissiva – é possível que eles simplesmente ofereçam um "solo fértil" para que a doença apareça e se desenvolva.

Essa doença também parece ter um componente genético. Os cientistas descobriram há pouco uma forma hereditária de HPB; um pequeno número de homens herdam um gene que os predispõe ao aumento da próstata. Um dia, quando os cientistas tiverem um maior conhecimento da genética da HPB, é provável que venham a compreender suas verdadeiras causas – e então, talvez, com essa descoberta se torne possível impedir, por completo, o desenvolvimento da doença.

Você tem HPB? Há alguns sintomas reveladores: um fluxo urinário fraco, a hesitação para começar a urinar e a dificuldade de manter e interromper o fluxo (o que pode incluir, na seqüência, um pouco de "gotejamento"). Além disso, muitos homens com HPB precisam urinar freqüentemente, sobretudo à noite, e quase sempre com uma sensação de urgência. Se não forem tratados, esses sintomas podem resultar em sérios problemas, inclusive em retenção urinária – quando a bexiga fica completa ou parcialmente cheia – ou lesão renal.

Os homens com quaisquer desses sintomas devem procurar um médico que descubra qual é, exatamente, o seu problema. É importante saber se você tem ou não HPB, e igualmente importante certificar-se de que não está com um problema mais sério como, por exemplo, câncer de próstata, infecção do trato urinário, câncer ou pedras na bexiga, bexiga neurogênica (quando o órgão é afetado por uma doença neurológica) ou estreitamento uretral (tecido fibroso que obstrui a uretra); todos esses problemas podem apresentar sintomas muito semelhantes aos da HPB.

A avaliação do médico vai incluir um histórico médico detalhado, um exame físico (inclusive o toque digital do reto), uma *urinálise* (exame da urina para detectar sangramento e infecções) e exames de sangue para verificar o nível do PSA (uma enzima produzida pela próstata) e avaliar a função renal. Dependendo dos seus sintomas, você também pode precisar de outros exames: avaliação do índice do fluxo urinário (urofluxometria), da urina residual na bexiga, do trato urinário superior, com ultra-som ou raios X, uma cistoscopia (um "periscópio" que vai examinar a bexiga e a uretra) e, em alguns casos específicos, exames da pressão da bexiga para excluir a possibilidade de problemas neurológicos.

Depois de confirmado o diagnóstico de HPB, o passo seguinte consiste em decidir, em conjunto com o seu médico, que decisão tomar a respeito. É isso que nos leva ao tema do próximo capítulo.

10

Quando a HPB Precisa Ser Tratada

QUANDO PRECISO DE TRATAMENTO?

Muitos homens preferem suportar os transtornos da HPB a procurar ajuda médica ou cirúrgica. Contudo, chega um momento em que os sintomas não podem mais ser ignorados, e então o tratamento se faz necessário. Esses sintomas incluem:

Uma Bexiga "Retrógrada", Mau Funcionamento dos Rins ou Incontinência com Fluxo Constante. Às vezes, quando a bexiga fica cheia demais por muito tempo, e não se esvazia por completo, o aumento da pressão pode levar a urina a voltar para os rins – problema que pode provocar uma grave lesão se não for tratado. O primeiro passo, aqui, consiste simplesmente em drenar a bexiga através de um cateter introduzido na uretra através do pênis. Para a maioria dos homens, a função do trato urinário superior (rins e ureteres) melhora imediatamente. A outros homens pode-se ministrar a substituição oral de fluidos e minerais importantes, para limpar o corpo de impurezas e evitar a desidratação assim que houver alívio da pressão. O que vai acontecer com o trato urinário inferior (a recuperação das funções da bexiga, da próstata e da uretra) é menos previsível, e vai depender de quanta tensão a bexiga teve de suportar – *e por quanto tempo.*

Retenção Urinária Aguda, Incapacidade de Urinar. Tome providências imediatas se isso acontecer; as conseqüências de não urinar podem ser graves, levando, inclusive, à insuficiência renal. A retenção urinária aguda pode ser provocada por um grande número de problemas, entre os quais estão a prostatite aguda, o câncer de próstata, uma bexiga superdistendida e, até mesmo, certos medicamentos – mais comumente, remédios para resfriado, que contraem a musculatura lisa da próstata (assim como descongestionam o nariz ao contraírem, nesse órgão, o mesmo tipo de tecido muscular). A boa notícia é que esse problema geralmente se resolve por si mesmo depois de a bexiga ter sido drenada por um cateter.

Infecções Recorrentes do Trato Urinário, associadas à urina residual. Às vezes, quando a urina fica por muito tempo no corpo – se a bexiga não for totalmente drenada durante meses –, ela se torna infectada. E, se o problema fundamental (a obstrução urinária) não for resolvido, fica difícil eliminar a infecção.

Pedras na Bexiga, também associadas à urina residual. Essas pedras se formam quando cristais de ácido úrico ou cálcio se precipitam na urina. É possível tratar apenas as pedras – as pedras de ácido úrico podem ser dissolvidas com drogas que tornam a urina mais alcalina, e há muitas técnicas para triturar as pedras que contêm cálcio. *Essas medidas, porém, em nada contribuem para o alívio da obstrução.* E o fato de um homem estar com uma pedra na bexiga geralmente significa que ele tem um problema significativo de obstrução urinária, o qual precisa ser tratado.

Uma Bexiga Instável, com incontinência de urgência. Uma média de 50 a 80 por cento dos homens com HPB acaba por ficar com a bexiga instável, produzindo os sintomas irritativos por causa da forte pressão exercida sobre esse órgão. Na maioria dos casos, esses sintomas desaparecem com o alívio cirúrgico da obstrução – e, repetindo o que afirmamos há pouco, os resultados dependem do grau de tensão ao qual a bexiga foi submetida, e da duração de tal pressão. Esses sintomas incluem a micção cada vez mais freqüente, ou urgente, sobretudo durante a noite, e, de maneira mais significativa, a incontinência de urgência – um importante aviso de que há problemas com a bexiga. Se o problema não for tratado (mediante o alívio da obstrução), pode-se chegar a um ponto em que o dano se torna irreversível, gerando uma incontinência permanente. Ou, se um homem demorar muito tempo para tratar-se, e então submeter-se a um tratamento cirúrgico, essa incontinência de urgência pode, na verdade, *agravar-se* – pois, com a remoção da obstrução, agora há ainda menos tecido para conter essas contrações espontâneas sempre que ocorrem.

Episódios Graves e Recorrentes de Sangramento. Isso pode significar um grave problema médico, como câncer de próstata ou da bexiga. Se houver coágulos de sangue em sua urina, procure um médico imediatamente. Mas o sangue na urina também pode estar ligado à HPB: em alguns homens, há grandes veias que cobrem o tecido aumentado pela HPB ao longo da uretra, e essas veias podem romper-se espontaneamente. (Esses sangramentos tendem a ser mais freqüentes nos homens que tomam aspirina regularmente.) É comum que os homens com sangramento associado à HPB acusem um pequeno coágulo quando começam a urinar, além de detectarem um sangramento durante a micção. Em geral, esse sangramento pára depois de alguns dias, mas pode ser preciso fazer uma cistoscopia para cauterizar os vasos rompidos. A reincidência desses episódios é uma boa indicação da necessidade de cirurgia. (Recentemente, os médicos têm relatado algum sucesso com o uso da terapia hormonal no tratamento desses sangramentos. Para maiores informações sobre a terapia hormonal, ver Capítulo 7.)

Sintomas que Chegam ao Ponto de Diminuir sua Qualidade de Vida, Seja qual For sua Definição de tal Coisa. Pense nisso, então: A HPB mudou sua vida? Você ainda é capaz de fazer tudo que quer, ou está fazendo ajustes em sua vida para conviver com a doença – desistindo de seus jogos de futebol, por exemplo, para não ter de enfrentar as enormes filas do banheiro masculino?

Se você, conscientemente ou não, está planejando seu dia com base nas idas ao banheiro, talvez tenha chegado a hora de procurar tratamento. Ao chegar a esse ponto, coloca-se uma nova pergunta: você quer submeter-se a um tratamento mesmo que este o leve a correr o risco de efeitos colaterais ou outras complicações? Se seus sintomas forem leves ou moderados, e sua resposta negativa, então o melhor caminho a seguir talvez seja o da espera vigilante (ver abaixo). Mas se sua resposta for positiva, trate de informar-se. Aprenda o máximo possível sobre essas opções e os riscos que podem acarretar. Converse com outros homens que têm HPB – com os que fizeram tratamento e os que acharam melhor esperar. E, acima de tudo, converse com o seu médico. Até pouco tempo atrás, o único tratamento para a HPB era cirúrgico, e muitos homens o evitavam. Hoje, porém, com tantas opções disponíveis, um grande número de homens vem optando pelo tratamento já no início da doença.

QUAIS SÃO AS MINHAS OPÇÕES?

A primeira opção é a chamada "espera vigilante", um procedimento que *não significa "não fazer nada", mas sim "esperar para ver"*. O desenvolvimento da HPB é geralmente difícil de prever; seus sintomas podem melhorar, piorar ou estacionar. Em termos gerais, além da espera vigilante existem dois outros caminhos – o cirúrgico e o médico. (Ver tabela 10.1, página 336.) A escolha vai depender da gravidade dos sintomas. Se você tem um ou mais dos problemas acima mencionados, que exigem tratamento, sua melhor opção é a cirurgia. Mas, se seus sintomas forem moderados – isto é, se não forem graves o bastante para exigirem uma cirurgia –, talvez convenha tentar uma terapia médica.

Espera Vigilante

Esta é a mais conservadora das abordagens da HPB, e, para a maioria dos homens com sintomas leves, trata-se da melhor. *Lembre-se: o fato de ter uma próstata aumentada não significa que você precise de tratamento.* A decisão de tratar-se só deve ser tomada quando os sintomas do aumento se tornarem muito importunos, ou quando sua função urinária estiver seriamente afetada. Muitos médicos, então, começam por uma abordagem do problema que se costuma chamar de "esperar para ver". Ficam muito atentos a suas condições gerais e pedem *checkups* uma ou mais vezes por ano, para se certificarem de que você não está desenvolvendo nenhuma complicação. Às vezes, os sintomas da HPB melhoram por conta própria. Se isso não acontecer, então você e o seu médico vão passar para a próxima etapa – decidir qual é, no seu caso, o melhor tratamento.

Riscos. Como qualquer outra opção de tratamento, a espera vigilante também tem algo de um jogo de azar – baixo risco, mas ainda assim um jogo. Um pequeno número de homens submetidos à espera vigilante desenvolve retenção urinária aguda – a incapacidade de urinar. Outros apresentam infecções do trato urinário; alguns acusam sangue na urina; outros, ainda, desenvolvem problemas nos rins ou na bexiga *sem qualquer mudança perceptível em seus sintomas* (a isto se dá o nome de "prostatismo silencioso"). Mas essas complicações causadas pela espera vigilante são realmente muito raras. Você pode diminuir ainda mais as probabilidades diminuindo sua ingestão de líquidos antes de ir dormir, ou evitando medicamentos como os descongestionantes, que podem agravar seus sintomas de HPB.

TRATAMENTOS E INTERVENÇÕES CIRÚRGICOS

Prostatectomia

Um século atrás, um cirurgião de Nova York desenvolveu uma operação chamada prostatectomia "simples", ou "aberta".

Ele chegava à próstata através da bexiga, e usava os dedos para remover as excrescências de tecido em volta da uretra, deixando o resto da próstata intacto. (Isso é diferente da prostatectomia radical – a remoção de toda a próstata –, uma operação que geralmente se faz para o tratamento do câncer de próstata localizado.) Uma versão mais refinada dessa intervenção, que os cirurgiões chamam de prostatectomia suprapúbica, ainda é usada numa pequena porcentagem de homens com HPB, assim como uma variação da mesma denominada prostatectomia retropúbica simples.

Mas uma outra modalidade de prostatectomia, desenvolvida quase meio século atrás, eclipsou essas duas operações e tornou-se, em nossos dias, a principal forma de tratamento cirúrgico da HPB. Nessa intervenção, chamada de "ressecção transuretral da próstata" (RTUP), os cirurgiões atingem a próstata por um caminho diferente: através da uretra. Ao contrário de outras formas de prostatectomia, esta não exige uma longa permanência no hospital; não há incisão ou cicatriz, e o período de recuperação é menor. *Uma das maiores vantagens da RTUP – e de todas as formas de prostatectomia – é a oportunidade de verificar, após a cirurgia, a possível existência de câncer no tecido prostático removido.*

A RTUP pode ser feita por homens que, de outra forma, não seriam candidatos qualificados à cirurgia. Cerca de 95 por cento das prostatectomias realizadas atualmente nos Estados Unidos são feitas por via transuretral. E, apesar do desenvolvimento de novas técnicas para aliviar os sintomas de obstrução urinária, a RTUP continua sendo o "padrão-ouro" para o tratamento da HPB.

Ainda assim, a RTUP não é para todos. Por exemplo, os homens com próstatas volumosas (com tecido obstrutivo que pesa mais de 75 g) provavelmente serão aconselhados a fazer uma prostatectomia aberta. O mesmo se aplica aos que apresentam grandes divertículos da bexiga, que precisam de tratamento, ou aos que têm grandes cálculos vesicais. (Os divertículos são bolsas no revestimento da bexiga que aparecem, como balões, na parede desse órgão.) Se for preciso remover divertículos ou pedras vesicais, essa intervenção pode ser feita junto com a prostatectomia aberta, num único procedimento cirúrgico.

A prostatectomia aberta tampouco é o ideal para todos os homens. Em média, os que fazem prostatectomia têm 70 anos; nessa fase da vida, muitos têm outros problemas de saúde que tornam impossível uma cirurgia aberta – como, por exemplo, um histórico de doenças cardíacas ou pulmonares, diabete ou pressão alta. Para a maioria desses homens, e para os que têm uma próstata pequena, a RTUP é a melhor opção. A prostatectomia aberta é geralmente reservada a homens mais jovens e aos que têm próstatas muito grandes mas que, por outro lado, são saudáveis e apresentam boas condições cardiovasculares.

Se sua saúde é considerada muito precária até mesmo para uma RTUP, ainda existe ajuda – um cateter pode oferecer alívio imediato para uma bexiga muito cheia, por exemplo. Há estudos que mostram as sondas intra-uretrais como boas opções para o alívio de sintomas a longo prazo. Além disso, você pode tomar uma medicação que reduza o volume de sua próstata. Estas e outras opções serão discutidas neste capítulo.

Antes da Prostatectomia Aberta ou da RTUP

Você está em forma para submeter-se a uma cirurgia? Seu médico vai querer uma resposta detalhada a esta pergunta antes de recomendá-la. A cirurgia pode ser postergada se alguns problemas (como uma infecção do trato urinário) pedirem atenção, ou se for necessário usar um cateter para esvaziar a bexiga. Os homens com retenção urinária e um nível elevado de creatinina no sangue (indicando um mau funcionamento dos rins) também precisam tratar esses problemas antes de fazerem uma prostatectomia. Quando você apresentar seu histórico médico, não se esqueça de dizer se já teve, alguma vez, problemas incomuns de hemorragia (por problemas dentários, por exemplo). Além disso, a aspirina pode provocar um sangramento excessivo; *se você toma aspirina regularmente, pare de fazê-lo pelo menos dez dias antes da operação.*

Outro ponto importante a discutir com seu médico: cerca de 15 por cento dos homens que fazem prostatectomia aberta precisam de transfusão de sangue durante a operação. O melhor sangue que você pode receber é o seu próprio; se seu hospital concordar, é uma boa idéia doar várias unidades do seu sangue com antecedência.

Um pouco antes da cirurgia, seu médico pode querer fazer uma avaliação de seu trato urinário superior, à procura de algum problema com os órgãos envolvidos. Uma das maneiras de fazer tal verificação consiste em usar o ultra-som, que pode ajudar a detectar casos de hidronefrose (distenção dos ureteres e da pelve renal, provocada por uma obstrução do fluxo da urina) e a descobrir quaisquer massas incomuns nos rins. Essa técnica, indolor e não-invasiva, também dará ao médico uma boa indicação do tamanho da próstata do paciente, bem como do estado de sua bexiga – indicando se há, ali, urina residual. E, por ocasião da cirurgia, é provável que seu médico use um cistoscópio – um tubo iluminado inserido na extremidade do pênis anestesiado – para detectar outras possíveis surpresas na bexiga, como uma pedra ou um tumor que precisem ser removidos.

O que Acontece com a Uretra?

Em todas as formas de prostatectomia simples, uma porção da uretra entre o colo da bexiga e o esfíncter externo é removida junto com a excrescência de tecido da HPB. Portanto, se a uretra for cortada durante a cirurgia, como um homem poderá manter a função urinária normal após a intervenção? A resposta é que a natureza faz um belo trabalho no sentido de ajudar o corpo a curar-se sozinho.

Lembre-se de que não há remoção da próstata inteira, mas apenas da parte mais interna, que reveste a uretra. O invólucro externo permanece. Esse invólucro é revestido de pequenos dutos prostáticos e, nas primeiras seis semanas depois da cirurgia, esses dutos produzem células que ajudam o revestimento normal a regenerar-se. (Essa mesma regeneração explica por que, com o tempo, alguns homens vão precisar de mais de uma operação para manter a HPB sob controle). O processo de regeneração é semelhante ao que acontece com um enxerto cutâneo de espessura parcial, usado para tratar alguém que sofreu graves queimaduras. Nesse procedimento, parte da pele saudável é removida e transferida para uma parte do corpo gravemente queimada. A parte da pele não removida se renova a partir de seu reservatório de folículos pilosos e dutos.

Prostatectomia Aberta: a Abordagem Suprapúbica

Anestesia

Você vai ser anestesiado, o que pode acontecer de várias maneiras. O mais provável é que lhe dêem anestesia requidiana ou epidural. Qualquer dessas modalidades vai deixá-lo consciente da operação, ainda que você não consiga senti-la. Na *anestesia raquidiana*, você vai tomar uma injeção de anestésico local na parte mais estreita das costas, que chegará ao fluido espinhal através da dura-máter (a membrana que reveste a medula espinhal). Dentro de minutos, ficará sonolento, relaxado e pesado da cintura para baixo. Depois da cirurgia, vão lhe pedir para ficar deitado em posição horizontal até que o entorpecimento passe e você consiga mover as pernas novamente. *Isso é importante, pois sentar-se logo em seguida pode provocar fortes dores de cabeça.* A *anestesia epidural* é o mesmo que ter um tubo intravenoso preso às suas costas, e não a uma veia do braço. Um anestésico local entra no corpo através de um minúsculo tubo de plástico que será introduzido entre as vértebras de sua espinha, perto da parte mais estreita das costas. O anestésico epidural (freqüentemente usado para aliviar as dores do parto) banha a área externa da membrana que reveste a medula espinhal, entorpecendo temporariamente os nervos da parte inferior de seu corpo. Ao contrário da anestesia raquidiana, que é aplicada em uma única dose, a epidural pode ser dada continuamente. Como a área de entorpecimento pode ser ajustada, torna-se igualmente possível ajustar o grau de alívio da dor. Depois da cirurgia, esse tubo também pode ser usado para ministrar analgésicos durante os primeiros dias.

Durante a Cirurgia

Para alcançar a próstata (ver figura 10.1), o urologista faz uma incisão na pele e nos músculos da parte inferior do abdo-

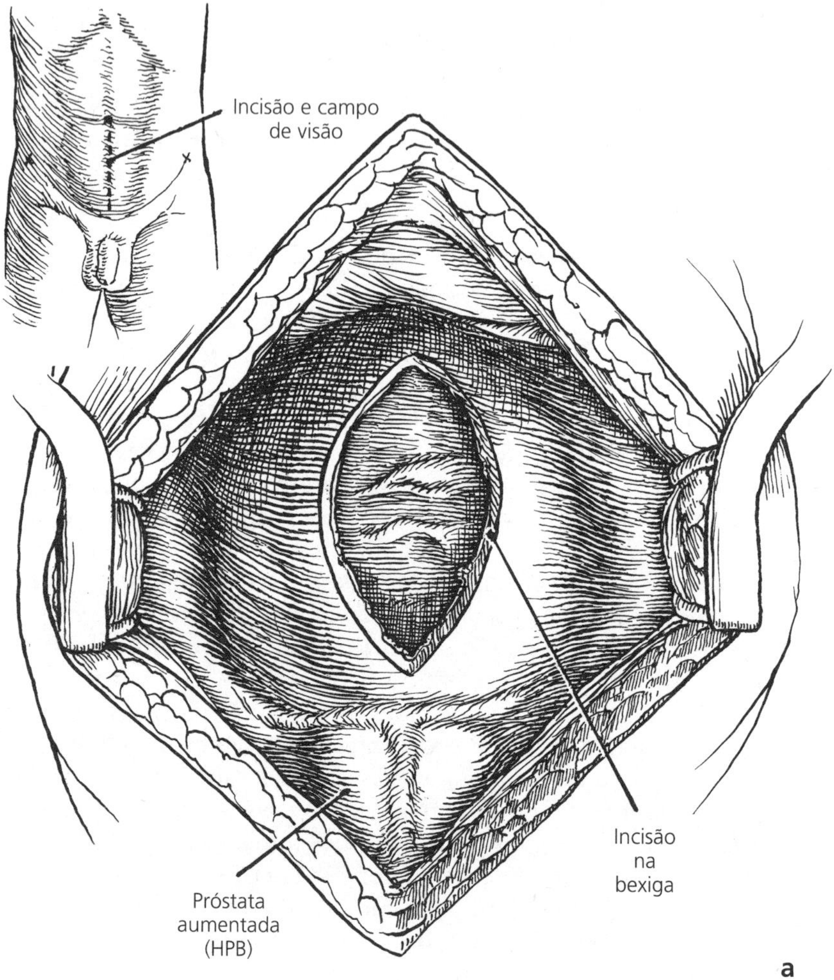

Figura 10.1 (a, b, c). *A Abordagem Suprapúbica*
Nesta forma de prostatectomia aberta (**a**), o cirurgião alcança a próstata por meio de uma incisão na pele e nos músculos do abdome inferior. Essa incisão expõe a parte inferior da bexiga, que é aberta em seguida. Através dessa incisão na bexiga (**b**) e do colo da bexiga, o cirurgião introduz o dedo indicador para remover a excrescência de tecido na parte mais interna da próstata, aquela que comprime a uretra. Depois da cirurgia (**c**) não há mais excesso de tecido, mas sim uma cavidade ao redor da uretra.

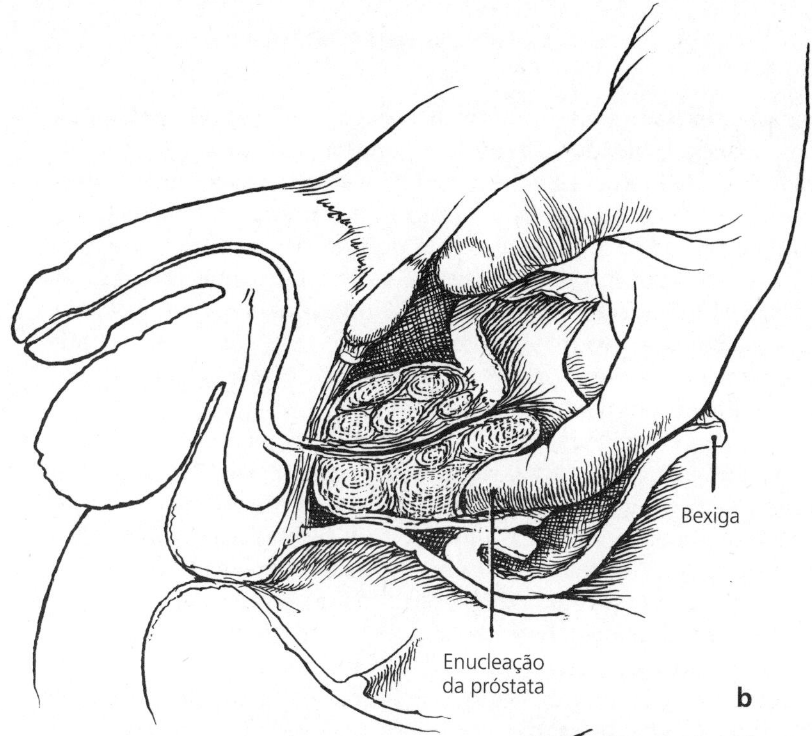
Bexiga
Enucleação
da próstata
b

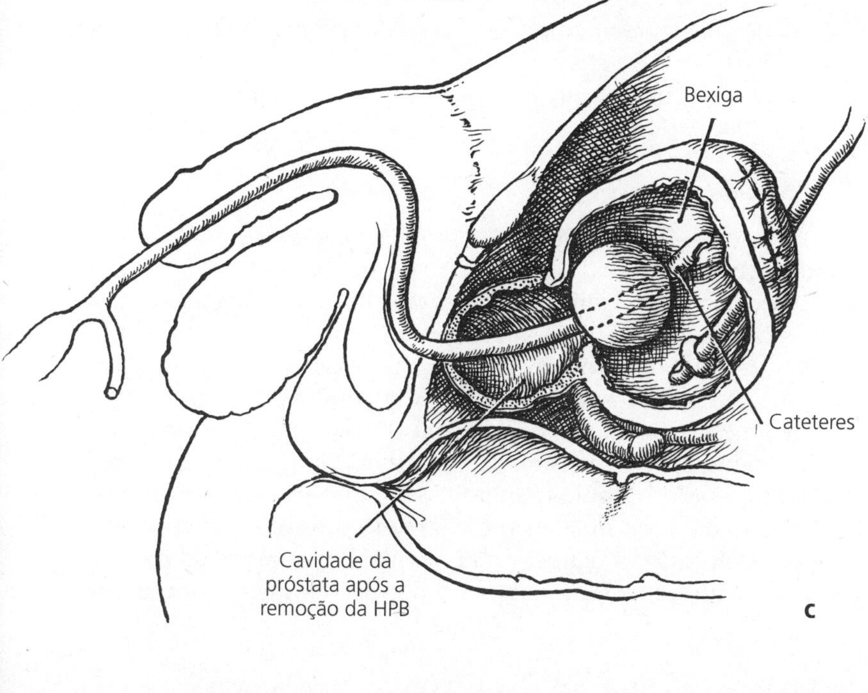
Bexiga
Cateteres
Cavidade da
próstata após a
remoção da HPB
c

me para expor a parte inferior da bexiga, que é aberta em seguida. O dedo indicador do médico penetra essa incisão e atravessa o colo da bexiga para remover o tecido do núcleo mais interno da próstata, a parte que comprime a uretra. A descrição cirúrgica do que acontece aqui é a de que ocorre uma "enucleação" do tecido. Em grande parte, isso significa que o tecido se separa do tecido circundante como uma noz se separa de sua casca. (Em certos pontos, porém, alguns cortes precisam ser feitos para que alguns pedaços "teimosos" de tecido possam ser removidos juntamente com os demais.)

Uma vez que dá acesso à bexiga, esse procedimento é o ideal sempre que houver algum problema nesse órgão, como uma pedra ou grande divertículo. Com a permissão do paciente (dada antes da operação), alguns cirurgiões fazem uma vasectomia durante a intervenção, para impedir o desenvolvimento de inflamação no epidídimo. (A epididimite pode resultar de uma lesão nos dutos ejaculatórios, o que permite o retorno de urina infectada ao vaso deferente.) A vasectomia implica a seção do vaso deferente, de tal modo que o esperma não mais possa chegar à uretra durante a ejaculação, sendo reabsorvido pelo corpo.

O tecido prostático removido pelo cirurgião é enviado a um patologista, que irá examiná-lo à procura de algum câncer oculto. Para essa cirurgia, a permanência média no hospital é de cinco a sete dias.

Na Seqüência

Você vai receber fluidos por via endovenosa no dia da operação, mas deve poder alimentar-se normalmente já no dia seguinte. É provável que lhe dêem um laxante suave, que torne mais fácil sua primeira evacuação após a cirurgia. A sonda de Foley, introduzida no pênis (e presa à bexiga por um minúsculo balão) durante a operação, não será retirada até que cesse o sangramento. Além de retirar urina de seu corpo, a sonda também manterá a bexiga irrigada, impedindo infecções ou o desenvolvimento de coágulos sanguíneos. Outro cateter será introduzido durante a cirurgia; este é chamado de "tubo suprapúbico", pois é colocado diretamente na bexiga e sai através da parte inferior do abdome. Será removido depois de um período de três a cinco dias após a cirurgia. É provável que sua incisão não tenha pontos de sutura, mas sim grampos, que serão removidos uma semana depois da operação – talvez em seu retorno ao consultório médico. Ao voltar para casa, vá com calma, mas não precisa passar o tempo todo sentado – aos poucos, vá retomando seus exercícios e suas atividades habituais. Você deve sentir-se plenamente recuperado depois de quatro ou seis semanas.

Complicações

Como qualquer outro procedimento cirúrgico, a prostatectomia aberta não é uma intervenção a salvo de riscos, e o pior deles é a perda de sangue que exija uma transfusão. Toda cirurgia que envolve anestesia traz consigo o risco de morte, mas isso raramente acontece. Também são raríssimas as complicações cirúrgicas graves, que às vezes acometem os pacientes com mais de 50 anos – ataque cardíaco, pneumonia ou um coágulo sanguíneo no pulmão. Para ajudar a evitar esses efeitos pós-operatórios, porém, *é fundamental pôr-se em movimento o mais breve possível após a cirurgia.* Portanto, trate de caminhar, movimentar as pernas na cama e fazer exercícios respiratórios.

Outras complicações incluem a epididimite, se uma vasectomia preventiva não tiver sido feita durante a cirurgia, e espasmos vesicais (contrações dolorosas e incontroláveis da bexiga, provocando o vazamento de urina ao redor do cateter). Essas complicações podem ser, em grande parte, atribuíveis à presença do cateter, e devem melhorar assim que este for removido.

Depois de removido o cateter, alguns homens podem ter problemas de incontinência de tensão – ocorrendo vazamento de urina durante certas atividades físicas como correr, por exemplo. O problema pode ser temporário, e talvez se resolva por si próprio nos primeiros meses após a cirurgia. Em casos muito raros, porém, é permanente – tanto em resultado de lesão do esfíncter urinário durante a operação quanto em conseqüência inevitável de anos de problemas na bexiga, de instabilidade persistente desse órgão e de incontinência de urgência (quando ocorre um vazamento de urina durante o percurso até o banheiro).

O efeito pós-operatório mais comum da prostatectomia aberta é a ejaculação retrógrada, ou "seca". A impotência (dificuldade de ter ou manter uma ereção) pode afetar de 15 a 20 por cento dos homens que se submetem a essa intervenção. (Esta é uma estatística impossível de verificar; é muito difícil tentar quantificar a impotência, pois há muitos fatores em jogo. O Capítulo 8 traz informações mais aprofundadas sobre a impotência.)

Também conhecida, mas raramente constatada (em 2 por cento dos homens), é a constrição do colo da bexiga, chamada de "estenose do colo da bexiga", um problema causado por tecido fibroso em conseqüência da cirurgia. Esse tecido pode ser reaberto por um urologista em ambulatório. (Usando um cistoscópio, o urologista faz algumas incisões minúsculas para relaxar o tecido fibroso.)

Em raros casos, alguns pacientes desenvolvem um estreitamento uretral (tecido fibroso na uretra). Na maioria das vezes, a estenose uretral responde bem à dilatação – distensão da uretra, em uma ou duas sessões. Os estreitamentos persistentes também podem ser tratados com incisões minúsculas, como aquelas feitas para aliviar as estenoses do colo da bexiga.

Prostatectomia Aberta: a Abordagem Retropúbica

Semelhante à operação suprapúbica em termos de anestesia e recuperação, a abordagem retropúbica é preferida por muitos cirurgiões por facilitar o acesso à próstata e permitir uma abordagem mais precisa da uretra.

O que Acontece

Na prostatectomia retropúbica, os cirurgiões atingem diretamente a parte superior da próstata, e não através da bexiga – primeiro fazem uma incisão no abdome inferior, e em seguida separam os músculos abdominais. Em vez de abrir a bexiga, o cirurgião afasta-a para o lado, e ali, abaixo do osso púbico, está a próstata.

Uma pequena incisão é feita na cápsula externa da próstata, e (como na prostatectomia suprapúbica) o dedo indicador do cirurgião é introduzido para remover a excrescência de tecido prostático que comprime a uretra. Para evitar o desenvolvimento

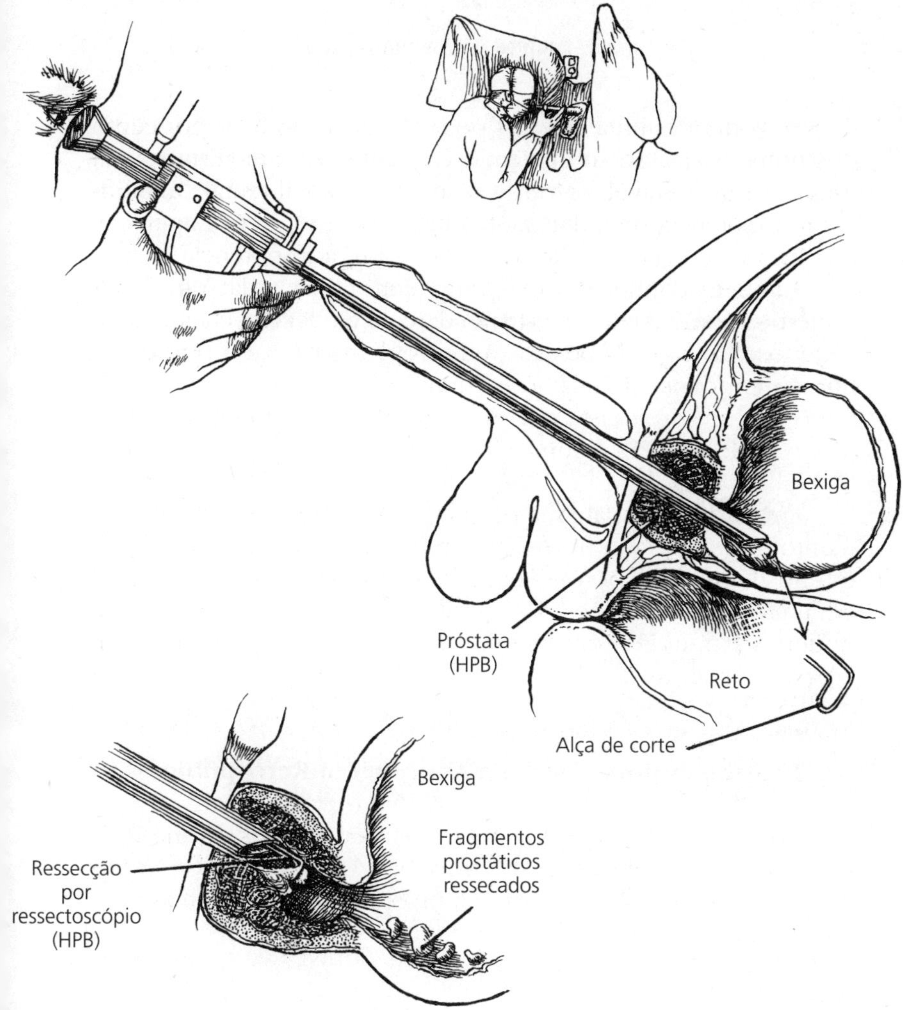

Figura 10.2. *O Procedimento RTUP*

Apesar da explosão de novos tratamentos para a HPB, a RTUP continua sendo o "padrão-ouro" em termos de operações. Eis como funciona: o cirurgião alcança a próstata através da uretra. Um instrumento chamado ressectoscópio, que é introduzido através do pênis, emite uma luz muito forte permitindo que o cirurgião veja muito bem a próstata enquanto vai removendo o excesso de tecido. (Esse instrumento tem seu próprio "limpador de pára-brisa", que lava a lente e mantém a boa visibilidade da área.) O núcleo da próstata é removido em minúsculos fragmentos. Esses fragmentos de tecido se acumulam na bexiga; ao término do procedimento, são removidos e enviados a um patologista, que vai submetê-los a exames.

de epididimite, muitos cirurgiões aproveitam para fazer uma vasectomia durante essa operação (ver acima). O tecido prostático removido durante a cirurgia é então enviado a um patologista, que vai submetê-lo a alguns exames.

Ressecção Transuretral da Próstata (RTUP)

O que Acontece

O núcleo mais interno da próstata é removido, em geral depois da aplicação de uma anestesia raquidiana (ver acima), sem a abertura do abdome. Essa operação, chamada de RTUP, é um modo eficaz e comprovado de aliviar rapidamente os sintomas da HPB, mantendo-os a distância por muitos anos. Nessa operação, os cirurgiões alcançam a próstata através da uretra, introduzindo no pênis um instrumento semelhante a um cistoscópio. Esse instrumento, o ressectoscópio, emite uma luz muito forte permitindo que os cirurgiões vejam bem a próstata enquanto vão removendo o excesso de tecido. (Esse minúsculo instrumento tem até mesmo seu próprio "limpador de pára-brisa", que lava a lente e mantém a boa visibilidade da área.) O núcleo da próstata é removido em fragmentos, através de um cautério eletrocirúrgico. Esses fragmentos de tecido acumulam-se na bexiga, e ao término do procedimento são retirados e enviados a um patologista, que vai submetê-los a exames. Uma vez que o ressectoscópio é introduzido através da uretra, não é preciso fazer nenhuma incisão na pele.

Após a Cirurgia

Uma sonda de Foley é introduzida na uretra, e a bexiga é continuamente irrigada com uma solução salina durante as primeiras vinte e quatro horas, para evitar a formação de coágulos sanguíneos. Em geral, essa sonda é removida depois de dois ou três dias. A permanência média no hospital é de um a três dias. Em sua maioria, os homens sentem pouca ou nenhuma dor depois de uma RTUP. Quando há dor, esta se deve quase sempre a espasmos vesicais, contrações involuntárias da bexiga adensada ao redor da sonda de Foley. Normalmente, essas contrações desaparecem assim que se retira a sonda. Você deve sentir-se plenamente recuperado dentro de mais ou menos três semanas.

RTUP por Eletrovaporização, ou Técnica de "Rollerball". Numa abordagem muito recente da RTUP, os cirurgiões usam um "rollerball" como eletrocautério, em vez da alça de corte. A excrescência de tecido é vaporizada, e não escalpelada, o que exclui a sobra de fragmentos no local. A técnica de eletrovaporização é extremamente promissora: parece ter complicações mínimas, pouco sangramento, menos cateterização e permanência no hospital. E, ao mesmo tempo que oferece muitas das vantagens da prostatectomia a laser e outros procedimentos de tecnologia de ponta, é bem menos cara. Tudo nos leva a crer que, dentro em breve, a eletrovaporização pode tornar-se a tecnologia ideal para esse tipo de tratamento.

Complicações

Sangramento. O sangramento após a cirurgia pode ser provocado por um excesso de atividade, inclusive pelo esforço para ir ao banheiro. Seu médico talvez lhe dê um laxante leve que possa facilitar a primeira e crucial evacuação depois da cirurgia. Além disso, é provável que ele lhe peça para não tomar aspirina nem fazer grandes esforços físicos nas primeiras quatro semanas após a cirurgia, evitando, assim, um episódio de sangramento retardado.

No caso da RTUP, o risco de ocorrer uma hemorragia durante ou depois da operação, exigindo uma transfusão de sangue, é menor do que na prostatectomia aberta. (Um estudo informa que de 7 a 14 por cento dos homens que fizeram RTUP precisaram de uma transfusão.) O sangramento parece estar associado ao tamanho da próstata e à duração da cirurgia; em geral, uma próstata maior significa que há mais tecido a remover, e que, portanto, o paciente ficará mais tempo na sala de operação. (Outro estudo constatou que, se o tempo de operação era superior a noventa minutos, cerca de 7 por cento dos homens tinham sangramento durante a cirurgia, em comparação com menos de um por cento numa operação de menos de noventa minutos. Também se constatou que, se a glândula pesava mais de quarenta e cinco gramas, a incidência de sangramento era de 10 por cento, em oposição a menos de 2 por cento no caso de uma próstata de menos peso.)

Síndrome de RTUP. Este problema é também muito raro – ocorre em cerca de 2 por cento dos pacientes, quando o corpo absorve quantidades excessivas do líquido usado para irrigação durante a operação. Seus sintomas incluem náusea, confusão, vômito, pressão alta, diminuição da freqüência cardíaca e problemas visuais. A síndrome de RTUP é temporária e rapidamente reversível com diuréticos ou uma solução salina, que ajudam a restaurar os fluídos normais do organismo e seu equilíbrio mineral.

Perfuração da Próstata ou da Bexiga. Outra complicação muito rara, que só ocorre com 2 por cento dos pacientes. Seus sintomas incluem náusea, inquietação, vômito e dores no baixo-ventre ou nas costas (essas dores podem ser sentidas apesar da anestesia). Em geral, o modo de cuidar desse problema é interromper a operação e drenar a bexiga com um cateter. Pode-se esperar que o ferimento se cure por si só, mas nos casos mais graves deve-se recorrer a um procedimento cirúrgico.

Incapacidade de Urinar. O problema mais comum depois da cirurgia – constatado em 6,5 por cento dos casos em um estudo – é a incapacidade de urinar. Às vezes, deixa de existir depois de algumas horas. Se isso não acontecer, seu médico talvez queira investigar para certificar-se de que não há excesso de tecido remanescente em sua próstata. Pode ser que você também precise submeter-se a uma cistometria (ver Capítulo 9), para verificar como andam as funções de sua bexiga. Às vezes, o trauma da cirurgia faz com que a bexiga fique flácida; a colocação temporária de um cateter, que dá à bexiga alguns dias de folga, parece ajudar a trazer de volta ao normal a tonicidade desse órgão – e, com ela, a capacidade de urinar.

Infecção do Trato Urinário. A presença de bactérias na urina, às vezes associadas à febre, pode desenvolver-se em até 10 por cento dos homens que fizeram RTUP, e é facilmente tratável com antibióticos. Os homens com mais de 80 anos são mais propensos a problemas de retenção urinária e infecções do trato urinário do que os mais jovens.

Contratura do Colo da Bexiga. Raramente – em menos de 3 por cento dos homens submetidos a uma RTUP – se verifica o desenvolvimento de tecido fibroso no colo da bexiga, exatamente acima do ponto em que ela se esvazia pelo uretra prostática. Isso geralmente acontece nas primeiras quatro ou seis semanas após a cirurgia. Depois de terem um bom fluxo urinário por várias semanas, alguns homens percebem uma nítida mudança – o fluxo piora novamente, voltando ao que era antes da operação. O que acontece é que há tecido fibroso obstruindo a uretra do mesmo modo que o fazia o tecido da HPB – com a exceção de que a barragem fluvial está agora mais acima no rio. Esse problema pode ser diagnosticado com um cistoscópio no ambulatório. Fazendo algumas incisões minúsculas, seu urologista pode abrir o tecido fibroso e recuperar o fluxo urinário.

Estenose Uretral. Outra complicação rara que atinge menos de 3 por cento dos homens após uma RTUP. Trata-se de um problema causado por trauma da uretra – às vezes devido a um cateter, outras vezes ao ressectoscópio.

Incontinência. Este problema afeta de 2 a 4 por cento dos homens que fizeram RTUP, e pode ter várias causas. Uma delas é alguma lesão que, durante a cirurgia, pode afetar o esfíncter externo – a válvula que se abre e fecha na junção entre a próstata e a uretra (ver figura 5.1). Outra é uma bexiga que foi prejudicada e se tornou hipersensível ao longo de meses ou anos de obstrução urinária devida à HPB; é possível que a cirurgia tenha chegado tarde demais para anular os anos de traumatismo. Uma terceira possibilidade é a de que um pouco de tecido prostático residual esteja obstruindo a uretra, tecido este que pode estar mantendo o esfíncter externo aberto ou obstruindo a uretra, produzindo incontinência com fluxo constante.

A maioria dos homens tem incontinência de urgência ou de tensão depois da remoção do cateter; a uretra precisa de horas ou dias para recuperar-se do fato de ter sido distendida ou irritada pela presença de um cateter. A incontinência de tensão persistente (o vazamento de urina quando você fica de pé ou faz exercícios) é rara, e a incontinência total é neste caso praticamente desconhecida. Há também algo que você pode fazer para ajudar a controlar a incontinência de tensão – os exercícios de Kegel, que fortalecem o esfíncter externo. O melhor momento de fazêlos é quando você está de pé para urinar: tente iniciar e interromper o fluxo urinário contraindo os músculos das nádegas. Existem outros métodos de fazer os exercícios de Kegel, mas fazendo-os assim você pode ter a certeza de estar exercitando os músculos certos.

Se a incontinência não melhorar com o tempo, seu médico pode fazer uma cistometria para determinar o estado da bexiga, ou verificar com cistoscópio se não há tecido prostático residual obstruindo a uretra. Alguns medicamentos também podem ajudar: se você tiver incontinência de urgência, por exemplo, as drogas anticolinérgicas podem ajudar a interromper as contrações involuntárias da bexiga. No caso de incontinência de tensão, podem servir as drogas que levam o tecido muscular liso a contrair-se – descongestionantes nasais, ou mesmo um antidepressivo que geralmente torna a micção mais difícil (uma droga chamada imiprimina). Se a incontinência persistir por mais de um ano, ou se for grave, seu médico pode sugerir outra forma de tratamento – talvez a colocação de um esfíncter artificial. Nesse procedimento, um manguito de borracha é colocado ao redor da uretra e ligado por um tubo a um reservatório para líquidos que fica no abdome, bem como a uma pequena bomba situada no escroto. A bomba transfere líquido do reservatório, esse líquido infla o manguito (e bloqueia a uretra), e uma válvula ao lado da bomba pode ser acionada para descontrair o manguito e deixar que a urina passe através da uretra. O esfíncter artificial é um dispositivo complexo, mas existem várias soluções mais simples que envolvem a injeção de colágeno no tecido ao redor da uretra ou do colo da bexiga. É possível que, com novos aperfeiçoamentos, essas técnicas venham a ser suficientes para lidar bem com a incontinência em quase todos os homens que apresentarem o problema.

Impotência. A impotência tem sido relatada em até 10 por cento dos homens que se submeteram a uma RTUP, mas, dentre todas as complicações pós-cirúrgicas, esta é a mais difícil de documentar. *Em alguns homens mais velhos, a impotência se manifesta espontaneamente, tenham ou não feito uma cirurgia.* Além do mais, são muitas as variáveis a levar em consideração – o constrangimento, a presença ou ausência de um parceiro sexual, e até mesmo a percepção que um homem pode ter de seu desempenho sexual antes e depois da cirurgia. Por exemplo: ao estudar alguns homens que relataram problemas com a ereção após uma cirurgia, os médicos descobriram que eles ainda conseguiam ter uma ereção durante o sono – o que sugere que pelo menos em parte o problema pode ser de cunho psicológico. É seguro afirmar que, se um homem tinha problemas para ter ou manter uma ereção antes da RTUP, a cirurgia provavelmente não melhorou a situação. Também é certo que um homem sexualmente ativo antes da cirurgia tem probabilidades de continuar com um bom desempenho sexual. (A impotência após uma cirurgia prostática é discutida no Capítulo 8.)

Ejaculação "Seca". Este problema pode ocorrer em até 75 por cento dos homens que fizeram RTUP. Não tem nada a ver com o desempenho sexual, e não altera a agradável sensação do orgasmo.

Resultados

É importante compreender que nenhuma forma de prostatectomia interrompe o curso da HPB; *esses procedimentos servem apenas para tratar a doença que está presente.* É mais ou menos como aparar a grama, no sentido de que, dependendo da rapidez com que a próstata volte a crescer, a operação pode precisar ser feita novamente.

Num estudo recente em mais de 400 homens que fizeram RTUP, *os sintomas melhoraram acentuadamente em 93 por cento dos que apresentavam manifestações graves de HPB, e em 79 por cento dos que tinham problemas moderados.* Nenhum desses homens morreu em decorrência da operação, nenhum teve um ataque cardíaco, e só 5 por cento desenvolveram impotência. Em outra pesquisa com homens que haviam feito RTUP demonstrou-se que, na maioria deles, a melhora do fluxo urinário perdurou por mais de sete anos após a cirurgia.

Apesar dos excelentes resultados em termos gerais, nos últimos tempos a RTUP vem sendo objeto de muitas críticas. Algumas pesquisas sugeriram que, a longo prazo, é menos eficaz que a prostatectomia aberta em termos do combate à obstrução urinária. Um desses estudos examinou os benefícios a longo prazo de dinamarqueses, ingleses e canadenses que haviam feito ou uma prostatectomia aberta ou uma RTUP: 13 por cento dos que fizeram esta última precisaram de uma segunda operação, em oposição a 3,5 por cento dos que haviam feito a prostatectomia aberta. (A proporção de homens que precisam repetir a RTUP vai de 1 a 2 por cento ao ano.) Contudo, esse e outros estudos deixam claro que, se lhes for dada a possibilidade de escolha, muitos homens *preferem* fazer duas RTUPs, ao longo de dez anos, a submeter-se a apenas uma prostatectomia.

Nesse mesmo controvertido estudo, os pesquisadores levantaram outra questão: as estatísticas sugerem que, quatro ou cinco anos após a cirurgia, a RTUP poderia ser associada a uma probabilidade maior de morte por ataque cardíaco numa comparação com a prostatectomia aberta. (A probabilidade de um homem morrer devido à RTUP em si é praticamente nula – menos de 0,5 por cento.) Novas pesquisas, porém, ofereceram uma explicação: *os homens que fizeram prostatectomia eram mais saudáveis.* Os pacientes com doenças cardíacas e uma próstata dilatada não eram submetidos à prostatectomia, pois a natureza mais complexa do procedimento pedia pacientes mais saudáveis. Nos casos de RTUP, porém, que é uma intervenção mais simples, *quase todos os homens* – inclusive os que tinham doenças cardíacas – continuavam sendo candidatos qualificados à cirurgia. Portanto, o maior número de mortes por doença cardíaca quatro ou cinco anos após a operação pode ser perfeitamente explicado pelo fato de que *mais homens com doenças cardíacas fizeram RTUP em vez de prostatectomia aberta.*

RTUP *vs.* Espera Vigilante. Num estudo recente de 556 casos, realizado em vários centros médicos pelo Department of Veterans Affairs, os pesquisadores compararam sistematicamente os homens que fizeram RTUP com aqueles que, apresentando sintomas graves ou moderados de HPB, haviam optado pela espera vigilante. A idade média dos pacientes era de 66 anos, e o estudo estendeu-se por três anos.

Nesse estudo, os pacientes submetidos à RTUP foram os vencedores absolutos em termos de melhora dos sintomas e da qualidade de vida. Nas palavras dos pesquisadores, esses homens apresentaram "uma reação bem mais positiva aos tratamentos, um menor número de mudanças para tratamentos alternativos, e menos problemas com sintomas de obstrução urinária". (Alguns pacientes do grupo que optara pela espera vigilante acabaram fazendo RTUP para aliviar seus sintomas.) Os homens do grupo RTUP também tiveram uma sensível melhora em termos da escala dos sintomas, do fluxo urinário e da qualidade de vida. (É interessante notar que seus cônjuges – ou outras pessoas afetivamente significativas – também avaliaram a qualidade de vida de seus companheiros, e seus relatos confirmaram plenamente as avaliações feitas pelos próprios pacientes.)

Os pesquisadores concluíram que a RTUP era um procedimento seguro, que não causava incontinência e impotência, e que estava associada a muito poucas complicações, tanto a curto quanto a longo prazo, em homens que não apresentavam graves problemas de saúde; constatou-se, também, um baixo índice de homens que voltaram a fazer a mesma operação. Com base nessas descobertas, os pesquisadores afirmaram que a RTUP era superior à espera vigilante em termos da redução de sintomas e da melhora da qualidade de vida em homens com HPB moderada ou grave. Contudo, também se observou que a espera vigilante não prejudicou ninguém de maneira significativa – e que, portanto, para os homens com sintomas toleráveis a adoção de uma abordagem conservadora era, sem dúvida, um procedimento bastante sensato.

Incisão Transuretral da Próstata (ITUP)

O que Acontece

Em termos de anestesia, recuperação e via de acesso à próstata, este procedimento é semelhante à RTUP: um instrumento chamado ressectoscópio ilumina o espaço para que o cirurgião possa ver bem a próstata; esse instrumento é introduzido pela uretra, de modo que não é preciso fazer nenhuma incisão. A diferença é que, *em vez de remover o excesso de tecido prostático, o cirurgião faz apenas dois minúsculos cortes longitudinais nesse tecido.* (Ver figura 10.1.) Essas incisões descem do colo da bexiga para a próstata, e rompem o anel de tecido que obstrui a uretra, dando-lhe, assim, um "espaço para respirar". A exemplo da RTUP, este procedimento é preferível no caso de homens cuja próstata não está excessivamente dilatada, e é também a intervenção ideal para os pacientes cuja próstata pesa menos de trinta gramas.

Também é a melhor opção para os homens mais jovens, principalmente devido a uma vantagem fundamental: a ITUP tende a preservar a ejaculação normal bem mais que a RTUP. (Isto nada tem a ver com a função ou o desempenho sexual; significa, apenas, que esses homens têm mais probabilidades de gerar um filho. Sob outros aspectos, naquilo que diz respeito ao orgasmo não há nenhuma diferença significativa entre os dois procedimentos.) Os homens que fazem RTUP relatam um índice de fluxo urinário ligeiramente melhor que os submetidos à ITUP. E não se sabe ao certo se os efeitos da ITUP duram tanto quanto os da RTUP. O índice de reoperação é mais ou menos igual em ambos os procedimentos, cerca de 1 a 2 por cento ao ano.

Uma das preocupações que envolvem a ITUP diz respeito ao fato de essa intervenção não produzir a ressecção de fragmentos de tecido – o que, portanto, impede a verificação da presença de câncer de próstata; alguns médicos recomendam que se faça uma biópsia juntamente com a ITUP. A permanência média no hospital para uma ITUP é de um a três dias.

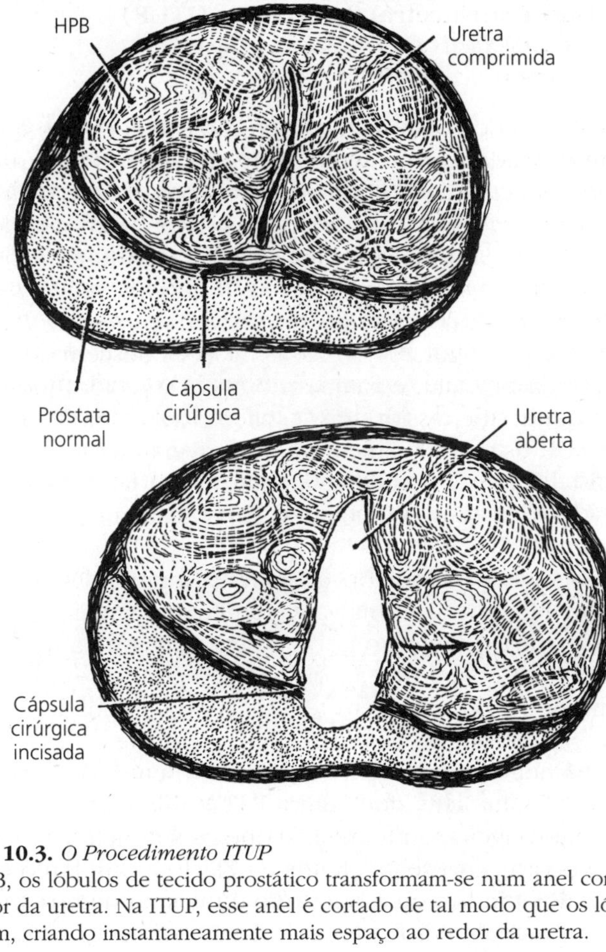

Figura 10.3. *O Procedimento ITUP*
Na HPB, os lóbulos de tecido prostático transformam-se num anel compressor ao redor da uretra. Na ITUP, esse anel é cortado de tal modo que os lóbulos se separam, criando instantaneamente mais espaço ao redor da uretra.

PROCEDIMENTOS MENOS INVASIVOS

Dilatação por Balão

Por mais de um século, os médicos tentaram descobrir meios mecânicos – o uso de cateteres, por exemplo – de abrir a uretra

Problemas Sexuais Depois da Prostatectomia e de Outros Procedimentos

Uma boa notícia: *para a maioria dos homens, a cirurgia para tratar uma HPB não exerce nenhum efeito sobre a função ou o desempenho sexual.* Um efeito secundário da prostatectomia é um fenômeno chamado ejaculação "seca", ou "retrógrada". Seu significado é exatamente o que parece: o sêmen não é expelido através da uretra quando um homem chega ao clímax sexual. Em vez disso, percorre o caminho inverso – vai para a bexiga. Isso acontece porque parte do colo da bexiga é geralmente removida junto com o tecido prostático, de tal modo que ele não se contrai no momento da ejaculação – e não há nada que impeça o sêmen de tomar aquela direção. Para a maioria dos homens, isso não altera em nada a agradável sensação do orgasmo. Além disso, o fato de o sêmen ir para a bexiga não traz problema algum para este órgão, pois será expelido do corpo assim que o homem urinar.

Essa ejaculação "seca" é o efeito colateral sexual mais comum, e *não tem nada a ver* com a capacidade de se ter uma ereção ou atingir o clímax do ato sexual. Se você não está pensando em ter filhos, não há nada com que se preocupar.

Cerca de 10 a 15 por cento dos homens que fazem cirurgia para tratar uma HPB relatam problemas de impotência, ou dificuldade para ter ereções. Mas isso também não é necessariamente um problema permanente. Hoje, muito mais que em qualquer outra época, existem muitas opções para ajudar um homem impotente (ver Capítulo 8).

contraída por HPB. Nesta técnica, originalmente concebida para expandir artérias obstruídas, um balão é passado pela parte mais estreita da uretra, e em seguida inflado de modo a distender a abertura, melhorando, assim, o fluxo urinário. (Ver figura 10.4.) Esse procedimento oferece muitas vantagens: é seguro e simples, pode ser feito em ambulatório, usando anestésico local, e até o momento

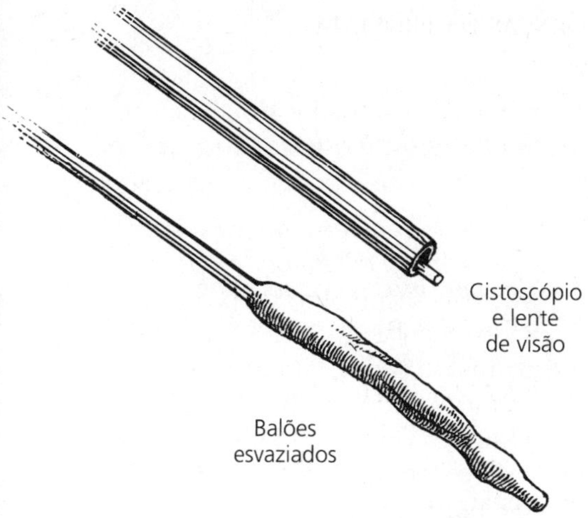

Figura 10.4. *Dilatação por Balão*
Esta técnica, originalmente criada para dilatar artérias entupidas, é segura até mesmo para pacientes de alto risco. A idéia é simples: um balão vazio é introduzido na parte mais estreita da uretra, e depois inflado de modo a aumentar a abertura e melhorar o fluxo urinário.

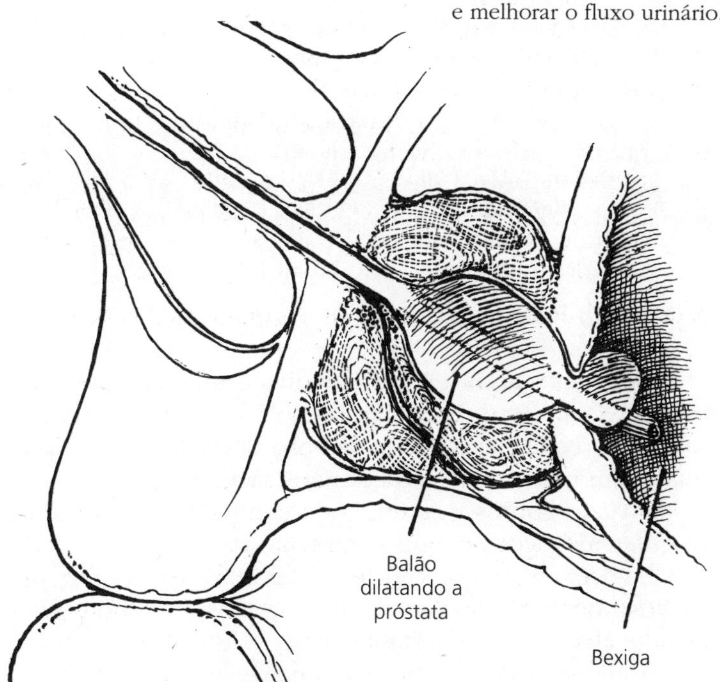

não há relatos de que tenha provocado impotência ou ejaculação retrógrada. Mesmo os pacientes de mais alto risco, aqueles cuja saúde é precária, são candidatos qualificados e podem obter o alívio imediato de seus sintomas.

Mas será que funciona, e por quanto tempo? A resposta é: os sintomas podem melhorar de início, mas os resultados não são duradouros. Um estudo constatou uma melhora de 50 por cento do fluxo urinário no primeiro mês; contudo, essa melhora desaparecia depois de um ano. Estudos atuais sugerem que a dilatação por balão não é uma cura de longo prazo, e que a uretra não fica aberta por anos, como acontece com a prostatectomia. (Como podemos ler num livro de urologia, "fica-nos a impressão de que os resultados objetivos, de longo prazo, serão avaliados em meses, e não em anos".) Ainda é preciso pesquisar muito. Além disso, nem todo homem é um bom candidato a esse procedimento; por exemplo, não se deve recomendá-lo aos que têm uma bexiga descompensada, hipertrofia do lóbulo médio ou uma infecção progressiva do trato urinário. Por último, como esse procedimento não retira nenhuma amostra de tecido para que um patologista possa procurar sinais de câncer prostático, é muito importante fazer um exame de toque retal e um de PSA.

NOVOS TRATAMENTOS E COMO AVALIÁ-LOS

Os últimos anos têm testemunhado uma explosão de novas informações e estratégias ligadas ao tratamento da HPB, e muitos novos avanços assomam na linha do horizonte. É difícil para qualquer pessoa – inclusive para os médicos – assimilar os relatos às vezes confusos, e em geral contraditórios, sobre as mais recentes inovações para o tratamento da HPB.

E você, então, como fica? Ao ler nos jornais sobre uma nova descoberta, ou ao ouvir um amigo falando sobre ela, como deve avaliá-la?

Aqui estão alguns princípios básicos:

Cuidado com o Efeito Placebo. Este é o primeiro ponto a ser visto com desconfiança em qualquer estudo. Os pesquisadores estão sempre desconfiados quanto ao efeito placebo, uma melhora inexplicável que se verifica no chamado "grupo de controle", que toma "pílulas de açúcar" achando que se trata de medicação verdadeira. Em quase todos os estudos de um medicamento ou tratamento para alguma doença, o grupo de controle apresenta uma certa melhora. Esse fenômeno é quase sempre atribuível a uma expansão da saúde mental, que decorre do fato de se estar participando de um estudo ou da crença de que uma nova medicação realmente está produzindo uma verdadeira diferença nos sintomas. (Contudo, isso também nos lembra que nunca devemos subestimar o poderoso efeito que uma atitude positiva exerce sobre os sintomas físicos!)

No caso da HPB, verifica-se um tremendo efeito placebo em qualquer forma de tratamento. Numa série de estudos que incluíam um "grupo placebo", de 30 a 75 por cento de homens tratados com esse falso medicamento relataram uma melhora subjetiva de seus sintomas urinários – o que significa que acreditavam que seus sintomas haviam melhorado –, e de 15 a 20 por cento afirmaram ter constatado uma melhora significativa de seus índices de fluxo urinário.

Leia o Estudo. Se possível, peça a seu médico uma cópia do estudo, ou, pelo menos, procure informar-se sobre a seriedade da publicação em que um determinado estudo apareceu. Antes de aceitar quaisquer resultados, certifique-se de que a nova droga (ou técnica) foi avaliada num *estudo controlado, aleatório*, durante pelo menos um ano. Se for uma forma de tratamento não-cirúrgico, ou minimamente invasivo, a experiência deve incluir a abordagem comparativa possibilitada pela presença de um grupo de pacientes tratados com placebo. Se for uma forma mais invasiva de tratamento, os resultados devem ser sempre comparados com o "padrão-ouro" corrente – que, nesse caso, é a RTUP. Há um avanço visível dos benefícios obtidos?

Em seguida, certifique-se de que tanto os aspectos *subjetivos* quanto os *objetivos* foram avaliados. (Lembre-se: entusiasmado por estar participando de um estudo, um homem pode sentir que seu índice de fluxo parece melhor do que na verdade está.) Todos os participantes do estudo devem, pelo menos, ter preenchido tabelas de graduação dos sintomas e avaliado seu urofluxo. Em termos ideais, o estudo deve ser estratificado segundo idade, fatores de risco e gravidade da obstrução. As técnicas de tratamento endoscópico devem preferivelmente ser comparadas à RTUP, e, se possível, esses estudos também devem incluir um grupo que tome placebo.

Pergunte Sobre a Porcentagem de Complicações e a Necessidade de Novos Tratamentos. Examine os custos. Por quanto tempo o tratamento será eficaz? Embora uma determinada técnica pareça segura e fácil de aplicar num contexto de paciente externo, não vai ser o ideal para muitas pessoas se for preciso repeti-la a intervalos freqüentes. O estudo deve incluir uma análise inteligível dos custos e dos efeitos colaterais, e estes devem ser comparados com as terapias cirúrgicas clássicas e com a espera vigilante. *Uma última advertência* que, na excitação provocada pelas novas descobertas, pode ser facilmente esquecida: a HPB não mata. Felizmente, já existem muitos tratamentos seguros e eficazes à disposição dos pacientes. A HPB não é uma doença devastadora e incurável. E, tendo isso em mente – o fato de não estarmos em desespero, correndo contra o relógio atrás de uma cura –, podemos ter o cuidado de não embarcar precipitadamente nessas novas tecnologias enquanto não houver certeza absoluta de que são seguras e eficientes.

NOVOS TRATAMENTOS: ONDAS DO FUTURO?

Os tratamentos apresentados nesta seção têm, todos, algo em comum: ondas. Todos eles canalizam uma forma de energia – calor, rádio-freqüência, microondas e luz – que se destina a matar células. Ondas de energia são geradas, dirigidas e disparadas contra a excrescência de tecido do HPB ao redor da uretra. Algumas ondas funcionam como um revólver, abrindo orifícios na próstata; outras são tão sensíveis quanto um bisturi, retirando delicadamente fragmentos de tecido até deixar a uretra livre.

Até o momento, nenhum desses tratamentos pode ser classificado com uma terapia padrão. *Ainda são novos demais, e os resultados a longo prazo ainda não são disponíveis.* Não se sabe ao certo quanto tempo vai durar seu efeito sobre a HPB, e se vai ser necessário repeti-los.

Mesmo assim, alguns desses tratamentos alternativos são extremamente promissores. Eis alguns deles:

Terapias por Aplicação de Calor

Esse grupo de procedimentos pode ser dividido em três categorias que têm por base a temperatura. A temperatura normal do corpo é de 37 graus centígrados. *Todas as temperaturas discutidas abaixo estarão em graus centígrados.*

A *hipertermia*, que é a abordagem mais moderada, usa temperaturas *inferiores a 45 graus* – o que talvez não seja suficiente para produzir um grande alívio da obstrução. Na *termoterapia*, o tecido é aquecido a temperaturas *superiores a 45 graus* – um ponto em que alguns mecanismos de proteção celular são desativados, resultando na destruição de células normais. Para haver certeza de que *somente* o tecido da HPB vai ser destruído, as temperaturas da região devem ser atentamente monitoradas durante o tratamento. As técnicas de *ablação termal* podem produzir as mais altas temperaturas de todas – *acima de 60 graus* –, e em geral são aplicadas mediante o uso de ultra-som de alta intensidade focal, terapia transuretral por microondas, ondas de radiofreqüência intersticiais e raios laser.

Um fato importante sobre as terapias termais é que – com exceção da prostatectomia por contato a laser – o tecido da HPB da área visada é morto, *mas não removido.* Um dos problemas decorrentes disso é que muitos homens apresentam um forte inchaço imediatamente após esses procedimentos, e podem precisar de um cateter enquanto o tecido morto não for reabsorvido pelo organismo, ou descartado através da uretra e eliminado na urina. (Outro problema é a falta de amostras de tecido para exames patológicos.) Isso caracteriza uma grande diferença com relação a intervenções cirúrgicas como a RTUP, em que o tecido obstruinte é extraído e o paciente consegue urinar bem, imediatamente após a cirurgia.

Como já observamos aqui, na hipertermia as temperaturas vão de 41 a 45 graus centígrados. *No que diz respeito a tratamentos por calor, essas temperaturas são um tanto quanto mornas.* A hipertermia não é dolorosa, e pode ser feita num contexto de paciente externo. Em geral, envolve muitas sessões. Pode ser feita de duas maneiras – por via transretal, através de uma sonda introduzida no reto, e por via transuretral, através de um instrumento introduzido na uretra pelo pênis.

Só recentemente essa técnica vem passando por estudos aleatórios, com controle por placebo, nos quais os pacientes são tratados sem saber se o gerador de calor foi ativado. O mais importante desses estudos recentes *não demonstrou nenhum avanço objetivo crucial nos índices de fluxo urinário.*

Por que acontece isso? Por mais de um século, os médicos sabem que o calor é capaz de matar células cancerosas. A hipertermia é um tratamento contra a HPB que foi desenvolvido a partir de técnicas usadas para tratar doenças malignas, inclusive o câncer de próstata. Pode ser aplicada a pacientes com câncer juntamente com a radiação, pois, em certas fases da divisão, as células cancerosas de rápida multiplicação mostram-se particularmente suscetíveis ao calor.

O problema básico, aqui, é que *as células normais reagem diferentemente das células cancerosas*; e o fato de uma técnica funcionar no combate às células cancerosas não significa, necessariamente, que também vá funcionar quando o tecido for normal.

Apesar de crescer, o tecido da HPB é benigno, e não canceroso, e não é tão sensível assim a essas temperaturas. Ao examinarem no microscópio células de HPB aquecidas a 45 graus, os cientistas acham difícil diferenciá-las das células de HPB que não foram tratadas. A hipertermia não é quente o bastante para matar tecido da HPB. O tecido certamente reage, mas os resultados não são permanentes, e o tecido ferido acaba por recuperar-se. *Portanto, o uso de temperaturas inferiores a 45 graus deve ser visto como uma solução ineficaz para um problema de HPB a longo prazo.*

Termoterapia Transuretral por Microondas (TUMT)

Esta forma de tratamento usa microondas para produzir temperaturas superiores a 50 graus e "atacar" o tecido do núcleo mais interno da próstata, criando, assim, um espaço ao redor da uretra. Essas temperaturas são quentes o bastante para fazer algum bem; conseguem destruir a musculatura lisa e as células glandulares no tecido da HPB. O que volta a crescer nos meses subseqüentes é uma mistura diferente de células que incluem colágeno.

A TUMT funciona por controle remoto em miniatura: uma minúscula antena que visa o tecido HPB circunda um cateter que é levado à uretra através do pênis. O gerador de microondas fica nas imediações, mais exatamente no reto. (O dispositivo tem o nome de *Prostatron*.) O grau de energia emitida é controlado por diferentes programas de *software* que podem produzir temperaturas variadas.

Temperaturas Abaixo de 60 Graus Centígrados. A técnica produz melhoras significativas dos índices dos sintomas urinários, mas resulta em poucas mudanças nos estudos urodinâmicos de fluxo de pressão – e isso sugere que, em última análise, a melhora da obstrução pode não ser grande. A intervenção pode ser realizada com anestesia local.

Temperaturas Realmente Altas – de 60 a 75 graus centígrados (que podem ser necessárias em casos de obstrução grave). O tratamento pode criar grandes cavidades onde antes havia tecido. Isto, por sua vez, pode provocar sintomas irritativos que vão perdurar enquanto o tecido da uretra prostática não morrer e for descartado e reabsorvido pelo corpo, ou eliminado na urina. (Quando não houver mais tecido morto, a uretra prostática deve ficar bem menos contraída.) O tratamento provoca inflamação, e pode exigir a ministração de analgésicos bem fortes. Inchaço e retenção urinária (em geral passageiros) também são comuns depois dessa intervenção, e podem ser aliviados por um cateter. Os resultados preliminares são animadores. Contudo, ainda se desconhece a duração desses resultados, e não se sabe *se* ou *quando* vai ser preciso repetir o procedimento.

Prostatectomia a Laser

Você já observou os raios solares através de uma lente de aumento? O vidro concentra apenas uma fração da colossal energia solar, mas o raio de luz enfocado é suficientemente poderoso para perfurar uma folha de árvore ou fazê-la pegar fogo.

O laser é um foco de luz dirigido, uma energia colossal que abre caminho para onde quer que se volte. Dois métodos distintos – de "contato" e de "não-contato" – podem ser usados na prostatectomia a laser. Ainda que ambos provenham da mesma fonte de energia – a luz –, as técnicas envolvidas são diferentes.

As Técnicas a Laser de Não-contato

As técnicas de não-contato incluem o dispositivo TULIP (Prostatectomia Transuretral Guiada por Ultra-Som e Induzida por Laser) e a Fibra de Urolase de disparo lateral. Ambas produzem temperaturas que vão de 60 a 100 graus centígrados. (A energia varia conforme a força do raio. Imagine uma lanterna acesa num quarto escuro. À medida que o raio de luz se espalha e se difunde, o mesmo acontece com sua energia; nas margens externas, o raio é menos poderoso.) O dispositivo TULIP tem um instrumento de varredura por ultra-som que fornece ao cirurgião uma imagem das áreas que serão atingidas pelo laser, o que confere mais exatidão ao procedimento. A técnica de disparo lateral é feita com um cistoscópio cuja minúscula câmera permite que o cirurgião acompanhe todo o processo num monitor de televisão. Esse procedimento também é chamado de VLAP (Prostatectomia Visual a Laser). Essas técnicas de não-contato usam uma sonda transuretral que, introduzida na extremidade do pênis, dispara o laser a um ângulo de 90 graus diretamente na próstata.

Como a termoterapia, a prostatectomia de não-contato a laser não remove tecido da HPB. Em vez disso, um espaço é cria-

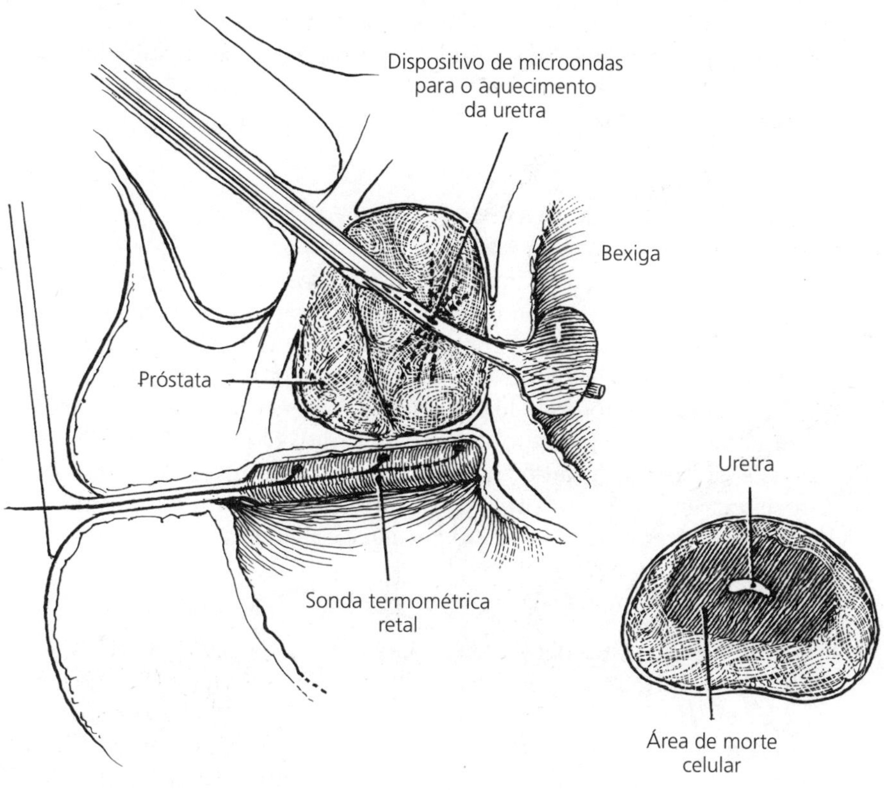

Figura 10.5. *O Uso de Microondas para "Atacar" a Próstata*
A abordagem TUMT usa microondas para gerar calor e destruir tecido ao redor da uretra, dando-lhe um certo "espaço para respirar". Funciona por controle remoto em miniatura: uma minúscula antena que visa o tecido da HPB circunda um cateter que chega à uretra através do pênis. O gerador de microondas fica por perto, no reto.

do ao redor da uretra quando o tecido "bombardeado" morre, desprende-se e é reabsorvido pelo corpo. Devido a isso, as duas técnicas de não-contato provocam o inchaço da próstata (exatamente como acontece com o tecido em volta de uma queimadu-

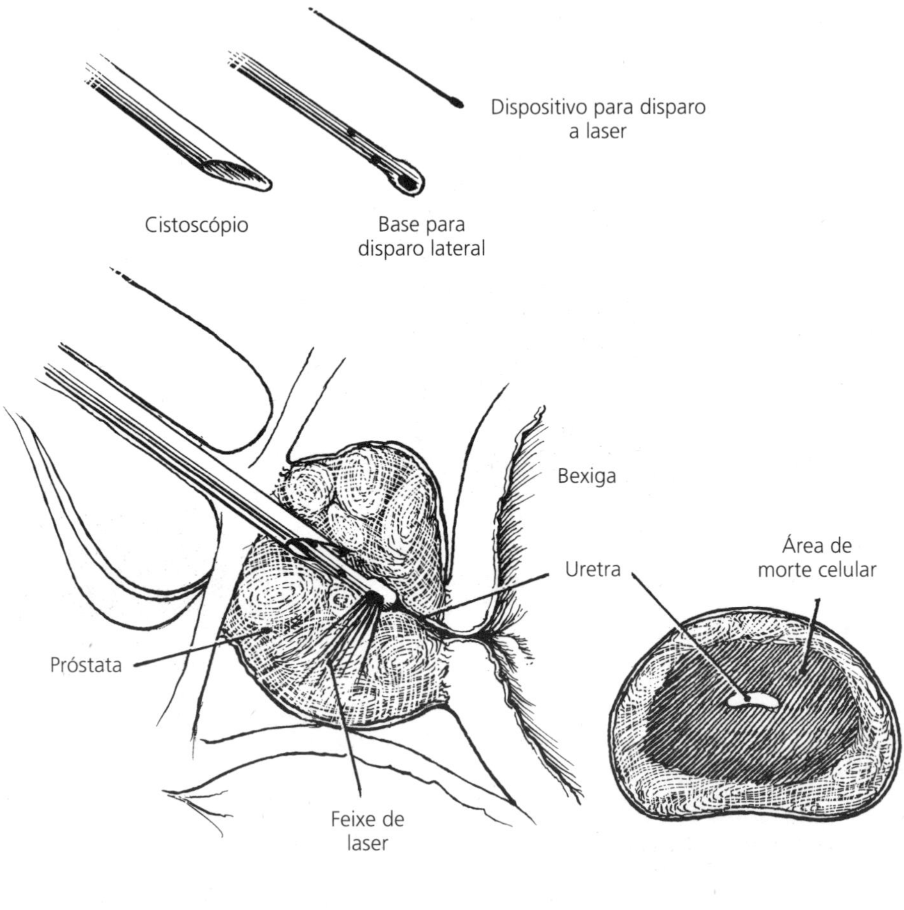

Figura 10.6. *Uma Técnica a Laser*
Nesta ilustração vemos um laser de disparo lateral, usado através de um cistoscópio. O laser é disparado contra o tecido da HPB, que logo morre, se desprende e é reabsorvido pelo corpo – criando, assim, um maior espaço para a uretra.

ra), provocando obstrução e a necessidade, em alguns homens, de se usar um cateter durante vários dias. As temperaturas realmente altas (eventualmente necessárias nos casos de obstrução grave) podem abrir orifícios na próstata, provocando sintomas irritativos que só vão ceder quando o tecido se dissolver em partículas minúsculas que serão eliminadas com o tempo, durante a micção – o que, por sua vez, vai resultar no alargamento gradual da uretra prostática.

As Técnicas de Contato a Laser

Numa prostatectomia a laser por contato, a sonda a laser realmente toca – e imediatamente vaporiza – o tecido da HPB, produzindo temperaturas entre 500 e 700 graus centígrados. E então, como se num passe de mágica, o tecido obstrutor desaparece por completo. O tecido atingido pela sonda transforma-se instantaneamente em vapor. A energia de um tipo de laser conhecido como Neodínio (Nd):YAG, que penetra profundamente o tecido, é conduzida por uma fibra flexível (um tubo fibróptico que conduz a energia da luz) e usada através de um cistoscópio padrão. Essa energia pode produzir temperaturas bem superiores a 60 graus centígrados, que podem "cozinhar" (e, portanto, matar) o tecido da HPB ou vaporizá-lo por completo. Ainda assim, por mais poderoso e quente que possa ser o laser por contato, o feixe emitido não penetra nem mesmo um milímetro para além do ponto de vaporização. Não haverá um desprendimento tardio, pois somente o tecido atingido pela sonda será afetado. Em resumo, podemos dizer que não há nenhuma espécie de "prorrogação"; só o tecido removido no dia da operação vai deixar a próstata, e nada vai morrer ou desprender-se dias ou semanas depois. Trata-se de uma diferença fundamental entre as técnicas de contato e não-contato a laser.

O método de contato consome mais tempo que a técnica de não-contato; neste sentido, assemelha-se bem mais a uma RTUP padrão do que a outras prostatectomias. As vantagens potenciais sobre a RTUP incluem o menor sangramento (e, portanto, o menor risco de transfusão), nenhum risco da síndrome de RTUP, o menor risco de incontinência e estreitamento uretral e a possibilidade de menos tempo de permanência no hospital e de uso de um cateter (este último se fará necessário por mais ou menos três dias após a cirurgia). Além disso, os sintomas parecem melhorar bem mais cedo do que aqueles que se seguem a uma cirurgia de não-contato. Uma questão importante é o tamanho da próstata do paciente: as sondas normalmente usadas são pequenas, e funcionam melhor em próstatas também pequenas (com menos de 50 g). Como há menos sangramento, esta forma de tratamento é ideal para homens que estejam tomando anticoagulantes.

Prostatectomia a Laser: Prós e Contras. Uma vantagem da prostatectomia a laser está no fato de o cirurgião poder usar instrumentos menores, que devem produzir menos estreitamentos, cicatrizes resultantes de lesões no colo da bexiga ou na uretra. E, se o colo da bexiga não for tratado, não deverá haver ejaculação retrógrada ou disfunção sexual. Essas técnicas provocam menos sangramento e, ao contrário da RTUP, podem ser usadas em contextos de paciente externo, com anestesia local. Além disso, não há risco de absorção de fluidos (e, portanto, nenhum risco da síndrome de RTUP).

Até o momento, os maiores problemas com essas técnicas relativamente novas têm sido, para alguns pacientes, a prolongada obstrução urinária após a operação, e a necessidade de um cateter (ou na uretra ou em forma de um tubo suprapúbico ligado diretamente à bexiga) durante vários dias após a cirurgia. Em termos da melhora do fluxo urinário, a prostatectomia a laser também é mais demorada que a RTUP. Portanto, a cirurgia a laser pode não ser a melhor opção para um paciente impaciente. *O candidato ideal à prostatectomia a laser deve ter uma próstata que pese menos de 60 g, não deve apresentar problemas de retenção urinária, e seus sintomas devem ser basicamente obstrutivos, e não irritativos.*

Outro problema é a ausência de amostras de tecido que possam ser examinadas por um patologista. E, se o feixe de energia abrir buracos na próstata, poderão ocorrer desagradáveis sintomas irritativos que vão perdurar enquanto o tecido não for dissolvido e eliminado do corpo.

Além do mais, devido a seu custo os tratamentos a laser podem não ser tão disponíveis quanto os de outras modalidades; as fibras a laser são muito caras, e a maioria delas não pode ser reutilizada. Para cada procedimento, só a fibra custa algo em torno de oitocentos dólares. (Os aparelhos a laser custam cerca de cem mil dólares aos hospitais, mas podem ser usados para outros tipos de operação.)

Resultados: experiências aleatórias comparando a prostatectomia a laser à RTUP demonstram que os índices de melhora do fluxo urinário são mais altos nos pacientes submetidos a este último procedimento. Nesses estudos, os primeiros a serem feitos, cerca de 10 por cento dos pacientes precisaram repetir o tratamento no primeiro ano. O tratamento a laser da HPB é por demais recente para que se possa prever sua eficácia a longo prazo.

Portanto, trata-se de uma questão ainda em aberto; o veredicto final sobre a prostatectomia a laser só será dado quando conhecermos os verdadeiros índices de reincidência do tratamento. No momento, os resultados da prostatectomia a laser não são tão imediatos ou duradouros – e a melhora não é tão dramática – quanto aqueles observados na RTUP. Ao contrário desta, porém, a prostatectomia a laser não envolve hospitalização, e pode ser feita com anestesia local. Sabemos, hoje, que muitos homens preferem fazer duas RTUPs em dez anos a submeter-se a uma única prostatectomia aberta. É possível que, no futuro, prefiram fazer dois ou três tratamentos a laser a submeter-se a uma só RTUP. Outra questão importante, como observou um urologista da Universidade de Stanford em artigo recente, é que "(...) todos os aparelhos a laser hoje disponíveis são produtos de primeira geração e, enquanto tais, é bem possível que se tornem obsoletos num futuro não muito distante". Em outras palavras, a criação desses aparelhos e o conhecimento que deles temos vêm passando por um processo de aperfeiçoamento contínuo.

Ultra-Som de Alta Concentração Focal (HIFU)

A energia por ultra-som pode ser direcionada com precisão extrema, produzindo em poucos segundos temperaturas acima

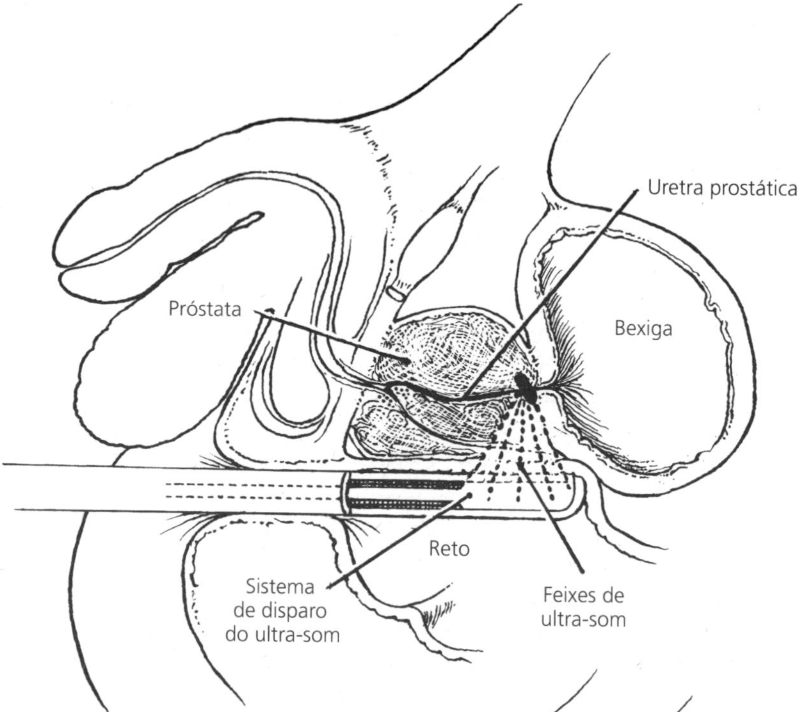
Uretra prostática
Próstata
Bexiga
Reto
Sistema
de disparo
do ultra-som
Feixes de
ultra-som

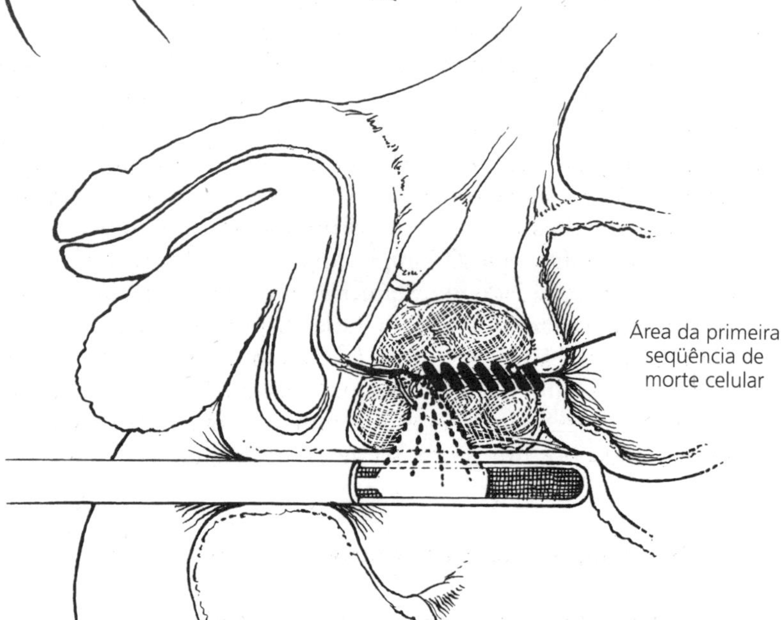
Área da primeira
seqüência de
morte celular

de 65 graus. O foco é tão incisivo que as áreas externas – inclusive aquelas a uma fração de centímetro de distância – não são aquecidas ou atingidas. O ultra-som funciona como um bisturi (e, devido a tal precisão, o HIFU tem uma vantagem fundamental sobre a terapia por microondas). O HIFU incide seletivamente sobre o tecido da HPB; como na TUMT de mais alta temperatura, pode formar cavidades na próstata. Com o tempo, esse tecido se liquefaz e é reabsorvido pelo corpo, ou é eliminado durante a micção. Com essas temperaturas tão altas, alguma forma de anestesia (raquidiana ou local) se faz necessária durante o procedimento.

Essa intervenção tem apresentado muito poucos efeitos colaterais, e o principal deles é a retenção urinária temporária que se manifesta em alguns casos. Os estudos iniciais do HIFU em homens e animais têm se mostrado promissores. Uma unidade de HIFU extremamente sofisticada (conhecida como *Sonablate*), atualmente em fase de testes, vem equipada com uma sonda retal que usa o ultra-som para mapear a uretra prostática.

Aspiração Transuretral da Próstata por Ultra-som (TUAP)

Esta técnica é bastante usada em operações de outros tecidos – na cirurgia ocular, por exemplo –, e atualmente os médicos começaram a aplicá-la à HPB. Para tanto, usa-se uma sonda ultra-sônica especial que funciona como um endoscópio, um "periscópio" iluminado para a exploração e o tratamento de muitas doenças. O ultra-som incide sobre tecidos com elevado teor de água, como o tecido da HPB, deixando incólumes os tecidos do colo da bexiga, do esfíncter uretral e das outras regiões da próstata (esse tecido circunjacente tem uma formação diferente – mais colágeno, menos água). Simultaneamente, a sonda destrói o te-

Figura 10.7. (página ao lado) *Feixe de Ultra-som Dirigido em Funcionamento* A energia por ultra-som pode incidir sobre tecido da HPB com extrema precisão, produzindo temperaturas que matam as células em segundos. Com o tempo, o tecido morto é reabsorvido pelo corpo ou simplesmente eliminado.

cido da HPB e remove-o do corpo; um dispositivo ligado ao instrumento aspira os fragmentos de tecido.

Num estudo de cinqüenta e nove homens que foram acompanhados por um ano após a intervenção, não houve nenhum caso de incontinência ou de problemas urinários; dois homens tiveram contratura do colo da bexiga, e um deles apresentou estreitamento da uretra, na extremidade do pênis. Em cerca de 85 por cento houve ejaculação retrógrada. Este procedimento não é aconselhável a pacientes com hipertrofia do lóbulo médio, pois o ultra-som não apresenta um bom desempenho nos tecidos próximos ao colo da bexiga.

Ablação Transuretral por Agulha (TUNA)

A energia por radiofreqüência também pode ser conduzida através de minúsculas agulhas que, através de um cateter especial, são diretamente introduzidas na próstata. As agulhas podem crivar o tecido da HPB de furos de vários tamanhos, enfraquecendo a pressão do tecido sobre a uretra. O uso da TUNA em animais mostrou-se promissor, e experiências clínicas com esse método vêm sendo realizadas. O dispositivo TUNA é movido a bateria, e provavelmente é uma das técnicas mais baratas.

Piroterapia

Esta é a menos invasiva das terapias termais; na verdade, não há nem mesmo uma sonda a ser introduzida no corpo. Eis como funciona: múltiplas ondas de ultra-som são dirigidas a um único ponto a uma certa distância da fonte de energia. Só será afetado o ponto de concentração, o alvo onde todos os raios se cruzam. Ao entrar no corpo através de uma vasta área, a energia cumulativa dessas ondas é forte o bastante para provocar uma determinação térmica no tecido da HPB, criando cavidades na parte da próstata ao redor da uretra. Um protótipo desse sistema (conhecido como *Pyrotech*) foi testado, e experiências clínicas têm sido feitas. Contudo, ainda não se sabe ao certo se a piroterapia será capaz de incidir exatamente sobre o tecido prostático ao redor da uretra – após entrar no corpo através do abdome ou do períneo –, pois os ossos pélvicos cortam seu caminho, o que pode tornar-se um obstáculo insuperável.

Crioterapia

Neste tratamento, em vez de calor usa-se o oposto – nitrogênio líquido extremamente frio – para congelar e matar as células do tecido da HPB. Guiados por ultra-som transretal, os médicos fazem circular o nitrogênio líquido gelado através de até cinco sondas metálicas colocadas na glândula prostática através do períneo. Um cateter especial funciona como um saco de água quente, impedindo o congelamento da uretra. Ainda não foram feitos estudos a longo prazo que possam determinar a eficácia desse procedimento. (O Capítulo 6 contém outras informações sobre a crioterapia.)

Sondas Intrauretrais

Estas sondas são tubos implantados e deixados no local para manter aberto um espaço que de outro modo cederia, ou seria comprimido – neste caso, na uretra, na parte sufocada pela próstata. Os tubos não são visíveis, e podem ser rapidamente implantados; a cirurgia, em sistema de paciente externo, dura cerca de quinze minutos. Trata-se de uma boa opção para os homens cuja idade avançada já não faz deles bons candidatos a outros procedimentos, além de representar um importante acréscimo ao limitado espectro de alternativas que, no passado, estavam ao alcance de tais pacientes. Até bem pouco tempo atrás, essas alternativas praticamente se limitavam a cateteres cuja presença no corpo, por ficarem indefinidamente na bexiga, acabava provocando infecções do trato urinário, sepse, pedras vesicais e, inclusive, lesões renais.

Com as sondas, não é necessário introduzir um cateter urinário, e a intervenção pode ser feita com anestesia local. Quase

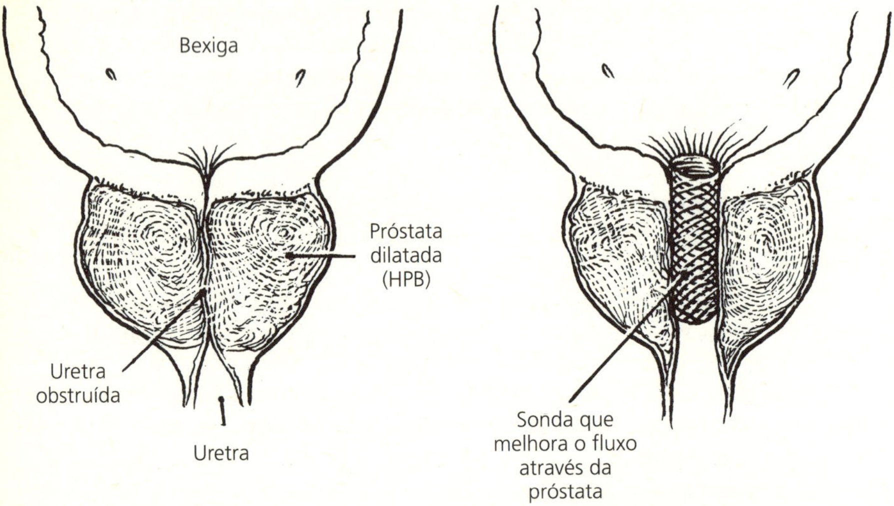

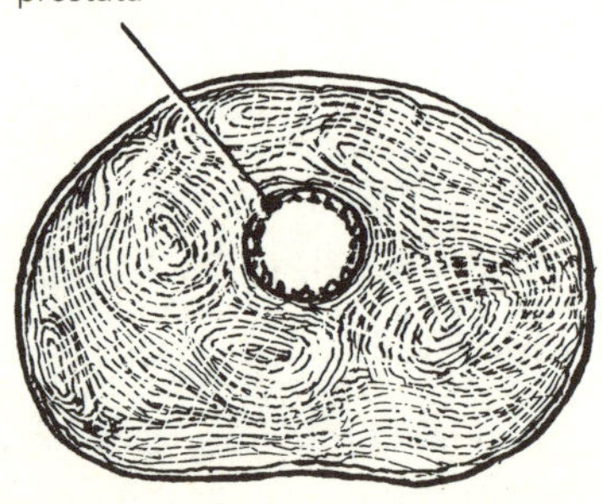

Figura 10.8. *Mantendo o Caminho Aberto*
Esta sonda está mantendo aberto um espaço que de outro modo estaria comprimido – a uretra, cercada pela excressência de tecido da HPB.

não há sangramento durante ou após a cirurgia, o período de recuperação é mínimo e a função sexual não se vê comprometida.

Existem vários modelos dessas sondas. As mais recentes são feitas de ligas níquel-titânio, que são flexíveis e têm uma memória intrínseca – expandem-se quando aquecidas, e tornam-se flácidas e progressivamente maleáveis quando congeladas. São fáceis de instalar e, quando corretamente colocadas, vão expandir-se ao serem irrigadas com água quente. Se for necessário removê-las, essas sondas podem ser irrigadas com água fria – isto fará com que se contraiam, tornando-se novamente maleáveis. Foram criadas para incorporar-se ao organismo, fundindo-se com o tecido epitelial que reveste a uretra – uma proeza que o corpo leva de três a seis meses para realizar, à medida que o tecido vai tecendo uma fina camada de células que recobre o tubo. Por que essa cobertura é necessária? É como untar uma panela antes de cozinhar, de tal modo que nada fique grudado – excetuando-se o fato de que, em nosso caso, o "azeite" para untar são as células do próprio corpo. (Durante esse período, convém evitar os passeios de bicicleta e outras atividades que pressionam o períneo.)

Um inconveniente dessas sondas é o fato de não se poder retirar tecido para exames patológicos. Há também a possibilidade de que, com o tempo, o tecido epitelial que reveste a uretra venha a revestir a sonda a tal ponto que se crie a necessidade de uma cirurgia corretiva. As sondas não constituem uma boa opção para homens com HPB no lóbulo médio; o local da dilatação interfere na cobertura de células epiteliais.

Resultados. Com sondas permanentes, os resultados a longo prazo não são disponíveis. As sondas temporárias, feitas de liga de níquel, parecem ser bem toleradas; em poucos casos, há o problema de se tornarem incrustadas com pedras. As sondas permanentes, feitas de liga de níquel-titânio, têm sido usadas para o tratamento tanto da HPB quanto do estreitamento uretral. Também parece possível associá-las a alguns problemas de incrustação e infecções do trato urinário.

Complicações. São poucas as complicações com essas sondas e, na maioria dos casos, parecem resolver-se por si próprias. A maior parte dos homens apresenta sintomas irritativos – um pouco de incontinência, a sensação de urgência para urinar e a necessidade de urinar freqüentemente – além de um certo desconforto no períneo durante dias (ou semanas) após a operação. Drogas anticolinérgicas podem ser receitadas para ajudar a diminuir a necessidade muito freqüente de urinar. Num estudo conhecido, alguns homens mencionaram uma ejaculação dolorosa da primeira vez que fizeram sexo após a operação, mas o problema deixou de existir nas relações sexuais posteriores.

Às vezes, as sondas não funcionam – quando os sintomas irritativos persistem, ou quando as células epiteliais não reves-

Tabela 10.1. *Como Selecionar a Opção de Tratamento Ideal para a HPB*

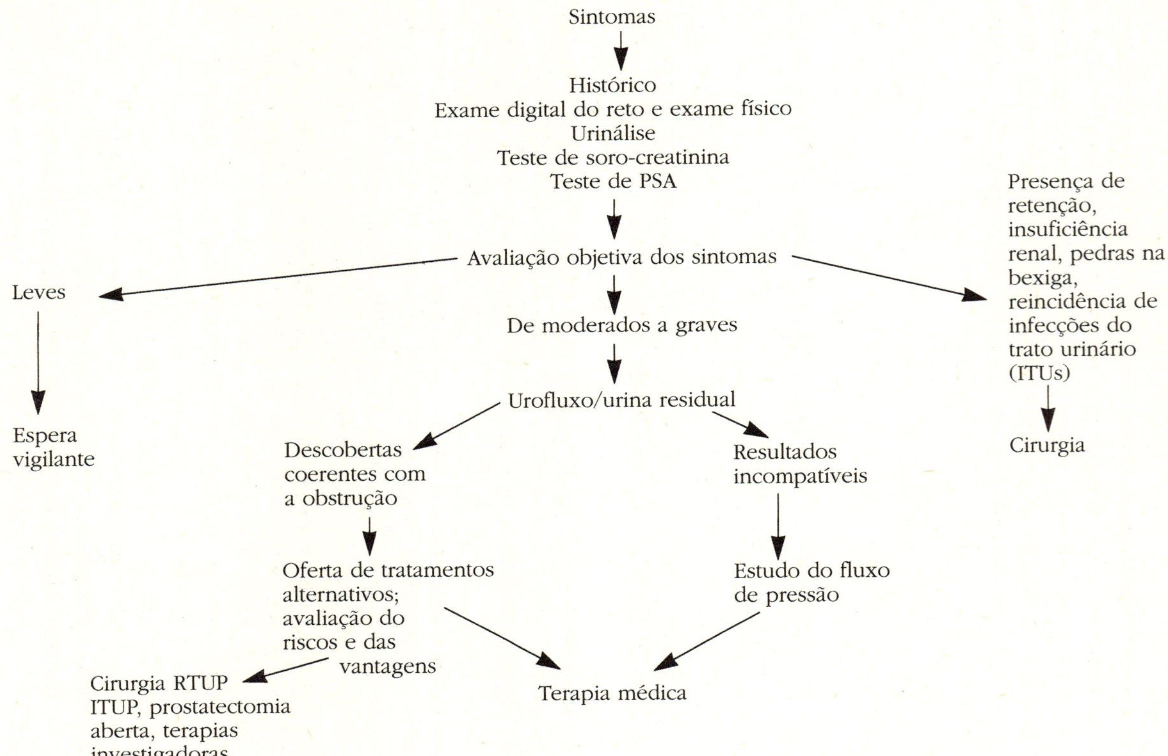

tem as sondas adequadamente, levando-as a entupir. Nesse e em outros estudos, sempre que isso acontecia as sondas eram removidas intactas, sem prejudicar a uretra ou o esfíncter urinário externo da bexiga. As sondas também podem ser recolocadas, e às vezes um simples ajuste de sua posição pode aliviar sintomas como incontinência ou retenção urinária.

MEDICAÇÕES PARA A HPB

Do ponto de vista médico, quase todas as drogas usadas para tratar a HPB ainda são muito recentes. Ainda não foram feitos estudos a longo prazo que possam determinar até que ponto funcionam bem, e como ficam em comparação com os tratamentos cirúrgicos do mesmo problema. Quando um paciente com HPB realmente precisa de tratamento, a cirurgia continua sendo a opção preferida pelos urologistas, e por várias razões. Uma delas: os comprimidos precisam ser tomados todos os dias; seu efeito cessa assim que você pára de tomá-los; fica-se com a impressão, portanto, de que devem ser tomados até o fim da vida. Além disso, talvez se exijam semanas de medicação antes que se possa notar alguma melhora. A operação por RTUP, em particular, apresenta resultados mais rápidos e eficientes do que quaisquer das medicações para HPB atualmente conhecidas. Ainda assim, tendo em vista que a cirurgia não é uma opção para todo e qualquer paciente – e que muitos deles têm sintomas desagradáveis, mas não graves o suficiente para justificar o uso da cirurgia –, a disponibilidade das drogas significa, hoje, que o número de tratamentos alternativos é muito maior do que jamais foi. Pode ser, também, que o simples fato de saber que existe algo além da cirurgia estimule alguns homens a procurar ajuda para seus sintomas – uma ajuda que até o momento vinham relutando em pedir.

Os medicamentos que hoje estão sendo criados para tratar a HPB atacam o problema de duas maneiras: uma das estratégias visa diminuir o tamanho da próstata interferindo nos hormônios que levam certas células prostáticas a aumentar e multiplicar-se (ver "O que Faz a Próstata Crescer?", Capítulo 9). A outra estratégia pretende impedir que o tecido muscular prostático se retese ao redor da uretra.

DROGAS QUE REDUZEM O TAMANHO DA PRÓSTATA: INIBIDORES 5-ALFA-REDUTASE E AGONISTAS LHRH

Inibidores 5-alfa-redutase (Finasteride, Proscar)

Uma droga chamada finasteride diminui o tamanho da próstata e atenua os sintomas obstrutivos da HPB. Pode, porém, fazer mais do que simplesmente aliviar tais sintomas: *pode interromper sua progressão.*

A finasteride funciona interrompendo um processo hormonal sem afetar os níveis de testosterona, o hormônio responsável pela libido e pela função sexual masculinas. Os cientistas sabem que os problemas com a HPB começam depois que a testosterona é convertida, por uma enzima chamada 5-alfa-redutase, numa substância chamada DHT, que é a forma ativa do hormônio masculino dentro da próstata. Ao bloquear essa enzima, a finasteride impede que a testosterona se transforme em DHT. Assim, diminui a quantidade de DHT no fluxo sanguíneo e no tecido prostático; mas, como os níveis de testosterona no sangue continuam inalterados, a impotência não constitui um problema para a maioria dos homens que tomam finasteride. A droga provoca uma significativa redução do tecido que circunda a uretra, que é responsável pela obstrução.

Num estudo em 1.600 homens com HPB, a finasteride reduziu o tamanho da próstata em 25 por cento, num período de dois anos, melhorou significativamente o fluxo urinário de 31 por cento dos pacientes e trouxe algum alívio aos sintomas de 71 por cento deles. A droga alcançou esses resultados com muito poucos efeitos colaterais – o principal deles foi a impotência, que só se verificou em 3,4 por cento dos homens e mostrou-se reversível a partir do momento em que eles paravam de tomá-la.

Os resultados desse e de outros estudos mostram que, se por um lado a finasteride é útil, por outro não se trata de um medi-

Tabela 10.2. *Principais Fatores Endócrinos que Estimulam a Próstata*

Glândula	Localização	Hormônio	Ação	Inibidor
Hipotálamo	Cérebro	LHRH	Libera LH e FSH da pituitária	Estrogênio
Pituitária	Cérebro	LH	Age sobre os testículos, provocando a secreção de testosterona	Agonistas LHRH (Lupron, Zoladex)
Testículo	Escroto	Testosterona	Crescimento da próstata	Inibidores da síntese androgênica
Próstata	Pelve	DHT	Crescimento da próstata	Inibidores 5-alfa-redutase como a finasteride

camento para todos. As vantagens em termos de fluxo urinário, por exemplo, são muito maiores para os pacientes que se submetem a uma RTUP; e, para os homens que apresentam sintomas mínimos, tais vantagens seriam quase imperceptíveis. Contudo, a finasteride pode mostrar-se útil para homens com sintomas de HPB que vão de moderados a graves – por exemplo, aqueles que têm um fluxo urinário fraco e hesitação em parar de urinar, ou que precisam ir tantas vezes ao banheiro à noite que acabam perdendo tempo de sono.

O ponto crucial: hoje, os homens que tomam finasteride têm cerca de 30 por cento de probabilidade de constatar uma melhora significativa de seus sintomas – e isso *só* vai acontecer depois de seis meses a um ano de medicação. A finasteride não é um tratamento de ação rápida para a HPB. Sua maior vantagem está no fato de reduzir o tamanho da próstata – e os estudos de controle parecem mostrar que, uma vez reduzida, a tendência é permanecer assim. O aspecto mais estimulante desse tratamento talvez esteja no fato de conseguir evitar a progressão da doença.

Há outro aspecto para o qual vale a pena chamar a atenção: em cerca de 10 por cento dos homens que fazem prostatectomia para tratar a HPB constata-se a existência de câncer nos fragmentos de tecido que são removidos. Esta é uma das vantagens de uma cirurgia nos casos de HPB; você pode ficar sabendo se tem ou não câncer de próstata. Nos homens que tomam medicamentos para tratar a HPB, a presença ou ausência de câncer prostático é menos fácil de determinar.

A finasteride preocupa pelo fato de diminuir as concentrações de antígeno prostático específico (PSA) no sangue em cerca de 50 por cento. Por que isso é um problema? Nos últimos anos, o exame de PSA tornou-se um importante meio de verificar a existência de câncer da próstata, e a finasteride pode obscurecer os resultados desse exame nos homens que a estejam tomando. Portanto, antes de se submeter a longo tratamento à base de finasteride, é extremamente importante fazer um exame de toque retal e um teste de PSA. Se o seu PSA estiver alto (ver discussão sobre este assunto no Capítulo 3), é preciso fazer uma biópsia da próstata para checar a possível presença de câncer.

Quando um paciente está tomando finasteride, seus níveis de PSA devem cair cerca de 50 por cento no primeiro ano, e permanecer constantes a partir de então. Se esses níveis caírem para menos de 50 por cento, ou se começarem a subir quando o paciente ainda está tomando a droga, algo de errado estará acontecendo, e existem duas possibilidades. A primeira é a de ele não estar tomando a droga regularmente ou da maneira correta, e a segunda, bem mais grave, é a de estar com câncer de próstata. Em qualquer dos casos, é imprescindível verificar o porquê dessa alteração dos níveis de PSA.

Agonistas LHRH (Lupron, Zoladex)

A testosterona é produzida nos testículos, mas é a glândula pituitária que realmente controla a situação: essa glândula transmite um sinal químico, o hormônio luteinizante (LH), que motiva os testículos a produzirem testosterona. O LH, porém, pode ser bloqueado por um análogo sintético (um análogo químico que age de modo diferente) de outro dos mensageiros químicos do corpo. Esse mensageiro é chamado de LHRH (*fator de liberação do hormônio luteinizante*, também conhecido como GnRH, *hormônio liberador de gonadotropina*).

Eis como a coisa funciona: o LHRH, produzido no cérebro pelo hipotálamo, é mandado por meio de vibrações de sinais –

Finasteride e Câncer de Próstata

A finasteride pode ajudar a evitar o aumento maligno da próstata? Em outras palavras, pode impedir a formação do câncer prostático? Nos Estados Unidos, o Instituto Nacional Contra o Câncer lançou um estudo de muitos milhões de dólares para ver se encontra a resposta a tais perguntas. Durante sete anos, esse gigantesco projeto vai acompanhar 18.000 homens de 55 anos ou mais, todos eles saudáveis (do estudo não participam homens com qualquer problema prostático, benigno ou maligno). Todos tomarão uma dose diária de comprimidos; a metade tomará finasteride, e aos demais será dado placebo. Ao longo do estudo, todos farão exames físicos regulares, inclusive o exame de toque retal e o teste de PSA. Ao término do estudo, todos farão biópsia da próstata. Trata-se de um estudo duplo-cego – até o final, nem os homens que participam do estudo, nem os médicos que deles tratam saberão quem está tomando finasteride.

Por que os cientistas acham que um remédio para HPB pode ter efeito sobre o câncer de próstata? Uma das razões remete ao fato de a finasteride abaixar os níveis de PSA, uma enzima produzida pela próstata que é usada como indicador da presença de câncer prostático (ver Capítulo 3). Outro pressuposto está ligado ao fato de a finasteride interromper um processo hormonal (bloqueia uma enzima chamada 5-alfa-redutase, que transforma o hormônio masculino, a testosterona, numa substância chamada DHT – a forma ativa do hormônio masculino dentro da próstata). O câncer de próstata tem uma relação intrínseca com a atividade hormonal. Talvez então, especulam alguns cientistas, ao se inibir o padrão hormonal normal da próstata o câncer prostático possa ser interrompido antes mesmo de ter uma oportunidade de manifestar-se.

Contudo, outros cientistas duvidam de que a finasteride tenha algum efeito na prevenção do câncer de próstata. Pri-

➡ meiro, não há provas de que a DHT seja o hormônio responsável pelo desenvolvimento desse tipo de câncer. De fato, os níveis de atividade da enzima 5-alfa-redutase são realmente *mais baixos* no câncer de próstata do que nos tecidos normais. Em segundo lugar, as experiências de laboratório não confirmam a sugestão de que a finasteride funcione; na verdade, num modelo de tumor animal ela não exerce efeito algum. E, por último, na melhor das hipóteses o efeito dessa droga em homens que já têm câncer de próstata é periférico – o que torna improvável que possa ter algum efeito na prevenção da doença.

como o código Morse ou os raios de luz – para a glândula pituitária. Essas vibrações dizem à pituitária para produzir LH. Os poderosos análogos sintéticos chamados LHRH funcionam provendo uma estimulação *prolongada* – acendendo a luz e mantendo-a acesa, por exemplo, em vez de apenas fazê-la piscar. Assim, essas drogas enganam a pituitária que, por não receber lampejos ou pulsações, pensa que nenhum sinal foi enviado e não produz o LH. É como um jogo de xadrez, e os agonistas LHRH realmente dão xeque-mate ao LH – e, conseqüentemente, à testosterona.

Por que é tão importante interromper a produção de testosterona? Em si mesmo, esse hormônio não é o grande culpado pela HPB, pois constitui apenas um passo numa cadeia de interações químicas envolvidas na HPB – mas se trata de um passo muito importante. Uma das demonstrações mais convincentes é o estudo no qual os cientistas obtiveram uma "castração química" ao inibirem a testosterona em pacientes com HPB. Descobriram que o tamanho da próstata diminuiu 25 por cento em média, estabilizando-se mais ou menos quatro meses depois. Quando reverteram a castração química – permitindo a retomada da produção de testosterona –, constataram que a próstata retornou ao tamanho anterior.

É assim que funcionam os agonistas LHRH: inibindo a testosterona. Eles realmente melhoram os sintomas de HPB – no estudo citado acima, por exemplo, um terço dos homens apresentou melhora dos índices de fluxo urinário –, e podem constituir uma opção para os pacientes que não são bons candidatos à cirurgia. Mas, como ocorre com toda medicação que precisa ser tomada regularmente (neste caso são injeções mensais), iniciar esse tipo de terapia significa assumir o custo dos medicamentos por anos a fio. Além disso, a melhora não é imediata; a próstata leva semanas ou meses para começar a diminuir de tamanho.

Os agonistas LHRH não constituem uma terapia padrão para a HPB porque, ao diminuírem os níveis de testosterona, provocam impotência e fogacho, além de aumento de peso. Para a HPB, tais resultados são considerados extremos, e levam a maioria dos homens (exceto os que já são impotentes) e seus médicos a perguntar-se o que é pior – a doença ou o tratamento. Contudo, para um paciente bastante idoso que tem retenção urinária e não é um bom candidato a outras formas de tratamento, um agonista LHRH pode ser muito útil e age mais rapidamente que a finasteride.

É claro que no câncer da próstata – em cujo combate essas drogas são mais comumente usadas – a história é bem outra. A questão da potência desce muito na escala de prioridades quando o que está em jogo é uma doença mortal.

DROGAS QUE RELAXAM A PRÓSTATA

Bloqueadores Alfa

Lembra-se dos dois tipos de tecido envolvidos na HPB? Um deles é glandular e feito de células epiteliais que secretam um fluido que se torna parte do sêmen. O outro é o tecido da musculatura lisa – as células estromais cujas contrações automáticas forçam esse fluido a sair da próstata e ir para a uretra. Na HPB, esses tipos de tecido agem em conjunto, como um golpe duplo: quando o tecido glandular aumenta e começa a bloquear a uretra, o tecido muscular liso se aperta, como um punho, e a "grampeia". Contudo, alguma coisa mais está acontecendo com esses dois tipos de tecido: o equilíbrio entre eles está se modificando.

Na próstata normal, existem duas células estromais para cada célula epitelial; na HPB, a proporção é de cinco para uma. No nível celular, os pesquisadores descreveram a HPB como um "processo estromal". Em outras palavras, trata-se de um problema da musculatura lisa. E uma maneira de facilitar a passagem da urina é tomar um medicamento que relaxe esse tecido muscular.

Esse conceito ainda é relativamente novo em termos de drogas preferidas no tratamento da HPB (embora já faça mais de quinze anos que os cientistas vêm estudando os bloqueadores alfa e seu efeito sobre os sintomas da HPB). Mas os pesquisadores médicos vêm estudando há décadas o tecido muscular liso nos vasos sanguíneos e nas paredes intestinais. Eles sabem, por exemplo, que suas atividades são respostas involuntárias a sinais vindos do sistema nervoso; que certos neurotransmissores – mensageiros químicos que têm por alvo receptores nas células da musculatura lisa da parede da próstata – são responsáveis por levar esse tecido a contrair-se; que outros mensageiros químicos, destinados a bloquear esses sinais enviados, podem provocar o relaxamento desse tecido contraído; e que a distribuição desses adrenoceptores alfa-1 – que parecem ser particularmente abundantes na base da bexiga e na próstata – torna os bloqueadores alfa especialmente eficientes para o alívio dos sintomas de obstrução provocados pela HPB. As drogas podem selecionar seus alvos e relaxar células musculares da próstata e do colo da bexiga, ao mesmo tempo que ignoram as células envolvidas no controle voluntário da micção.

Essa promissora classe de drogas foi inicialmente usada como um tratamento de algumas formas de hipertensão, que pode envolver o mesmo tipo de contrações da musculatura lisa (nos vasos sanguíneos, não na próstata) que se verificam na HPB. Em 1981, a Food and Drug Administration aprovou um bloqueador alfa chamado prazosina (Minipress), para o tratamento de pressão alta. A prazosina tem uma meia-vida relativamente breve dentro do organismo, e deve ser tomada mais de uma vez ao dia. Em 1986, a terazosina (Hytrin), um bloqueador alfa de meia-vida mais longa, foi aprovado pela FDA para o tratamento de hipertensão. Há pouco tempo, uma comissão da FDA recomendou que a terazosina fosse aproveitada para o tratamento de HPB. Outros bloqueadores alfa, como a doxazosina (Cardura) acham-se disponíveis, e ainda outros estão sendo pesquisados tendo em vista seu possível uso como medicação potencial para a HPB.

Num estudo recente, a terazosina foi dada em diferentes doses – de dois a dez miligramas ao dia – a mais de 200 homens. (Os homens que tinham "indicações absolutas" para prostatectomia – as condições acima mencionadas – não foram incluídos no estudo, e não devem ser vistos como bons candidatos a esse tipo de tratamento.) Só os que receberam dez miligramas, a mais alta dose, apresentaram uma melhora significativa do índice de fluxo urinário e dos sintomas obstrutivos e irritativos, e o estudo sugeriu que seria possível obter melhores resultados mediante a administração de doses mais altas. O estudo provou que a droga era segura e eficaz para a maioria dos homens. Também se descobriu que alguns dos efeitos colaterais, como a tontura, não eram tão problemáticos se a medicação fosse ministrada à noite – o que era mais sensato de qualquer forma, uma vez que a HPB costuma ser mais perturbadora nas horas passadas na cama. Em outro estudo, os sintomas melhoraram em 72 por cento dos homens com HPB por pelo menos dois anos de tratamento à base de terazosina.

A mudança dos sintomas e do fluxo urinário causada pelos bloqueadores alfa não é tão dramática quanto a que costuma ocorrer após a prostatectomia, e os bloqueadores alfa não são recomendados para pacientes que apresentam sintomas graves. Por outro lado, esses bloqueadores têm menos efeitos colaterais que a prostatectomia – e são todos reversíveis a partir do instante em que se pára de tomar o medicamento. Uma das vantagens dos bloqueadores alfa está no fato de funcionarem quase de imediato, ao contrário da finasteride, que precisa ser tomada ao longo de meses antes que se possa perceber alguma mudança. Uma desvantagem é que os bloqueadores alfa não alteram o curso da HPB, pois funcionam como comprimidos para resfriado – tratam os sintomas, mas não as causas subjacentes da doença. Se o seu médico lhe receitar um bloqueador alfa, é provável que ele vá examiná-lo regularmente durante as primeiras semanas, para chegar à dosagem exata do medicamento. Depois, você só voltará a vê-lo a intervalos de alguns meses, quando ele lhe dará uma nova receita e fará uma verificação de seus sintomas.

Efeitos Colaterais. Os bloqueadores alfa melhoram o fluxo urinário relaxando o tecido da musculatura lisa que se acha tensionada. Uma vez que seus efeitos não se restringem apenas à próstata, podem não ser o ideal para pacientes com um histórico de doenças cardíacas ou de problemas de pressão alta. Mas não parecem ter nenhum efeito adverso sobre a pressão sanguínea ou o ritmo cardíaco de homens que, sob outros aspectos, gozam de boa saúde. São vasodilatadores – ao abrirem os vasos sanguíneos, criando um maior espaço para o sangue circular, diminuem a pressão sanguínea. Seus efeitos colaterais podem incluir tontura, palpitações cardíacas, delírios ou até desmaios, congestão nasal e fadiga, principalmente quando se tomam as primeiras doses. Os sintomas tendem a melhorar com o tempo, assim que o corpo começa a adaptar-se ao medicamento. Também parecem menos fortes quando as doses são tomadas à noite.

NO HORIZONTE: AS DROGAS DO FUTURO?

No momento, o que há de melhor em termos de tratamento médico da HPB pode ser dividido em duas categorias principais – um grupo de drogas que reduz o tamanho da próstata, e outro que relaxa a musculatura lisa. Qual é o melhor? A resposta talvez dependa da constituição específica das células prostáticas de cada homem. Sabe-se que os pacientes com maior número de células epiteliais vão reagir melhor à finasteride, e que os homens com crescimento excessivo das células da musculatura lisa vão reagir melhor aos bloqueadores alfa.

Um Estudo da *Veterans Administration*. Esses dois tipos de drogas foram recentemente objeto de testes comparativos em um grande estudo aleatório realizado pela *Veterans Administration*. Também foram testadas em combinação, para ver se uma abordagem de "duplo golpe" seria bem-sucedida no combate à

HPB. Os resultados do estudo, publicados pelo *New England Journal of Medicine*, foram surpreendentes:

Num estudo "duplo-cego" – em que nem os médicos, nem os pacientes sabiam qual paciente estava recebendo qual forma de terapia – realizado durante um ano, 1.229 homens receberam ou um placebo, ou finasteride (Proscar), ou terazosina (Hytrin), ou finasteride e terazosina. (Desse total de homens, 82 por cento completaram o estudo.) Em seguida, usando muitos critérios objetivos para avaliar sintomas (inclusive o Escore de Sintomas da American Urological Association, que aparece no Capítulo 9), e aferidores como o índice de fluxo máximo, os cientistas tentaram descobrir qual era o melhor tratamento para os pacientes.

De modo um tanto surpreendente, excetuando-se a questão do volume da próstata, os homens que tomaram finasteride não apresentaram melhoras significativas em nenhuma categoria; na verdade, seus resultados não foram muito diferentes daqueles dos homens que tomaram placebo. Mas os homens dos grupos que tomaram terazosina – só Hytrin, ou Hytrin com Proscar – apresentaram melhoras "extremamente significativas". Como observou o urologista Herb Lepor, M.D., que conduziu o estudo, "Esses resultados demonstraram, de modo inequívoco, a superioridade dos bloqueadores alfa sobre a supressão androgênica para o tratamento da HPB clínica".

Aqui, o esperado "golpe duplo" das abordagens combinadas não ocorreu; tomar Hytrin com Proscar não se mostrou mais eficaz do que tomar apenas Hytrin. Em termos de efeitos, tomar finasteride só superou a ingestão de placebo nos homens com próstatas grandes (acima de 50cc de tamanho).

O ponto crucial, aqui – o que sem dúvida vai afetar o curso das pesquisas das novas gerações no campo da terapia médica para a HPB –, parece estar no fato de que a finasteride é útil em alguns homens com HPB (sobretudo os que têm próstatas grandes), mas, como o estudo sugere, a terazosina é melhor.

Outra estimulante possibilidade futura é representada por um grupo de drogas conhecidas como "subtipo-seletivas". Os cientistas descobriram, há pouco, que a enzima 5-alfa-redutase, que transforma a testosterona em DHT, tem dois subtipos: o

Tipo I, que é predominante no fígado e nos folículos pilosos, e o Tipo II, que está presente na próstata e é bloqueado pela finasteride. Contudo, a finasteride só reduz os níveis de DHT no sangue em cerca de 80 por cento. Os cientistas agora tentam desenvolver um novo inibidor que consiga bloquear os dois tipos da enzima, o que talvez leve a melhores resultados. Além disso, parece haver subtipos dos adrenoceptores e inibidores alfa-1 que inibem especificamente um ou outro tipo. Pode ser que um determinado subtipo esteja presente na próstata, mas não em outros tipos de musculatura lisa. Se isso for verdade, talvez seja possível desenvolver um inibidor extremamente seletivo, capaz de bloquear um subtipo específico sem provocar efeitos colaterais em outras partes do corpo.

MEDICAMENTOS COMPRADOS SEM RECEITA MÉDICA

Permixon

O Permixon é uma droga feita de ácidos graxos extraídos dos frutos das palmeiras. Segundo os fabricantes, o Permixon mostrou ter um efeito antiandrogênico – isto é, bloqueia os efeitos de hormônios masculinos como a testosterona – em ratos e camundongos. Esses resultados, porém, ainda não foram confirmados por pesquisadores. As comparações desta droga com placebos e finasteride não demonstraram ser ela de substancial ajuda para homens com HPB. Num estudo inglês, setenta homens com HPB receberam Permixon ou placebo. Nos *dois* grupos, 60 por cento dos homens apresentaram uma melhora progressiva, quase idêntica, de seus índices de fluxo urinário. E ali estava o problema – *os resultados foram os mesmos, tanto nos homens que tomaram Permixon quanto naqueles que tomaram nada mais que comprimidos de açúcar.*

"A característica mais extraordinária dos resultados", escreveram os pesquisadores ingleses, "é uma demonstração de que melhoras dramáticas, mesmo em variáveis quantificáveis como o índice de fluxo urinário, podem resultar de um tratamento à base de placebo". Todavia, concluíram, "é claro que os resultados obtidos em nada confirmam a sugestão de que o Permixon seja benéfico para a hipertrofia prostática".

Em outro estudo (feito por cientistas da Merck, que produz a finasteride), a finasteride foi comparada com uma série de outros extratos de planta que incluem Permixon, Bazoton, Talso, Strogen Forte, Prostagutt, Tadenan, Remigeron e Harzol. Nenhuma das drogas mostrou-se capaz de inibir significativamente a enzima 5-alfa-redutase ou o efeito antiandrogênico, levando a próstata a diminuir de tamanho.

Prostex

Segundo seus fabricantes o Prostex, outro medicamento vendido sem receita médica, é feito de três aminoácidos puros (glicina, alanina e ácido glutâmico), e funciona aliviando o inchaço provocado pelo edema (retenção de líquido) na próstata e nos tecidos pélvicos. O problema aqui é que, como se sabe que esse inchaço não é uma causa da HPB, nenhum indício nos sugere que o tratamento do edema vai melhorar os sintomas da HPB.

Até onde chegam nossos conhecimentos, ainda não existe nenhuma medicação vendida sem receita médica que seja eficaz para o tratamento da HPB. Contudo, há que se admitir que um dos mais eficazes medicamentos para o coração provém da folha de uma planta, a dedaleira, e que uma das mais recentes e promissoras drogas contra o câncer, o taxol, provém da casca do teixo do Ocidente. Assim, tendo em vista que desconhecemos a causa da HPB, não podemos ir descartando essas medicações sem mais nem menos. Seus produtores têm sido intensamente estimulados a fazer experiências aleatórias e com o rigor necessário, de tal modo que se possa afirmar seu verdadeiro valor.

POR QUE A TERAPIA MÉDICA NÃO É MELHOR?

Durante anos, os médicos achavam que a HPB era uma doença simples. A próstata aumentava de tamanho e obstruía a uretra. O tecido obstrutor era removido, e o paciente logo ficava bom. Essa abordagem simplista da doença foi possível numa época em que só havia uma forma de tratamento para a HPB – a cirurgia.

Contudo, como a terapia médica tornou-se uma realidade, hoje temos bem claro que a HPB é uma doença complexa: envolve hormônios e outros fatores, aparece em vários tipos de células, assume muitas formas, e afeta cada homem de um modo diferente. Em alguns casos, a HPB manifesta-se basicamente nas células epiteliais glandulares; visto no microscópio, seu tecido prostático parece uma esponja. Em outros casos, o tecido da HPB consiste sobretudo de células estromais e de musculatura lisa, com muito poucas glândulas. Há casos em que a dilatação da próstata se apresenta em grandes lóbulos laterais; outros produzem um lóbulo médio que pode vedar o colo da bexiga como uma rolha numa garrafa. Finalmente, além de todas estas considerações, a reação da bexiga é de fundamental importância: se esse órgão estiver em muito boa forma e for capaz de reagir à obstrução, é provável que um homem responda bem a qualquer tipo de tratamento por medicação. Mas, se o músculo da bexiga estiver distendido, incapaz de contrair-se vigorosamente, pode ser que nenhum medicamento consiga melhorar o fluxo urinário – por mais que alivie a obstrução.

Num passado não tão remoto, quando a única opção era a cirurgia, o tratamento era simples. Através de uma "investida cirúrgica" que eliminava o tecido problemático, causador da obstrução, obtinham-se – a despeito dos fatores causativos, da conformação do tecido, do tipo e grau da obstrução, da configuração da próstata, ou mesmo da reação da bexiga. Removido o tecido obstrutor, a saída da bexiga ficava tão aberta que até a bexiga mais fragilizada era capaz de esvaziar-se.

Compare-se isso com as novas abordagens de tratamento médico da HPB: só se pode esperar o tratamento de pacientes com terapia hormonal que funcione para reduzir a próstata nos casos em que um fator hormonal desempenha um papel muito importante na doença, e quando o tecido glandular é basicamente responsável pela obstrução. Inversamente, só se pode esperar que o uso de relaxantes da musculatura lisa funcione bem em homens nos quais predominam os tecidos de musculatura lisa na próstata, e nos quais se verifica uma forma predominantemente dinâmica de obstrução. Além disso, como as drogas só propiciam um moderado alívio da obstrução, não se deve esperar que nenhuma das duas abordagens seja muito eficiente nos casos de homens cujos músculos da bexiga estejam debilitados.

Por que os Diuréticos não Ajudam

Os diuréticos alteram o modo como o organismo metaboliza o sódio; os rins absorvem menos água, e esta então deixa o corpo em maiores quantidades, em forma de urina. Para a maioria das pessoas, os diuréticos significam uma micção mais freqüente e um fluxo mais vigoroso. Mas podem ser desastrosos para um homem que tenha HPB. Imagine um cano entupido: abrir totalmente a torneira não vai eliminar a obstrução. O entupimento não vai ceder, e talvez haja um transbordamento (no caso da HPB, uma distensão da bexiga). A única maneira de livrar-se do coágulo é dissolvê-lo com substâncias químicas ou retirá-lo do cano.

UMA PALAVRA SOBRE O MAL DE PARKINSON E OS PROBLEMAS URINÁRIOS

Em conjunto, a HPB e o mal de Parkinson podem transformar o diagnóstico num pesadelo para o médico, pois esse mal pode imitar os sintomas da HPB de três maneiras. Pode levar a dificuldades de contração da bexiga, o que por sua vez resultará na queda do índice de fluxo urinário e em sintomas de hesitação urinária; pode acentuar a tonicidade do esfíncter uretral externo, o que provocará problemas de urina residual e sintomas de obstrução; pode tornar o músculo da bexiga espasmódico ou hiper-reflexivo, o que resultará em sintomas irritativos.

Quando se desconfia da presença de HPB num homem com mal de Parkinson, é preciso que o médico seja bastante cauteloso ao tratar os sintomas. As conseqüências de se tratarem os sintomas de HPB em homens com mal de Parkinson são graves; na verdade, como afirma um urologista, *mesmo uma urina residual persistente e infecções recorrentes do trato urinário não justificam que esse grupo de pacientes seja submetido a uma RTUP.* Outra complicação: os pacientes com mal de Parkinson quase sempre tomam vários medicamentos que podem provocar efeitos colaterais significativos no trato urinário inferior.

Que fazer, então? O mais seguro talvez seja começar com um bloqueador alfa, que funciona de dois modos (ver, um pouco atrás, uma descrição mais detalhada desses bloqueadores). Em primeiro lugar, os bloqueadores alfa diminuem a resistência na saída da bexiga. Também diminuem a urina residual, e, portanto, o limiar de instabilidade da bexiga e dos sintomas irritativos. No mal de Parkinson, os mesmos fatores que levam à rigidez podem afetar a capacidade de contração da bexiga, bem como a capacidade de a superfície interna inferior da pelve relaxar quando um homem tenta urinar. Se isso estiver acontecendo com você, uma possibilidade é trabalhar com um terapeuta físico que lhe ensine as técnicas de relaxamento dos músculos da superfície interna inferior da pelve, o que pode facilitar bastante sua micção.

PESANDO OS PRÓS E OS CONTRAS: UMA ANÁLISE DE QUATRO TRATAMENTOS

Qual é, no seu caso, o melhor tratamento para a HPB? Com qualquer um deles – inclusive a espera vigilante – há um risco de complicações. *Seja seu próprio advogado; aprenda o máximo possível sobre sua doença.* Antes de optar por um desses tratamentos, você deve encontrar a resposta para algumas perguntas básicas, incluindo estas:

*Quais são as probabilidades de melhora de meus sintomas?

*Quanto tempo vão durar os efeitos do tratamento? Vai ser preciso repeti-lo?

*Quais são os riscos de complicações, e *quais complicações* tendem a ocorrer?

Para ajudá-lo a decidir-se pelo melhor tratamento, a tabela 10.3 apresenta os riscos e as vantagens dos mais importantes tratamentos para HPB.

Tabela 10.3. *Comparação de Tratamentos contra HPB*

	Espera Vigilante	Bloqueadores Alfa	Finasteride	RTUP
Probabilidades de melhora dos sintomas por pelo menos um ano	31-55%	59-86%	54-78%	75-96%
Risco de complicações imediatas	Nenhum	3-43%	14-19%	5-31%
Risco imediato de incontinência	Nenhum	Nenhum	Nenhum	0.7-1.4%
Risco de Impotência	Provavelmente, nenhum risco adicional; sem tratamento algum, porém, anualmente, um entre cinqüenta homens de 67 anos ou mais perde a capacidade de ter uma ereção.		Pode provocar em cerca de 5% dos homens; o problema é reversível, e deve desaparecer assim que a ministração da droga for interrompida.	3-35%; contudo, os médicos acham que, para a maioria dos pacientes, o risco é de 5-10%; na verdade, pode não ser maior do que nos casos de espera vigilante.
Necessidade de tratamento futuro	15-65% de 3 a 5 anos	6-54%	Desconhecida	9-11% de 5 a 8 anos após o tratamento
Desligamento do trabalho e de outras atividades durante o primeiro ano de tratamento	1 dia	3,5 dias	2 dias	7-21 dias

Fonte: *U. S. Department of Health and Human Services, Public Health Service, Agency for Health Care Policy and Research.*

Melhora dos Sintomas. A primeira fileira da tabela 10.3 mostra que suas maiores probabilidades de melhora dos sintomas estão na RTUP. Mesmo essa operação, porém, não é uma garantia absoluta de êxito. Para tudo isso, os limites de variação são muito extensos. Uma regra geral com base na experiência cirúrgica: em geral, quanto piores os sintomas antes do tratamento, tanto mais expressiva a melhora – desde que o tratamento funcione.

Complicações Imediatas. Os números extremamente moderados da segunda fileira da tabela 10.3, extraídos de estudos de tratamentos de pacientes com HPB, abrangem *todos* os problemas de saúde relatados por eles – inclusive os que, na verdade, não se deviam aos tratamentos contra a HPB. Tendo isso em mente, portanto, examine esses números: *na maioria dos casos, não ocorrem complicações.* E, mesmo quando ocorrem, quase nunca são graves. Algumas fogem a esta regra – particularmente a hemorragia que requer transfusão, um risco da cirurgia. A ejaculação retrógada é uma das complicações mais comuns. Pode ocorrer em até 70 por cento dos homens, em seguida a uma RTUP, e em alguns poucos – mais ou menos 7 entre 100 – que estão tomando bloqueadores alfa. Alguns destes últimos reportam tontura, cansaço e dores de cabeça. Cerca de 5 por cento dos homens que tomam finasteride relatam algum tipo de problema associado ao sexo: redução do impulso sexual, diminuição da quantidade de sêmen ou dificuldade de ter ou manter uma ereção. Veja bem: ainda que a espera vigilante não resulte em nenhuma complicação *imediata*, com o passar do tempo os sintomas podem piorar. Além disso, podem surgir novos sintomas à medida que a doença progredir e a obstrução uretral se tornar mais grave. Somente a RTUP reduz, de fato, o risco de futuros problemas de obstrução.

Incontinência. Como indica a terceira fileira da tabela 10.3, a curto prazo o risco de vazamento urinário incontrolável é extremamente raro, mesmo nos casos de cirurgia. Com o tempo, porém, a própria HPB pode provocar incontinência; este é um risco a longo prazo da espera vigilante. E os homens que estão tomando finasteride ou bloqueadores alfa podem correr algum risco de se tornarem incontinentes a longo prazo.

Impotência. Discutida na tabela.

Necessidade de Tratamento Futuro. As variações indicadas na quinta fileira da tabela 10.3 são tão grandes porque os médicos realmente desconhecem o índice de sucesso a longo prazo de alguns tratamentos. Alguns homens que optam por um tratamento não-cirúrgico acabam fazendo uma cirurgia mais tarde, para aliviar sintomas desagradáveis. E alguns que fazem cirurgia precisam voltar a fazê-la alguns anos depois, caso a próstata volte a crescer.

Afastamento do Trabalho e de Outras Atividades. A sexta fileira da tabela inclui o tempo gasto no consultório médico e no hospital.

QUAL O MELHOR TRATAMENTO PARA A HPB? A HISTÓRIA DE UM PACIENTE

Quando estava com 66 anos, Bill percebeu que tinha um problema que não desaparecia – um problema urinário. Ao longo de um ano, foi verificando uma grande mudança no modo como urinava; por mais que tentasse forçar a saída da urina, seu fluxo era fraco. Não conseguia interrompê-lo, nem mantê-lo contínuo – começava e parava –, e havia o problema do gotejamento. "Meu fluxo urinário nunca chegou a estar totalmente bloqueado", diz ele, "mas a situação estava ficando incômoda". Particularmente desagradáveis eram as corridas noturnas para o banheiro. "Percebi que tinha de fazer alguma coisa."

Foi, então, a um urologista. "Bill tinha fortes sintomas obstrutivos", lembra seu médico. "Sua próstata pesava quarenta e um gramas; ele tinha um índice de fluxo urinário de cinco milímetros por segundo, e seu escore era 14." (Seus sintomas de HPB foram pontuados de um mínimo de 1 a um máximo de 4 para quatro sintomas: hesitação, redução do fluxo, gotejamento e intermitência. Nesse teste, o melhor escore é 4; o pior é 16.)

Nada propenso a fazer uma cirurgia, Bill concordou em participar de um estudo a curto prazo de um agonista LHRH, para ver se a droga fazia alguma diferença em seus sintomas. Seis meses depois, sua próstata estava reduzida ao peso de trinta gramas; seu índice de fluxo urinário havia subido para quinze milímetros, e o escore de seus sintomas havia caído para 9.

Embora seus sintomas estivessem melhores, o agonista LHRH "causou uma grande chateação", diz Bill. "Não foi uma experiência muito agradável. Fui um dos poucos homens que tiveram fogachos, como as mulheres durante a menopausa – e hoje, quando elas reclamam desse problema, entendo-as melhor que ninguém!" Os fogachos diminuíram depois de algumas semanas, mas a droga também produziu outros efeitos hormonais indesejáveis, entre os quais um certo aumento do volume dos peitos. O outro foi pior: "Minha potência ficou praticamente nocauteada."

Bill parou de tomar a droga seis meses depois, quando o estudo terminou, e dentro de um ano estava novamente batendo à porta do médico. Sua próstata tinha voltado a crescer, e estava agora com quarenta e três gramas; o fluxo urinário havia caído para cinco milímetros por segundo. O escore de seus sintomas, porém, era de apenas 10, e ele então resolveu esperar mais um pouco antes de partir para uma nova etapa – seu médico havia recomendado uma RTUP. Demorou mais de um ano para os sintomas se agravarem a ponto de ele sentir-se pronto para a cirurgia.

Durante a RTUP, o urologista removeu onze gramas de tecido – a mesma quantidade que Bill havia perdido quando tomara o agonista LHRH. "O importante é que foi um golpe estratégico", observa o médico; "o tecido foi removido exatamente da área que estava obstruindo a uretra". Um ano depois, o índice de fluxo urinário de Bill era de 17,5 milímetros por segundo, e o escore de seus sintomas caíra para 5.

"Se eu tivesse que recomeçar tudo outra vez, não tomaria o agonista LHRH", diz Bill. "Não vacilaria um segundo em fazer a RTUP. Sinto-me bem, e estou urinando bem. Não tenho um fluxo muito forte – é diferente de quando eu tinha vinte anos –, mas está muito melhor do que antes. Às vezes preciso levantar no meio da noite, mas isso só acontece de vez em quando."

A recuperação da cirurgia foi rotineira: um certo desconforto por alguns dias em seguida à operação, e nenhum problema de potência ou incontinência. Bill tem ejaculação seca, mas diz que isso não constitui um problema: "Não quando se tem a minha idade e seis filhos!"

O RESUMO DA HISTÓRIA

Você já vinha desconfiando há algum tempo, mas agora tem certeza: está com HPB. O que deve fazer? Precisa tratar-se? E, se for este o caso, qual a melhor opção? Cirurgia, medicação, ou outra forma de tratamento? Ou será que o melhor é esperar um pouco até ver se seus sintomas se agravam?

Se seus sintomas forem leves, e der para conviver com eles, uma boa saída é optar pela espera vigilante. Isto não significa "não fazer nada"; significa, apenas, "esperar para ver".

Contudo, se tiver algum (ou alguns) dos problemas abaixo relacionados, você vai precisar de uma cirurgia: deterioração renal, episódios recorrentes ou persistentes de retenção urinária (você não consegue esvaziar completamente a bexiga ou, o que é ainda pior, simplesmente não consegue urinar), infecções do trato urinário, pedras na bexiga, episódios reincidentes de sangramento ao urinar, ou uma urgência aflitiva que leva à incontinência – quando a urina vaza porque você não consegue chegar ao banheiro a tempo.

Conscientemente ou não, muitos homens com HPB planejam seu dia com base em suas idas ao banheiro. E você? A HPB já começou a intrometer-se em sua vida? Ainda é possível fazer tudo o que quer? Se assim não for, quer submeter-se a um tratamento rigoroso o bastante para fazê-lo correr o risco de ter efeitos colaterais ou complicações? Se você estiver entre os dois extremos de HPB acima mencionados, existem muitas boas opções a considerar. Informe-se sobre elas neste capítulo, avalie bem os riscos e as vantagens de cada uma, e discuta-as com o seu médico.

A cirurgia é o "padrão-ouro" em termos de tratamentos contra os sintomas da HPB. Em 95 por cento dos casos, pode ser feita de modo minimamente invasivo – sem a necessidade de incisão – mediante um procedimento chamado ressecção transuretral da próstata (RTUP). Trata-se de uma intervenção segura e eficaz, e tem poucos efeitos colaterais.

Contudo, se sua próstata estiver muito grande, você talvez precise de um tipo de cirurgia que inclui uma incisão. E, se sua próstata for muito pequena, talvez seja melhor optar por uma forma mais simples de RTUP, a chamada incisão transuretral da próstata (ITUP).

Além dessas modalidades testadas e confirmadas, existem muitas novas técnicas para o tratamento da HPB. Uma delas é a dilatação por balão, muito embora sua popularidade pareça estar em baixa – principalmente porque seus efeitos não parecem muito duradouros. Outros novos tratamentos canalizam energia – calor, radiofreqüência, ultra-som, microondas e luz – para destruir a excrescência de células prostáticas na periferia da uretra. Algumas dessas ondas de energia funcionam como um revólver, abrindo cavidades na próstata. Outras têm a sensibilidade de um bisturi, delicadamente abrindo caminho no tecido da HPB até que a uretra esteja livre. Entre essas novas técnicas podemos contar a termoterapia transuretral por microondas (TUMT), os lasers, o ultra-som de alta concentração focal (HIFU), a ablação transuretral por agulha (TUNA) e a piroterapia. O objetivo dessas técnicas é chegar ao mesmo resultado de uma RTUP, mas fazê-lo com menos anestesia, menos sangramento e uma permanência menor no hospital.

A avaliação preliminar dessas técnicas sugere que o alívio da obstrução que elas trazem pode não ser tão acentuado quanto aquele obtido através da RTUP, e ainda não se sabe ao certo se tal alívio é permanente. Ainda assim, é provável que os resultados melhorem à medida que essas técnicas forem passando por um processo de evolução.

Uma boa opção para os pacientes mais velhos, ou para os homens cuja saúde frágil os impeça de candidatar-se a uma terapia mais agressiva, é de natureza mecânica – tubos especiais, ou sondas, que mantêm a próstata aberta para aliviar a uretra comprimida.

Há também as terapias médicas – novas drogas que se destinam a atacar os problemas da HPB de diferentes maneiras. Uma estratégia visa reduzir o tamanho da próstata dilatada; outra tem por objetivo impedir que o tecido da musculatura lisa da próstata comprima a uretra.

Uma droga chamada finasteride reduz o tamanho da próstata ao impedir a formação de um poderoso hormônio, a DHT. Como a finasteride não afeta a produção do hormônio masculino, a testosterona, a impotência é um efeito colateral praticamente descartado. Cerca de um terço dos homens que tomam finasteride apresentam uma melhora significativa dos sintomas, mas isso não acontece de imediato; em geral, a droga leva de seis meses a um ano para atingir seu máximo efeito.

Outras drogas, os bloqueadores alfa, relaxam o tecido muscular liso da próstata. Para muitos homens, dão alívio imediato. Como também podem abaixar a pressão sanguínea, a dosagem precisa ser aumentada aos poucos, e é melhor tomá-las à noite. O grau de melhora dos sintomas é semelhante aos resultados obtidos com a finasteride.

Qual tratamento de HPB é melhor para você? Seja seu próprio advogado; informe-se o máximo possível sobre a doença em si, e também sobre os prós e contras de cada tratamento. Antes de decidir-se por um deles, procure as respostas para algumas perguntas básicas. Algumas delas: quais as probabilidades de que meus sintomas melhorem? Qual a duração dos efeitos do tratamento? Quais os riscos de complicações?

Todas essas questões específicas foram discutidas neste capítulo.

11

Prostatite

Inflamação da Próstata

O que é prostatite? A resposta é fácil: trata-se de uma inflamação da próstata. Isto, porém, é a única coisa simples a dizer sobre esse problema irritante e, às vezes, debilitador. Um urologista diz que a prostatite é o diagnóstico mais impreciso de toda a medicina. Outro a coloca entre as mais frustrantes: "Na condição de médico, você nunca quer dizer a um paciente que não pode *curá-lo*, particularmente quando vivemos numa época em que a tecnologia médica é supostamente o máximo. E a prostatite *parece* tão simples; não é uma doença complicada."

Infelizmente, muitos médicos tendem a desistir quando seus pacientes não reagem rapidamente ao tratamento da prostatite. Podem encaminhar esses homens a outros médicos, ou simplesmente dizer-lhes: "Aprendam a conviver com ela." Ao mesmo tempo acontece que em geral os homens com prostatite crônica não entendem o que realmente está acontecendo com eles, e mostram-se insatisfeitos com seu tratamento.

Muitas coisas foram aprendidas sobre a prostatite nos últimos anos. Os médicos sabem, por exemplo, como essa doença pode manifestar-se em diversas formas, cada qual com suas causas e características. E fazer um diagnóstico certo é fundamental para determinar a melhor forma de tratamento.

É claro que nenhum médico pode garantir que a prostatite vai desaparecer para sempre, pois a doença nem sempre é curável. *Mas é tratável. A maioria dos homens pode conseguir o alívio médico de seus sintomas.* Não é contagiosa, e os homens podem continuar tendo uma vida sexual normal sem a preocupação de transmitir a doença a outra pessoa. O fato de ter prostatite não significa que você corra um maior risco de ter HPB ou câncer de próstata. (Por outro lado, não significa que você *não* corra tal risco; todo homem que já passou dos 40 anos precisa fazer um exame prostático pelo menos uma vez por ano.)

O QUE É ESSA DOENÇA?

Prostatite é um nome genérico para uma doença que pode ser aguda (intensa, mas por um período de tempo limitado) ou crônica (de duração indefinida). Pode ser bacteriana (causada por bactérias) ou não. (Alguns médicos se referem à prostatite bacteriana como "infecciosa". Este termo remete simplesmente a uma infecção provocada por bactérias, não significando que você possa "pegá-la" ou transmiti-la a outra pessoa.)

A doença é comum em homens, mas extremamente rara antes da puberdade. Comum até que ponto? Não há muitas estatísticas a respeito, mas um estudo realizado nos Estados Unidos pelo National Health Center for Health Statistics, entre 1977 e 1978, descobriu que, a cada mil homens, 76 procuraram o médico uma vez por ano devido a problemas do trato geniturinário. Dessas visitas, cerca de 19 eram devidas à prostatite.

A prostatite é um diagnóstico genérico que abrange três problemas distintos – prostatite bacteriana aguda, prostatite bacteriana crônica e prostatite não-bacteriana –, embora uma terceira doença, a prostatodinia, venha freqüentemente juntar-se a essa categoria.

Tanto a prostatite bacteriana aguda quanto a crônica são associadas a infecções do trato urinário (ITUs), culturas positivas que indicam a localização das bactérias na próstata, e uma abundância de células inflamatórias nas secreções prostáticas. A prostatite bacteriana aguda surge de repente, acompanhada por febre e sintomas que exigem tratamento imediato (ver abaixo). A prostatite bacteriana crônica manifesta-se através da reincidência de infecções do trato urinário; essas infecções ficam voltando sempre que o vilão – uma forma persistente de bactéria – resiste às drogas antibacterianas que têm por objetivo destruí-lo. Em geral, as bactérias desaparecem por algum tempo depois que o paciente toma antibióticos, mas voltam em seguida. O traço distintivo da prostatite bacteriana crônica pode ser assim identificado: quando a infecção volta, é causada pelo mesmo tipo de bactéria que provocou a infecção anterior. Uma razão de a prostatite bacteriana ser tão ligada às infecções do trato urinário está no fato de estas últimas serem freqüentemente provocadas pelas mesmas bactérias – no mais das vezes por variedades da *E. coli.* (Essas bactérias também provocam infecções do trato urinário em mulheres.) Além disso, as bactérias são geralmente entéricas – o tipo mais comumente encontrado nos intestinos. Na maioria dos casos, só um tipo de bactéria está envolvido no problema, mas há infecções que envolvem dois ou mais tipos.

Na *prostatite não-bacteriana*, há um excesso semelhante de células inflamatórias nas secreções prostáticas, mas nenhum histórico de infecções do trato urinário, e culturas negativas. Outro problema, a prostatodinia (que significa "próstata dolorosa"), é uma boa imitação, que quase sempre se manifesta através dos mesmos sintomas. Neste caso, porém, os pacientes não apresentam um histórico de infecções do trato urinário, além de terem culturas negativas e secreções prostáticas normais.

QUAL O MEU TIPO DE PROSTATITE?

Esta é uma questão fundamental, pois o tratamento médico varia conforme o tipo de prostatite. De nada adianta, por exemplo, tratar a prostatite não-bacteriana com drogas antimicrobianas (que matam as bactérias), como os antibióticos. Mas a prostatite bacteriana não pode ser tratada *sem* elas. Por aí se percebe o quanto o diagnóstico certo é fundamental.

A **prostatite bacteriana aguda** chega de repente, com o impacto de um trem de carga, e é impossível ignorá-la. *Seus sintomas incluem*: calafrios e febre, sangue na urina, dor na parte inferior das costas e no períneo (a área entre o escroto e o reto), dores extremas, queimação, urgência ou dificuldade para urinar, o que pode levar à retenção urinária e, em geral, uma infecção concomitante do trato urinário. Sintomas de tal intensidade são assustadores, e quase sempre tornam imperativa uma visita ao médico ou uma passagem pelo pronto-socorro. Às vezes, os pacientes têm de ser hospitalizados por alguns dias. (É importante observar, aqui, que *este não é um momento para demonstrações de estoicismo*; os homens que têm esses sintomas precisam procurar um médico imediatamente.) Uma boa notícia: este é o problema mais fácil de tratar, quase sempre responde extraordinariamente bem às drogas antimicrobianas, e quase nunca volta a manifestar-se.

Se a doença não começar a responder ao tratamento dentro de alguns dias, é possível que haja algum outro problema em questão – um abscesso prostático. Trata-se de um acúmulo localizado de pus – como uma espinha cutânea – sob pressão na próstata. Se houver tal suspeita, seu médico deve pedir novos exames, como um ultra-som ou um MRI (descritos no Capítulo 3) para confirmar ou não a existência do problema. Se um abscesso estiver presente, é possível drená-lo com uma agulha introduzida na próstata através do reto ou do períneo, ou removê-lo através de um procedimento comumente usado para tratar a HPB, a ressecção transuretral da próstata (conhecido como RTUP; ver, a propósito, o Capítulo 10).

A **prostatite bacteriana crônica** também é causada por bactérias, e é tratada com drogas antimicrobianas. Pode ser uma doença recorrente, que volta periodicamente durante anos depois de um episódio inicial de prostatite bacteriana aguda. *Seus sintomas incluem*: micção difícil, freqüente, urgente, com queimação ou dores; dor em um ou mais destes lugares – parte inferior das costas, períneo (a área entre o reto e o escroto), pênis, escroto e região púbica. Um médico pode desconfiar que seu paciente está com prostatite bacteriana crônica quando um exame de urina mostrar bactérias na ausência de quaisquer outros sintomas (ainda que outros problemas, como cálculos renais infectados, também possam apresentar-se desse modo). Em geral, os sintomas da prostatite bacteriana crônica só se manifestam depois da formação de uma quantidade suficiente de bactérias.

A prostatite bacteriana crônica é uma das causas mais comuns da reincidência de uma infecção do trato urinário em homens, pois a mesma bactéria tende a estar envolvida em ambos os problemas. A doença está tão ligada às infecções do trato urinário que, na opinião de muitos médicos, se você não tem e nunca teve uma dessas infecções, é bem provável que nunca venha a ter uma prostatite bacteriana crônica. Um dos motivos de a situação permanecer crônica é que, embora a urina fique livre de bactérias e os sintomas de uma infecção do trato urinário desapareçam após o tratamento, as bactérias continuam presentes na próstata porque muitos antibióticos não são tão eficazes nesse órgão; essas drogas não se propagam bem no tecido prostático.

Outra explicação para a permanência da prostatite bacteriana pode ser a presença de infecção em minúsculas pedras na próstata (os cálculos). Os cálculos prostáticos (a versão da próstata para os cálculos biliares ou renais) são bastante comuns – estão presentes em cerca de 75 por cento dos homens de meia-idade, e em 100 por cento dos mais idosos. Podem ser detectados mediante um processo de obtenção de imagens chamado ultra-som transuretral (ver, no Capítulo 3, como esse processo funciona). Em geral são pequenos, formam grupos parecidos com cachos de uvas e, o que é mais importante, são *inofensivos*. Ao se infectarem, porém – o que é bastante comum nos homens que têm prostatite bacteriana crônica –, os cálculos prostáticos podem levar a uma infecção persistente, provocando sucessivos retornos dos sintomas de infecção do trato urinário e da prostatite. (O que provoca o surgimento desses cálculos? A análise molecular mostrou que essas pedras contêm elementos geralmente encontrados na urina, mas não nas secreções prostáticas – o que sugere que se formam quando, de algum modo, a urina "retrocede" ou reflui para a próstata.)

Quando um homem tem cálculos prostáticos e um histórico de prostatite bacteriana crônica, é bem seguro pressupor que as pedras estão infectadas. A importância disso é que *os cálculos infectados nunca foram curados apenas por medicação*, ainda que os antibióticos certamente possam tratar os sintomas. A única maneira de curar para sempre os cálculos prostáticos infectados é removê-los cirurgicamente, mediante um procedimento conhecido como ressecção transuretral da próstata (RTUP – ver Capítulo 10).

Até onde sabemos, a **prostatite não-bacteriana** não envolve a presença de bactérias. É a forma mais comum de prostatite, e um enigma em termos de diagnóstico. Ninguém conhece sua causa, e os antibióticos não a fazem ceder. Seus sintomas são freqüentemente indiscerníveis daqueles da prostatite bacteriana crônica: micção difícil, freqüente, urgente, com queimação ou dores; uma dor aguda ou vaga em áreas que incluem a parte inferior das costas, o períneo (a parte que fica entre o reto e o escroto), o pênis, o escroto e a região púbica. Em sua maioria, os homens que têm prostatite não-bacteriana nunca tiveram uma infecção do trato urinário. Células sanguíneas brancas aparecem no fluido prostático, mas a urina não mostra sinais de infecção.

A **prostatodinia** produz sintomas basicamente idênticos aos da prostatite não-bacteriana; a diferença é estabelecida na diagnose (ver abaixo). A prostatodinia pode ter muitas causas, particularmente espasmos musculares do colo da bexiga, uretra prostática, períneo ou superfície interna inferior da pelve.

DIAGNOSE

Em geral, pelo menos em parte os médicos baseiam qualquer diagnose no histórico médico e no exame físico do paciente. Esses elementos, porém, nem sempre são úteis para se diagnosticar a prostatite. Muitos homens que têm as formas crônica e não-bacteriana dessa doença geralmente apresentam um histórico de problemas centrados na próstata – muitos episódios de dores ou espasmos na região, por exemplo. Além disso, devido ao fato de a uretra, a bexiga e a próstata serem tão estreitamente associadas, pode ser difícil descobrir com exatidão a fonte de um problema em tal região; em geral, os sintomas coincidem.

Claramente, a forma de prostatite de mais fácil diagnóstico é a bacteriana aguda (a febre e os calafrios são um forte indício). Para os outros tipos, porém, e para a prostatodinia, outros exames se fazem necessários. Devido a sua localização – abaixo da bexiga e bem em frente ao reto –, a próstata não pode ser vista ou examinada de fora. Para examiná-la, portanto, o primeiro passo é fazer um *exame de toque retal*, em que o dedo enluvado e lubrificado de um médico é introduzido para verificar se há nódulos ou hipertrofia do órgão, ou qualquer outra coisa incomum. Esse exame pode ser desconfortável, mas não é doloroso e demora muito pouco – menos de um minuto. (O Capítulo 9 traz informações mais detalhadas sobre o assunto.)

Um teste importante para o diagnóstico da prostatite é a *massagem prostática*. Essa massagem também pode ser feita durante o exame de toque retal, quando o médico massageia ou pressiona vigorosamente a próstata para excretar, ou forçar a saída, de líquido da próstata para a uretra. Esse líquido é então coletado numa lâmina de vidro e examinado ao microscópio. O objetivo do exame consiste em procurar indícios de infecção ou inflamação, como níveis anormalmente elevados de células sanguíneas brancas. Isso pode ser feito enquanto você espera e, como o exame de toque retal, é geralmente mais desconfortável do que doloroso. (Uma exceção: na prostatite bacteriana aguda, o exame retal vai encontrar uma próstata extremamente tenra, além de inchada, quente e firme. Quando for esse o caso, o médico deve interromper a massagem prostática; seria por demais dolorosa, e poderia levar à liberação de bactérias na corrente sanguínea, causando sepse. Como a infecção do trato urinário normalmente acompanha a prostatite bacteriana aguda, as bactérias nocivas podem ser descobertas através de um simples exame de urina.)

O passo principal para o diagnóstico da prostatite é o exame de urina, que é feito em três partes (o que parece muito mais complicado do que na verdade é, pois o exame demora menos de cinco minutos). Para fazer esse exame, que utiliza o método da *coleta de urina em três frascos*, você vai ser solicitado a coletar seu primeiro jato de urina num frasco, e em seguida a colher uma amostra do fluxo intermediário em outro. (A primeira urina a sair contém líquidos da uretra, e a do fluxo intermediário vem da bexiga.) Depois, continue a urinar até *quase* esvaziar a bexiga. Agora, chegou o momento da massagem da próstata, e seu médico vai coletar, numa lâmina de vidro, qualquer fluido prostático que seja excretado. Por último, no terceiro frasco, você vai coletar a urina remanescente, que contém fluidos da próstata.

Por si só, um exame do líquido prostático excretado não é suficiente para um bom diagnóstico. A comparação das amostras de urina com o fluido prostático permite que o médico determine o *local* da infecção (uretra, bexiga ou próstata), se é que realmente *há* uma infecção. E as culturas dessa urina vão mostrar o tipo de bactéria que está causando o problema. Em seguida, já sabendo com qual tipo de bactéria está lidando, o médico pode identificar o medicamento ideal para aquele tipo específico de infecção.

Na prostatite bacteriana crônica, o exame de toque retal pode ser normal, mas na urina ou no fluido prostático será detectada a presença de células sanguíneas brancas e bactérias. Na prostatite não-bacteriana, o fluido prostático excretado contém altos índices de células sanguíneas brancas e mostra outros sinais de inflamação, mas as culturas são negativas. *Na prostatodinia, porém, esse fluido é normal*, tanto no exame por microscópio quanto na cultura. Sinais de inflamação, portanto, serão o teste de tornassol, para se detectar (ou não) a presença de prostatite.

TRATAMENTO

Nos casos de prostatite bacteriana aguda, os médicos seguem um roteiro de prioridades – abaixam a febre e estabilizam o paciente; alguns deles precisam ser hospitalizados por alguns dias. Outros tratamentos podem incluir repouso, a ingestão de muito líquido (para manter o corpo bem hidratado, o que ajuda seus mecanismos de defesa), analgésicos como a aspirina, para o alívio da dor, a abstenção temporária de sexo, laxantes (como

Que Outra Coisa Poderia Ser?

Digamos que você apresente alguns desses sintomas, e que eles desapareçam. Sinal de que está tudo bem? Talvez. Mesmo assim, convém submeter sua próstata a um exame. Outras causas desses sintomas podem ser graves, e incluem:

Uma infecção do trato urinário que não envolva a próstata;

Hiperplasia prostática benigna (HPB), ou dilatação da próstata;

Uretrite, ou inflamação da uretra, geralmente causada por uma infecção. Não procurar tratamento para este problema poderia resultar em um estreitamento uretral, ou numa grave infecção que chegará ao vaso deferente e envolverá o epidídimo (a propósito desses detalhes anatômicos, ver Capítulo 1).

Em raros casos, os problemas urinários como os que se manifestam na prostatite poderiam indicar alguma coisa mais grave, como câncer na bexiga, além de estreitamento ou obstrução da uretra, um cálculo renal infectado ou os primeiros sinais de diabete.

A prostatite tem outras causas além das que foram aqui expostas; contudo, além de extremamente raras, são também secundárias a outras doenças, como gonorréia ou tuberculose. Em algumas partes do mundo (quase nunca nos Estados Unidos), a prostatite pode ser causada por parasitas ou infecção fúngica.

a próstata fica bem na frente do reto, o esforço para evacuar pode agravar ainda mais seu estado, uma vez que já está sensibilizado) e, em alguns casos, a inserção temporária de um cateter (um tubo flexível e lubrificado que é introduzido na uretra através da extremidade do pênis) para drenar a bexiga, sempre que o paciente não conseguir urinar ou estiver com problemas de retenção urinária.

A boa notícia: a intensa inflamação do tecido dá a muitas drogas pronto acesso ao fluido prostático, normalmente de difícil acesso. É por esta razão que esse problema responde tão bem aos antibióticos. A má notícia: muitos homens são mal medicados, pois as doses de antibióticos que lhes receitam não são adequadas.

Muitos médicos receitam antibióticos como a ciprofloxacina (que pertence a uma nova classe de antibióticos chamados fluoroquinalones) por um período que vai de uma semana a dez dias – o que *não é suficiente*. Dez dias de tratamento podem aliviar todos os sinais de infecção, e um homem talvez se sinta "de volta ao normal" dentro desse período. Mas as infecções da próstata são insidiosas. Isso se deve, em parte, a algo chamado de "barreira hematoprostática", que tem a mesma função de um leão-de-chácara – destina-se a proteger a próstata contra substâncias nocivas. Apesar de suas boas intenções, porém, muitas vezes essa barreira impede a entrada justamente dos medicamentos necessários para pôr fim às infecções. A barreira hematoprostática deixa de funcionar durante uma prostatite bacteriana, tanto aguda quanto crônica. E, enquanto essas defesas estão enfraquecidas, diz um urologista da Universidade de Maryland, especializado em prostatite, "Chegou o momento de golpear duro, de nocautear na primeira luta."

Um homem com prostatite bacteriana aguda deve tomar antibióticos por seis semanas, mesmo quando seus sintomas melhoram logo de início. A prostatite bacteriana pode ser comparada a outra infecção insidiosa, facilmente hospedada pelo corpo – a tuberculose –, por tornar-se bem mais difícil de curar se não for eliminada imediatamente. De alguma maneira, com o passar do tempo as bactérias ficam muito mais difíceis de eliminar. A erradicação da prostatite bacteriana aguda logo de início, mediante um tratamento implacável à base de antibióticos, é a melhor maneira de evitar o desenvolvimento da prostatite bacteriana crônica.

O mesmo se pode dizer dos pacientes com prostatite bacteriana crônica. Citemos, mais uma vez, o urologista da Universidade de Maryland: "No começo, qualquer tratamento com antibióticos vai ajudar; depois de uma semana ou dez dias, o primeiro episódio estará superado, mas a infecção pode voltar um mês depois." Em muitos casos, a infecção cede *todas as vezes*, com tratamento; se voltar, alguns meses depois, desaparecerá novamente depois de mais uma rodada de antibióticos.

Para homens com prostatite não-bacteriana, os antibióticos contra as infecções do trato urinário são inúteis: se não há infecção e, portanto, nem bactérias, por que tomar remédios que servem exatamente para combatê-las? Não há por que fazê-lo. (Mesmo assim, alguns médicos tentam um período de quatorze dias de administração de antibióticos como a eritromicina e a tetraciclina, comumente usadas para tratar *outros* tipos de patógenos, como um primeiro passo. Não há informações que confirmem a eficácia de tal procedimento.) Na maioria das vezes, tudo que os médicos podem fazer por esse tipo de prostatite é oferecer o alívio dos sintomas. O urologista há pouco citado diz a seus pacientes que ter prostatite bacteriana é o mesmo que ter artrite ou bursite: "É uma doença crônica; podemos tratar os sintomas, mesmo sem saber o que é que os provoca." Relaxantes musculares e drogas como os bloqueadores alfa (originalmente vendidas como medicação anti-hipertensiva, e também usadas para tratar a HPB – ver Capítulo 10) têm sido úteis para aliviar a tensão muscular da próstata e facilitar a micção. Alguns médicos recomendam drogas antiinflamatórias e banhos de assento quentes, que são bastante reconfortantes. Além disso, muitos homens têm descoberto que o regime alimentar exerce um efeito sobre a prostatite não-bacteriana, e que alguns alimentos – sobretudo os pratos apimentados, o vinho tinto e a cafeína – parecem contribuir para o agravamento de seus sintomas.

COMO ISSO ACONTECEU?

Às vezes, há uma clara relação de causa e efeito na prostatite – por exemplo, a introdução de um cateter urinário durante um procedimento médico. Isso provoca mais trauma do trato urinário para alguns homens do que para outros.

Outros fatores de risco incluem uma infecção recente na bexiga ou nos rins, uma próstata dilatada (HPB, quando esse órgão cresce a ponto de comprimir a uretra e criar problemas para o trato urinário) e a prática do coito anal, também associada a traumas do trato urinário.

Na prostatite bacteriana, a questão que se coloca é saber de que modo as bactérias entraram no trato urinário. Nos exemplos acima apresentados, é possível que as bactérias tenham invadido a próstata a partir da uretra, quando a urina "reflui" para os canais prostáticos. (Durante a relação anal sem preservativo, as bactérias retais também podem ser apanhadas pelo pênis e levadas para a uretra, por onde abrirão caminho para o trato urinário.)

Nos casos de prostatite não-bacteriana e prostatodinia, porém, a resposta básica é que *ninguém sabe*. Já houve casos graves nos quais os pacientes tiveram a próstata removida – *e, ainda assim, os sintomas não desapareceram*. Isso nos leva à seguinte questão: será que a prostatite não-bacteriana e a prostatodinia são, realmente, um problema localizado na próstata? "*Prostatite* é uma palavra por demais abrangente", diz o urologista da Universidade de Maryland. "Quase sempre que um paciente se apresenta com dor pélvica, retal ou na parte inferior das costas, o médico lhe diz: 'Você deve estar com um começo de prostatite.' Muitos homens recebem um diagnóstico de prostatite quando, na verdade, estão com um problema totalmente diverso."

E, como a doença – em todas as suas formas, particularmente a não-bacteriana – é mal compreendida, "muitos médicos acabam perdendo o interesse pelos casos de tais pacientes", continua o urologista.

Há tantas reações diferentes à prostatite quantos são os casos desse mal, e o modo como os homens lidam com o problema vai depender, em grande parte, de sua reação à doença e ao desconforto em termos gerais. "Alguns parecem não tolerá-la", afirma o urologista. "Mas outros, desde que saibam que não se trata de câncer, convivem bem com ela."

QUANDO A PROSTATITE NÃO DESAPARECE: A HISTÓRIA DE UM HOMEM

Para muitos homens, os sintomas de prostatite surgem de repente e desaparecem com o tratamento. Para eles, a prostatite é um episódio muito difícil de tolerar, mas que depois fica para trás; não é preciso passar o resto da vida adaptando-se à doença. Mas para Alan, um advogado de 52 anos de Baltimore, que talvez apresente um dos piores casos de prostatite não-bacteriana, a situação é bem diferente.

Seu problema começou há três anos. Ele diz que tinha alguns "episódios" de problemas prostáticos, mas nada de muito grave. Mais tarde, ao procurar tratamento para uma dor de cabeça, o médico receitou-lhe uma medicação para enxaqueca – um remédio pertencente à classe de drogas chamadas "antidepressivos trifásicos". "O que esse medicamento fez foi reduzir drasticamente meu fluxo urinário." Alguns dias depois, Alan começou a perceber novos sintomas: "Percebi que estava indo demais ao banheiro, e comecei a sentir uma dor aguda e sintomas não específicos, como dores de cabeça – em resumo, não me sentia bem. Quando fiz sexo pela primeira vez (depois de apresentar esses sintomas), foi muito doloroso, e em seguida fiquei dolorido por um ou dois dias, com dores na parte inferior do abdome, no escroto e no períneo."

Um médico finalmente diagnosticou a causa de seus males: Alan estava com prostatite não-bacteriana. "Os sintomas vão e voltam, mas não desaparecem", diz ele. Esses sintomas incluem: redução do fluxo urinário, dificuldade eventual para começar e interromper a micção, dor generalizada na região perineal, que em geral começa de doze a quinze horas após uma relação sexual e dura de dois a três dias, e "me sinto simplesmente péssimo". Em algumas ocasiões, Alan também já foi acordado por espasmos musculares na região perineal, mas não consegue indicar o ponto exato deles. Tentou abster-se de sexo, mas de nada adiantou.

De início, ele tinha aquilo que descreve como sensações "tipo menopausa", sempre acompanhadas por muita ansiedade: "Quando isso surgiu pela primeira vez, devido ao medo de perder algo de muito especial para mim, acho que houve uma intensificação do impulso ou desejo sexual, que se viu imediatamente frustrado pela incapacidade de fazer alguma coisa com relação aos sintomas." E ele pensou: "Será que estou com um problema permanente, que vai restringir minha atividade sexual e a livre expressão do amor físico em meu casamento? Terei chegado ao fim de um capítulo da minha vida?"

Eis a sugestão de Alan para os homens que têm o mesmo problema: "Primeiro, tentem ver de modo positivo a capacidade de conviver com tal situação. Com o tempo, tornamo-nos mais capazes de aceitar uma situação que, na verdade, é extremamente desagradável e irritante."

Alan foi tratado por um internista que descreveu seu problema como "prostatose", um termo vago e pouco útil que significa, apenas, "um problema da próstata". Outro conselho: "Não deixe ninguém lhe dizer que o problema só existe na sua cabeça." Alan também consultou um psiquiatra, e este confir-

Tabela 11.1. *Será Prostatite?*

Tipo	Definição/Causa	Sintomas
Bacteriana aguda	Provocada por bactérias; intensa, mas de duração limitada.	Calafrios e febre; sangue na urina; dor na parte inferior das costas e no períneo; dor extrema, ou dificuldade de urinar, em geral acompanhada por uma infecção do trato urinário.
Bacteriana crônica	Provocada por bactérias; de duração indefinida; pode ir e voltar.	Associada a uma reincidência de infecções do trato urinário. Micção difícil, freqüente, urgente, com dores ou queimação, e dores em um ou mais desses lugares – parte inferior das costas, períneo, pênis, escroto e região púbica.
Não-bacteriana	Não causada por bactérias; não associada a infecções do trato urinário; causa desconhecida.	Micção difícil, freqüente, urgente, com dores ou queimação, e dor aguda ou vaga em áreas que incluem a parte inferior das costas, o períneo, o pênis, o escroto e a região púbica.
Prostatodinia	Próstata dolorosa; pode ser causada por espasmos musculares no colo da bexiga, na uretra prostática, na superfície interna inferior do períneo ou da pelve; não associada a infecções do trato urinário; causa desconhecida.	Micção difícil, freqüente, urgente, com dores ou queimação; uma dor aguda ou vaga em áreas que incluem a parte inferior das costas, o períneo, o pênis, o escroto e a região púbica.

Tabela 11.2. *Que Tipo de Prostatite Tenho?*

Tipo	Histórico de Infecções	Alto Índice de Leucócitos	Culturas Positivas	Responde aos Antibióticos
PBA	SIM	SIM	SIM	SIM
PBC	SIM	SIM	SIM	SIM
PNB	NÃO	SIM	NÃO	RARAMENTE
P	NÃO	NÃO	NÃO	NÃO

Nota: As opções são prostatite bacteriana aguda (PBA), prostatite bacteriana crônica (PBC), prostatite não-bacteriana (PNB) ou um problema afim, e prostatodinia (P). Alguns fatores que seu médico vai levar em consideração ao fazer o diagnóstico: um histórico de infecções do trato urinário, uma alta contagem de leucócitos e culturas urinárias positivas. Isso vai determinar o seu tratamento – como a última coluna indica, é inútil tratar a prostatodinia com antibióticos, que só raramente ajudam a combater a prostatite não-bacteriana. Contudo, eles funcionam muito bem em ambas as formas de prostatite bacteriana, e você deve tomá-los durante seis semanas.

mou que a prostatite é "um problema concreto, que não pode ser explicado somente em termos de 'causas psicológicas'".

"Às vezes, os sintomas são piores que outros", diz Alan; "não consigo determinar o que os diferencia. Ocorre, simplesmente, que não há um padrão claro e definido. Acho que parte dessa experiência tem sido a simples aceitação do problema".

O RESUMO DA HISTÓRIA

Prostatite é um termo que remete à inflamação da próstata. Trata-se de um problema desagradável e, às vezes, debilitador. É muito comum, também, que seu diagnóstico seja impreciso. Na verdade, há quatro problemas específicos agrupados sob a designação genérica de *prostatite*, razão pela qual é extremamente importante fazer o diagnóstico certo.

Duas formas comuns de prostatite são causadas por infecções produzidas por bactérias: a *prostatite bacteriana aguda* chega subitamente, com o impacto de um trem de carga, e é impossível ignorá-la. Seus sintomas incluem calafrios e febre, sangue na urina, dor na parte inferior das costas e no períneo, dores extremas, queimação, urgência ou dificuldade ao urinar. Se ignorado ou não tratado, esse tipo de prostatite pode levar a problemas mais sérios, como a retenção urinária – a incapacidade de urinar – e a formação de um abscesso no interior da próstata. Uma boa notícia: o tratamento com antibióticos costuma ter bons resultados, e o alívio é tão dramático como os sintomas. Importante: os antibióticos devem ser tomados durante seis semanas, mesmo depois que os sintomas já desapareceram. A razão disso é que, quando não combatida imediatamente, a prostatite bacteriana aguda fica muito mais difícil de curar. Erradicá-la logo de início, através de um tratamento implacável à base de antibióticos, é a melhor maneira de evitar o surgimento da prostatite bacteriana crônica.

A *prostatite bacteriana crônica* também é causada por bactérias, sendo igualmente tratada por antibióticos. Pode ser uma doença recorrente, voltando periodicamente anos após um episódio inicial de prostatite bacteriana aguda. Em geral, seus sintomas são versões mais brandas daqueles da modalidade aguda. Aqui, também, o tratamento com antibióticos deve estender-se por seis semanas.

A *prostatite não-bacteriana* é a forma mais comum de prostatite, e constitui um mistério. Ninguém sabe o que a causa, e os antibióticos não a fazem desaparecer. Os homens com esse tipo de prostatite podem ter muitos dos mesmos sintomas da prostatite bacteriana crônica, e as células sangüíneas brancas podem estar presentes no fluido produzido pela próstata – mas, até onde sabemos, não implica a presença de bactérias.

A *prostatodinia* tem basicamente os mesmos sintomas da prostatite não-bacteriana, e a diferença é estabelecida no diagnóstico. A prostatodinia pode ser provocada por muitas coisas, particularmente por espasmos musculares no colo da bexiga, na uretra, no períneo ou na pelve.

O tratamento da prostatite não-bacteriana e da prostatodinia é, em grande parte, sintomático. Relaxantes musculares e outros medicamentos têm sido úteis para aliviar a tensão muscular da próstata e facilitar a micção. Alguns médicos recomendam drogas antiinflamatórias e banhos de assento, e muitos homens têm constatado que o regime alimentar exerce um efeito sobre a prostatite não-bacteriana, e que alguns alimentos – particularmente os pratos apimentados, o vinho tinto e a cafeína – parecem contribuir para o agravamento de seus sintomas.

Apesar de nem sempre curável, a prostatite é tratável. A maioria dos homens pode conseguir o alívio médico de seus sintomas. Não é contagiosa – a vida sexual pode prosseguir normalmente, sem a preocupação de transmitir a doença a outra pessoa. E o fato de estar com prostatite não significa que você corra um maior risco de ter HPB ou câncer de próstata.

Glossário

Guia da linguagem médica da próstata, de ***A*** *a* ***Z***.

Ablação – "ação para livrar-se de". *Crioablação*, por exemplo, significa "usar temperaturas muito baixas para livrar-se do câncer de próstata". *Ablação hormonal* significa "livrar-se dos hormônios que alimentam um tumor prostático".

Ablação térmica – a forma de terapia termal que produz as temperaturas mais altas de todas (cerca de 60 graus centígrados).

Abordagem "sanduíche" – uma técnica para tornar o tratamento por radiação mais tolerável, minimizando, assim, os efeitos colaterais. Numa abordagem "sanduíche", a dose de radiação é dividida em duas partes, com um intervalo no meio. Isto dá ao intestino e a uma parte da bexiga um "respiradouro", uma oportunidade de recuperar-se do choque provocado pelo tratamento.

Abscesso prostático – concentração localizada de pus, como uma pápula, sob pressão na próstata.

Agonistas LHRH – análogos sintéticos da substância química do corpo chamada LHRH. Essas drogas interrompem a produção, pela glândula pituitária, do hormônio chamado LH.

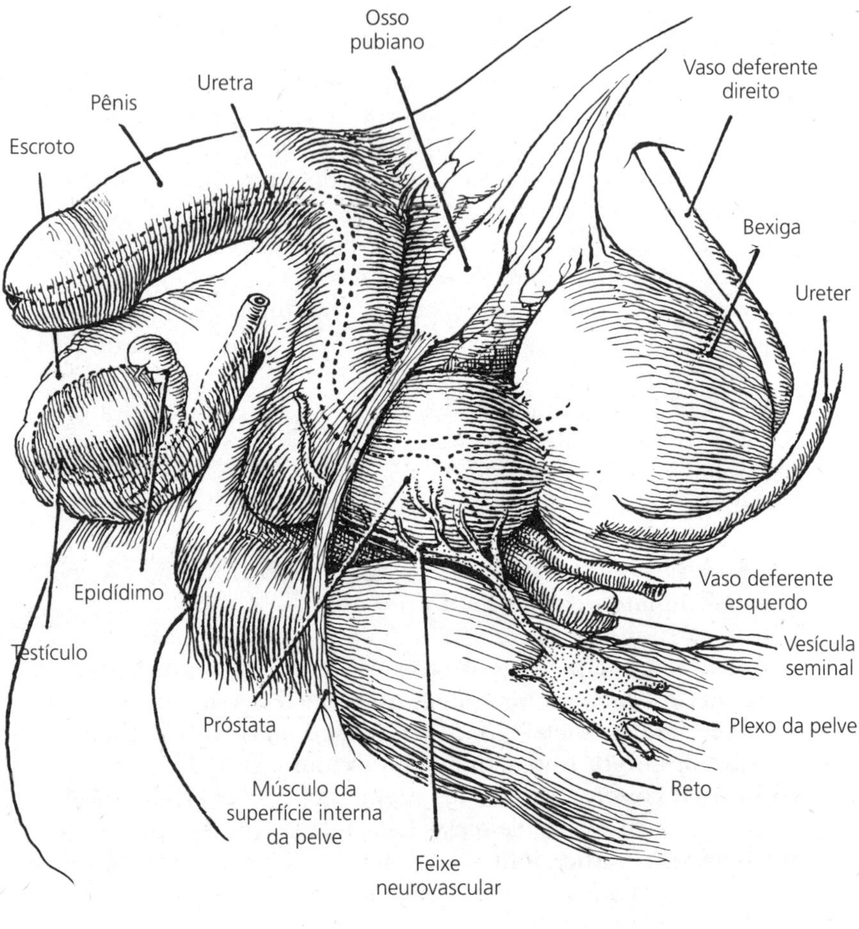

Analgésicos – medicamentos que eliminam a dor.

Análogo – similar sintético de um medicamento ou substância química do corpo.

Anastomose – lugar onde duas estruturas são cirurgicamente religadas após a remoção de um órgão. Depois de prostatectomia radical, o termo se refere à conexão entre o colo da bexiga reconstituído e a uretra.

Androgênios – hormônios masculinos, como a testosterona.

Androgênios adrenais – hormônios masculinos fracos produzidos pelas glândulas supra-renais. Deles fazem parte a androstenediona, a deidroepiandrosterona (DHEA) e o sulfato de deidroepiandrosterona (DHEAS), além de pequenas quantidades de testosterona. São agentes de menor importância, e acredita-se que constituam apenas 5 por cento (ou menos) da estimulação androgênica total da próstata. Seu efeito total sobre a próstata é uma questão ainda não resolvida.

Anestesia epidural – um anestésico local ministrado através de um minúsculo tubo de plástico que é introduzido entre as vértebras da coluna, perto da parte mais estreita das costas. O anestésico epidural embebe a área externa da membrana que reveste a coluna vertebral, entorpecendo temporariamente os nervos da parte inferior do corpo. Ao contrário da anestesia raquidiana, que é ministrada em uma dose, a anestesia epidural pode ser ministrada continuamente. A área de entorpecimento pode ser ajustada, o que também permite determinar o grau de alívio da dor.

Anestesia raquidiana – uma injeção de anestésico local na parte mais estreita das costas, através da dura-máter (a membrana que reveste a coluna vertebral), fazendo com que o anestésico chegue ao fluido espinhal. Em poucos minutos, o paciente sente-se entorpecido, relaxado e pesado da cintura para baixo.

Antiandrogênios – medicamentos como a flutamida, usados na terapia hormonal para tratar o câncer de próstata. Esses medicamentos bloqueiam os efeitos da testosterona e da diidrotestosterona (DHT) sobre a célula prostática ao neutralizarem sua ação (impedem que a testosterona e a DHT se liguem ao androgênio receptor).

Antibióticos – medicamentos que matam bactérias.

Anticoagulantes – medicamentos que impedem a coagulação do sangue.

Antígeno prostático-específico – ver *PSA*.

Arterial – relativo às artérias.

Assintomático – que não apresenta sintomas. Um homem com câncer de próstata assintomático não se dá conta de seu problema e sente-se bem.

Aumento do lobo lateral – uma forma de HPB que ocorre quando tecido prostático comprime a uretra a partir dos lados.

Aumento do lobo médio – um tipo de HPB no qual um lobo de tecido prostático se desenvolve no interior da bexiga. Ao atingir seu tamanho crítico, pode bloquear a abertura do colo da bexiga como se fosse a rolha de uma garrafa. Isso explica por que alguns homens com uma "próstata pequena constatada durante o exame do reto" podem apresentar graves sintomas de obstrução urinária.

Aumento trilobar – um tipo de hiperplasia prostática benigna envolvendo três lobos (dois laterais e um intermediário), no qual uma obstrução pode ocorrer tanto no colo da bexiga quanto na uretra.

Avaliação da linfadenectomia pélvica – dissecação dos linfonodos pélvicos para verificar se contêm câncer de próstata. Em geral, isso é feito um pouco antes de uma prostatectomia radical.

Avaliação de Doppler – um teste que usa ultra-som de alta definição para avaliar o suprimento arterial de sangue no pênis.

Avaliação do câncer de próstata – determinar o estágio significa descobrir o grau de desenvolvimento da doença – seu tamanho e a amplitude de sua disseminação. A avaliação do câncer de próstata tem um papel fundamental para se determinar o tratamento que deve ser indicado a um paciente. Existem dois sistemas principais para avaliar o estágio em que se encontra um câncer de próstata – o de Whitmore-Jewett e o TNM (tumor, nódulo, metástase). Ver também *estágio clínico* e *estágio patológico.*

Barreira hematoprostática – uma membrana que impede que muitas substâncias – inclusive antibióticos – entrem na próstata. Essa barreira se rompe durante a prostatite bacteriana, permitindo a entrada da maioria dos antibióticos.

Benigno – inofensivo; não canceroso, não fatal.

Bexiga – um reservatório oco e envolvido por músculos que funciona como um tanque onde fica a urina.

Bexiga neurogênica – funcionamento defeituoso da bexiga, provocado por um problema neurológico como o mal de Parkinson, por exemplo.

Biópsia da próstata – um meio de obter uma amostra de tecido prostático para que se possa verificar a presença de câncer. Para colher a amostra, em geral se usa uma pistola para biópsia guarnecida de molas (um minúsculo dispositivo preso ao dedo do urologista), contando-se com a ajuda de ultra-som transretal.

Biópsia sextante – uma tentativa de chegar a uma imagem abrangente da próstata através da retirada de seis minúsculas amostras das células da glande – da parte superior, intermediária e inferior do órgão, tanto do lado direito quanto do esquerdo.

Bloqueadores alfa – medicamentos, originalmente destinados a tratar a hipertensão, que atuam na próstata através do relaxamento do tecido muscular liso.

Bloqueio androgênico total, ou ablação – uma forma de terapia hormonal para tratar o câncer de próstata. A teoria, neste caso, é a de que até mesmo baixos níveis de testosterona e DHT – produzidos pelos androgênios adrenais – podem estimular o câncer de próstata, e eles devem ser interrompidos. Isso pode ser feito através da combinação de qualquer procedimento que resulte no nível de castração da testosterona – castração cirúrgica, estrogênio ou um agonista LHRH – com um antiandrogênio como a flutamida.

Braquiterapia intersticial – o implante de "sementes" radioativas (ou minúsculos fragmentos de material radioativo) na próstata, com o objetivo de eliminar o câncer.

Cálculos – ver *cálculos prostáticos.*

Cálculos prostáticos – versão prostática dos cálculos biliares ou das pedras dos rins. Em geral, são minúsculos e inofensivos; quando infeccionados, porém, como é comum acontecer nos homens com prostatite bacteriana crônica, podem fazer com que uma infecção persista, levando a várias reincidências de infecções no trato urinário e da prostatite.

Campo exangue – termo cirúrgico que significa "controlar o sangramento interno de um paciente para dar ao cirurgião um campo de visão mais nítido enquanto ele faz uma operação".

Câncer de próstata hereditário (HPC) – O HPC estará presente em famílias se houver três parentes em primeiro grau (um pai ou irmãos) que desenvolvem câncer de próstata – ou dois parentes em primeiro grau, desde que ambos tenham desenvolvido a doença antes dos 55 anos de idade –, ou se o câncer de próstata ocorreu em três gerações da família (avô, pai e filho). O HPC pode ser herdado de qualquer lado da família.

Câncer de próstata incidental – pequenos agrupamentos de células cancerosas, uma forma de câncer aparentemente inativo que existe em milhões de homens. Para alguns deles, esse câncer nunca representa um perigo; para outros, porém, pode vir a ser perigoso.

Câncer de próstata localizado – câncer que se restringe à próstata, sendo, portanto, considerado curável.

Cápsula da próstata – a parede externa da glândula prostática.

Carcinoma microcelular – uma variedade de câncer de próstata. Nesse tipo de tumor, as células têm uma estrutura semelhante à de outros cânceres microcelulares (do pulmão, por exemplo), e respondem aos mesmos tipos de medicamentos quimioterápicos usados para tratar esses tumores.

Castração – ver *orquiectomia.*

Castradores químicos – medicamentos que produzem o mesmo efeito da orquiectomia, isto é, que reduzem a testosterona ao crítico "nível de castração".

Cateter – um tubo usado para drenagem ou irrigação, mais comumente para drenar urina da bexiga.

Células androgênio-dependentes ou androgênio-sensíveis – no câncer de próstata, células que são alimentadas por hormônios e podem diminuir drasticamente quando os hormônios que alimentam a próstata têm sua produção interrompida.

Células androgênio-independentes ou androgênio-insensíveis – no câncer de próstata, células que *não* são alimentadas por hormônios, e que portanto não respondem à terapia hormonal.

Células epiteliais – células do tecido glandular da próstata, que secretam um fluido que se torna parte do sêmen.

Células estromais – células encontradas no tecido muscular liso da próstata, que se contrai automaticamente para lançar secreções na uretra.

5-alfa-redutase – enzimas da próstata que convertem a testosterona em DHT.

Cintilografia óssea – também chamada "cintilografia por radionuclídeo". Numa cintilografia óssea, os médicos injetam na corrente sanguínea um traçador radioativo, uma substância química que é atraída, como um ímã, especificamente para os ossos. A cintilografia óssea constitui uma excelente maneira de descobrir se o câncer de próstata se disseminou pelos ossos.

Cintilografia por radionuclídeo – ver *cintilografia óssea.*

Cirurgia invasiva – cirurgia em que há uma incisão; o corpo é fisicamente penetrado. Na cirurgia minimamente invasiva essa incisão pode ser um orifício do tamanho de uma moeda de dez centavos de dólar, ou pode não haver incisão alguma desde que se use um dos canais do próprio corpo – como a uretra, na resseção transuretral da próstata (RTUP). Num procedimento não-invasivo não ocorre nenhuma penetração no corpo. Muitas formas de representação por imagens são não-invasivas.

Cistometria – um teste para mensurar a pressão e as funções da bexiga. Esse teste é feito mediante a introdução, através da uretra, de um pequeno cateter que chega à bexiga. Mudanças de pressão são monitoradas à medida que a bexiga é enchida com água.

Cistoscópio – um minúsculo tubo iluminado que funciona como o periscópio de um submarino. Numa cistoscopia, ele é introduzido na ponta do pênis anestesiado e levado até a bexiga através da uretra; isto permite que o médico inspecione a bexiga, a próstata e a uretra em busca de anomalias.

Coleta de urina em três frascos – um teste importante para verificar a incidência de prostatite. Quando um homem urina, o primeiro fluxo contém fluidos provenientes da uretra, e a urina coletada no fluxo intermediário provém da bexiga. A terceira parte da coleta é feita depois de uma breve massagem da próstata, captando-se, portanto, fluidos deste órgão.

Compressão da coluna vertebral – um problema muito grave para homens com câncer de próstata metastático. Ocorre quando o câncer ataca a coluna, levando parte dela a entrar em colapso, prendendo – e às vezes esmagando – nervos adjacentes.

Contratura do colo da bexiga – constrição do colo da bexiga, provocada por tecido fibroso. Pode impedir o fluxo urinário.

Corpos cavernosos e corpo esponjoso – câmaras esponjosas do pênis que ficam ingurgitadas de sangue durante uma ereção.

Crioablação, crioterapia – o uso de nitrogênio líquido extremamente frio para congelar a próstata inteira, provocando o rompimento das células cancerígenas no interior da glande à medida que começam a descongelar.

Densidade do PSA – a contagem do PSA no sangue, dividida pelo volume da próstata determinado pelo ultra-som transuretral.

DES (dietilestilbestrol) – Ver *estrogênios.*

Desvio genético – À medida que um câncer progride e suas células vão sendo continuamente duplicadas, o DNA fica menos estável. O câncer desenvolve novas mutações, tornando-se mais agressivo. Com o desenvolvimento do tumor, as células bem diferenciadas se deterioram, transformando-se em células mal diferenciadas. Este problema é chamado de "desvio genético".

DHT (diidrotestosterona) – a forma ativa do hormônio masculino na próstata. Sua produção se dá quando a testosterona é transformada por uma enzima chamada 5-alfa-redutase.

DIC – coagulação intravascular disseminada. Um distúrbio de coagulação sanguínea que se desenvolve em alguns homens com câncer de próstata avançado.

Diferenciação de células cancerígenas da próstata – o aspecto das células cancerígenas vistas ao microscópio. As células bem diferenciadas apresentam bordas claramente definidas e centros nítidos, e seu desenvolvimento é relativamente lento e ordenado. Tudo que diz respeito às células mal diferenciadas é mais obscuro e indefinido. À medida que o câncer avança, essas células mal definidas parecem fundir-se e formar sólidos glóbulos de malignidade. São as células mais agressivas de um tumor, e sua classificação é alta (8, 9, 10) no sistema de gradação de Gleason. As células bem diferenciadas são de baixa gradação (2, 3, 4). As moderadamente bem diferenciadas ficam na gradação intermediária (5, 6, 7), e é difícil prever a atuação dessas células.

Dilatação com balão – técnica segura, apesar de pouco duradoura, para tratar a hiperplasia prostática benigna (HPB). A idéia é simples: um balão não inflado é introduzido na parte mais estreita da uretra e depois é inflado para aumentar a abertura, o que melhora o fluxo urinário.

Disfunção erétil – a incapacidade de ter uma ereção suficiente para a manter uma relação sexual.

Disfunção erétil psicogênica – problemas psicológicos (não fisiológicos) com a ereção. Os médicos assim o diagnosticam quando um homem não consegue ter uma ereção durante a atividade sexual, mas tem várias por noite, enquanto dorme.

Dispositivo para ereção a vácuo – um aparelho que cria sucção usando um tubo impermeável ao ar que é temporariamente colocado ao redor do pênis. Uma bomba a ele ligada retira o ar e cria uma pressão atmosférica reduzida – um vácuo – em volta do pênis, levando-o a ficar intumescido com sangue. O pênis fica em estado de ereção. Em seguida um anel constritor, como uma tira de borracha no pescoço de um balão, mantém o sangue preso no pênis, de tal modo que a ereção pode ser mantida.

Diuréticos – medicamentos cujo funcionamento consiste em alterar o modo como o corpo metaboliza o sódio, fazendo com que os rins absorvam uma menor quantidade de água. Esta, por sua vez, é liberada pelo corpo em maiores quantidades, em forma de urina. Para a maioria das pessoas, os diuréticos significam micção mais freqüente e um fluxo urinário mais vigoroso. Podem ser desastrosos para um homem com HPB.

Divertículos – bolsas do revestimento da bexiga que se projetam como balões através da parede desse órgão.

Divisão celular – o modo como as células do corpo se multiplicam. Uma célula se divide em duas; cada uma dessas duas se divide em outras duas, e assim por diante.

DNA – o "programa genético", informações vitais contidas no núcleo de cada célula.

Edema – inchaço provocado pela retenção de fluidos.

EDR (exame digital do reto) – uma parte muito importante do exame físico no qual o dedo enluvado e lubrificado de um médico é introduzido no reto para detectar a existência de caroços, dilatações ou áreas duras que possam indicar a presença de câncer. É desconfortável mas não doloroso, e geralmente breve – sua duração é de menos de um minuto.

"Efeito placebo" – um fenômeno que ocorre freqüentemente nos estudos médicos: os pacientes que tomaram um placebo apresentam uma melhora inexplicável de seus sintomas.

Ejaculação "seca" – também conhecida como ejaculação "retrógrada". Trata-se de uma complicação de alguns métodos de tratamento da próstata, inclusive da RTUP. Para a maioria dos homens, não apresenta nenhum efeito sobre a agradável sensação do orgasmo. A ejaculação seca é exatamente aquilo que o termo sugere – o sêmen não é expelido da uretra quando o homem chega ao clímax sexual. Em vez disso, faz a trajetória contrária – vai para a bexiga. Isso acontece porque parte do colo da bexiga – uma válvula muscular cuja função é fechar-se no momento da ejaculação, forçando o sêmen a passar pela uretra – é freqüentemente removida junto com o tecido prostático. Quando essa área está lesada ou ausente, não há como impedir que o sêmen percorra o caminho errado.

Ejaculação retrógrada – ver *ejaculação "seca"*.

Êmbolo pulmonar – um coágulo sanguíneo nos pulmões. Trata-se de uma complicação extremamente grave da prostatectomia radical, que pode inclusive levar à morte.

Enuclear – remover. Numa prostatectomia aberta, o cirurgião usa os dedos para enuclear, ou extrair, tecido prostático ao redor da uretra. Em sua maior parte, esse tecido se separa do tecido adjacente como uma noz de sua casca.

Epididimite – uma infecção do epidídimo. Pode ocorrer depois de um procedimento cirúrgico que danifica os dutos ejaculatórios, permitindo que urina infectada "bloqueie" o vaso deferente.

Epidídimo – a "estufa" onde o esperma amadurece e fica armazenado até o momento do orgasmo.

Escape venoso – uma causa comum de problemas com a ereção. Embora as artérias encham o pênis de sangue, produzindo uma ereção parcial, as veias não se fecham para prender esse sangue dentro do órgão, de tal maneira que uma ereção completa fica impossibilitada.

Esfíncter artificial – um dispositivo implantado, usado para o tratamento da incontinência que já persiste há um ano ou mais e não dá sinais de que vai melhorar naturalmente.

Esfíncter uretral – o músculo responsável pelo controle urinário.

Espasmos da bexiga – contrações dolorosas e incontroláveis da bexiga.

Espera vigilante – o mais conservador dos tratamentos existentes. Significa acompanhar de perto os sintomas de uma pessoa, mas retardar o tratamento até que esses sintomas se tornem graves o suficiente para justificá-lo. Alguns médicos preferem dizer "acompanhamento na expectativa".

Estágio clínico do câncer de próstata – uma estimativa, o estágio em que, na opinião de um médico, se encontra o câncer de um paciente. Essa estimativa se baseia em fatores como o exame digital do reto, o teste de PSA, o ultra-som transretal e a biópsia com agulha. O estágio patológico é muito mais seguro, mas só pode ser determinado quando um patologista examina tecido prostático depois de uma cirurgia.

Estágio patológico do câncer – a dimensão definitiva do câncer de próstata de um paciente. (As possibilidades incluem o câncer restrito à próstata, a penetração capsular, as margens cirúrgicas positivas, a invasão das vesículas seminais e/ou o envolvimento dos linfonodos pélvicos.) Isso é determinado depois da cirurgia prostática, quando um patologista examina uma amostra da próstata e de tecido dissecado, proveniente dos linfonodos adjacentes – em vez de apenas fazer conjeturas sobre a extensão do câncer, com base em resultados de testes e em algumas células provenientes de biópsias.

Estreitamento – um bloqueio causado por tecido fibroso.

Estreitamento anal – tecido fibroso contraído que pode interferir na defecação.

Estreitamento uretral – tecido fibroso que bloqueia a uretra.

Estrogênios – hormônios femininos. Os estrogênios bloqueiam um sinal emitido pela glândula pituitária, chamado de hormônio luteinizante (LH), que estimula a testosterona. Os estrogênios orais, tomados como terapia hormonal por homens com câncer de próstata, reduzem a testosterona ao nível de castração crucial. O principal estrogênios oral é o dietilestilbestrol (DES).

Estrôncio 89 radioativo – uma substância radioativa extremamente eficaz que é injetada no corpo e é excelente para aliviar a dor óssea em pacientes com câncer.

Estudo duplo-cego – um estudo no qual nem o médico nem o paciente sabem a quem se está administrando placebo, a medicação regular ou um novo medicamento que esteja sendo testado.

Estudos de fluxo de pressão – testes para monitorar as mudanças de pressão da bexiga enquanto um homem urina.

Estudos urodinâmicos – testes que medem o fluxo, as pressões e os volumes urinários para descobrir se a dificuldade de urinar é causada por HPB ou por algum problema com a bexiga.

Excisar – cortar, remover cirurgicamente.

Exercícios de dorsiflexão – movimentação dos pés para cima e para baixo para exercitar os músculos da barriga da perna. Um bom exercício a ser feito imediatamente após a cirurgia.

Exercícios de Kegel – exercícios para reforçar o controle urinário, feitos quando um homem fica de pé para urinar. Envolvem a tentativa de interromper o fluxo urinário ao contrair fortemente os músculos das nádegas.

Fáscia – uma fina camada de tecido conjuntivo.

Fatores de crescimento – substâncias que ativam processos que promovem a divisão celular.

Feixes neurovasculares – estruturas com aspecto de “cordas” que descem pela lateral da próstata, perto do reto. Os feixes contêm nervos microscópicos que são fundamentais para a ereção; também contêm artérias e veias que ajudam o cirurgião a identificar a localização desses nervos. No passado, eles eram quase sempre danificados durante uma cirurgia, apesar de raramente removidos por completo, pois os médicos nem mesmo sabiam de sua existência.

Fluoroscopia – uma imagem de raio X que aparece ao vivo numa tela de TV, e não apenas como uma fotografia inerte.

Fogacho – um súbito afluxo de calor no rosto, no pescoço, na parte superior do tórax e nas costas, que pode durar de alguns segundos a uma hora; um efeito colateral de alguns tratamentos hormonais do câncer de próstata. O fogacho não é prejudicial à saúde de um homem, mas pode ser irritante.

Fosfatase ácida – uma enzima que, como o PSA, é secretada pela próstata. Níveis elevados de fosfatase ácida podem indicar que existe algo de errado com a próstata.

Fratura patológica – quando o câncer invade os ossos, estes se tornam quebradiços. Portanto, os homens com câncer de próstata metastático tendem a ter ossos quebrados ou, em outras palavras, fraturas patológicas.

FSH – hormônio foliculoestimulante, produzido juntamente com o LH pela glândula pituitária. O FSH exerce sua ação principal na produção de esperma.

Ginecomastia – sensibilidade, dor ou inchaço das glândulas mamárias nos homens. Trata-se de um efeito colateral comum e facilmente tratável de algumas formas de terapia hormonal para o câncer de próstata.

"Grande excisão" – durante uma prostatectomia radical, isto significa que um cirurgião corta o máximo possível de tecido ao redor da próstata, numa tentativa agressiva de eliminar todo o câncer.

Heterogeneidade – o termo remete àquilo que é diverso, variado, não uniforme. No câncer de próstata e na HPB, heterogeneidade refere-se a um "cadinho" de células, todas elas tentando ocupar uma determinada posição numa área.

Hidronefrose – distensão dos ureteres e da pelve renal provocada por uma obstrução.

HIFU – ultra-som de alta concentração focal, uma técnica usada para tratar a HPB. Energia ultra-sônica é direcionada com extrema precisão para produzir temperaturas superiores a 65 graus centígrados em poucos segundos. O foco é tão bem definido que as áreas ao seu redor – mesmo aquelas a uma fração de centímetro de distância – não são aquecidas ou danificadas. O ultra-som funciona como um bisturi.

Hiper-reflexivo – muito reativo; espasmódico.

Hiperplasia – um aumento do número de células de um órgão ou tecido, com o resultado de que o órgão ou tecido em questão aumenta de tamanho. Na HPB, esse aumento é benigno, ou seja, *não* se trata de câncer.

Hiperplasia prostática benigna – ver HPB.

Hipertermia – a forma mais moderada de termoterapia para HPB, envolvendo temperaturas abaixo de 45 graus centígrados – o que talvez não seja suficiente para obter um alívio significativo da obstrução.

Hormônio-dependente, hormônio sensível – ver *androgênio-dependente, androgênio-sensível.*

Hormônio-independente, hormônio-insensível – ver *androgênio-independente, androgênio-insensível.*

HPB – hiperplasia prostática benigna, ou aumento da próstata. Problema benigno que se manifesta na maioria dos homens idosos quando tecido prostático começa a crescer ao redor da uretra, comprimindo-a gradualmente e entravando o fluxo urinário.

Implantes penianos – próteses flexíveis, infláveis ou mecânicas que permitem que um homem impotente tenha ereções e uma vida sexual normal.

Impotência – a incapacidade de se ter uma ereção.

Incontinência – vazamento involuntário de urina, também chamada de incontinência urinária. (Outro tipo de incontinência, a fecal, significa defecação involuntária.)

Incontinência com fluxo constante – emissão involuntária de urina devido ao fato de a bexiga estar demasiado cheia para reter ainda mais líquido.

Incontinência de esforço – gotejamento de urina durante certas atividades (correr ou jogar golfe, por exemplo).

Incontinência de urgência – o homem que tem este problema sabe que precisa urinar, mas tem um pouco de escape urinário antes de chegar ao banheiro.

Inibidores da 5-alfa-redutase – drogas que bloqueiam a formação da DHT. Isso faz com que a próstata se contraia, melhorando os sintomas obstrutores da HPB. Essas drogas não afetam os níveis de testosterona, o hormônio responsável pela libido e pelo funcionamento sexual de um homem.

Intra-abdominal – no interior do abdome.

Intra-uretral – no interior da uretra.

Irradiação de meio-corpo – forma de tratamento por radiação muito comum, tempos atrás, para aliviar a dor de pacientes com câncer de próstata com metástases ósseas em vários lugares. Consiste em irradiar grandes segmentos do corpo, envolvendo doses relativamente altas de radiação.

ITU – infecção do trato urinário. A presença de bactérias na urina, às vezes associada à febre.

ITUP = prostatotomia – incisão transuretral da próstata. Um procedimento cirúrgico usado para tratar a HPB no qual o cirurgião faz alguns cortes minúsculos no anel circundante do tecido prostático que está asfixiando a uretra. Quando esse anel é cortado, os lobos se separam – criando imediatamente um espaço maior ao redor da uretra.

IV – abreviação de *intravenoso*, que significa, literalmente, "através das veias". Medicação, fluidos ou suplementos alimentares podem ser ministrados desta maneira.

Janela de curabilidade – um período limitado de tempo no qual um câncer de próstata pode ser curado, enquanto ainda estiver confinado a esse órgão. Uma vez disseminado para além da próstata, não há mais cura possível.

Latente – inoperante; passivo.

LH – hormônio luteinizante, um sinal químico transmitido pela pituitária. O LH motiva os testículos a produzirem testosterona.

LHRH – fator de liberação do hormônio luteinizante, também chamado de *LHGn* (hormônio liberador de gonadotropina), um sinal químico que o hipotálamo produz no cérebro. O *LHGn* diz à glândula pituitária para produzir LH e FSH.

Libido – impulso sexual.

linfadenectomia laparoscópica da pelve – dissecção dos linfonodos como meio de avaliar o estágio de desenvolvimento do câncer de próstata. A cirurgia laparoscópica é minimamente invasiva; faz-se uma pequena incisão, e grande parte da cirurgia é conduzida através de “telescópios”.

Margens cirúrgicas – as margens cirúrgicas são determinadas quando um patologista examina as bordas de tecido que foi cortado durante a cirurgia. Se não aparecer câncer nessas bordas, e a margem estiver “limpa”, ou “negativa”, é bastante provável que todo o tecido canceroso tenha sido removido. Se a margem for “positiva”, o fato deixa dúvida: não se sabe se o cirurgião conseguiu extirpar todo o câncer.

Massagem prostática – um importante teste para descobrir a incidência de prostatite, feito durante um exame digital do reto. O médico massageia ou pressiona vigorosamente a próstata, forçando a passagem de fluido prostático para a uretra. O fluido é então coletado e, sobre uma lâmina de vidro, examinado no microscópio.

Matriz – um tipo extremamente sofisticado de mapa numérico da próstata que ajuda os médicos a saber exatamente onde inserir as “sementes” radioativas.

Medicamentos anticolinérgicos – grupo de medicamentos cujos efeitos colaterais incluem o entrave da micção. Podem ajudar alguns homens com incontinência.

Medicamentos antimicrobianos – medicamentos que matam bactérias, como os antibióticos.

Medicamentos quimioterápicos – um conjunto de drogas exterminadoras de células usadas para tratar muitos tipos de câncer.

Metástase (adj. metastático) – metástase é uma quantidade razoável de câncer que se desligou do tumor principal e estabeleceu-se em outra parte do corpo. *Metástase distante* significa que esse novo lugar está bem afastado de seu ponto de origem.

Minilap – minilaparotomia de avaliação da linfadenectomia pélvica. A *Minilap* começa com uma incisão ligeiramente maior do que a que é feita na linfadenectomia laparoscópica da pelve. Se houver câncer nos linfonodos, a incisão é fechada; se não houver câncer, a incisão é aumentada e a prostatectomia retropúbica radical é feita sob o efeito do mesmo anestésico.

MRI (imagens por ressonância magnética nuclear) – um meio de obter imagens que, além de indolor, é não-invasivo e não usa raios X. É demorado, levando em geral cerca de quarenta e cinco minutos para ser concluído. O resultado é uma varredura tridimensional do corpo, produzindo imagens que se assemelham a fatias anatômicas.

Não-invasivo – em que não há incisão.

Neodímio (ND): laser YAG – um tipo de laser de contato cuja energia penetra superficialmente os tecidos.

Neurotransmissores – mensageiros químicos, sinais emitidos de um transmissor, numa célula nervosa, para um receptor em outra célula.

Níveis de PSA específicos da idade – uma nova maneira de avaliar os testes de PSA, usando a idade do paciente para determinar a importância da leitura de seu PSA.

Nível de castração – nível ao qual a testosterona cai depois da orquiectomia. Trata-se de um importante ponto de comparação ao se monitorar a terapia hormonal, uma vez que certos medicamentos são avaliados por sua capacidade de reduzir a testosterona a esse nível.

Noctúria – micção freqüente durante a noite. Um homem tem noctúria quando precisa levantar várias vezes durante a noite para ir ao banheiro; em geral, trata-se de um sintoma de HPB.

Orgasmo – o clímax de uma relação sexual.

Orquiectomia – castração cirúrgica. Uma forma de terapia hormonal que envolve a remoção dos testículos, ou de parte deles, levando a testosterona a descer ao "nível de castração".

Orquiectomia subcapsular – uma abordagem cosmética da orquiectomia. Nesta operação, um cirurgião abre o revestimento dos testículos e esvazia o conteúdo de cada um deles. O revestimento é fechado novamente, e essa casca vazia é colocada dentro do escroto, de tal modo que nada parece diferente; em outras palavras, as aparências externas não revelam que não há nada no interior do escroto.

Óxido nítrico – uma substância liberada pelas terminações nervosas durante a ereção peniana, levando o tecido muscular liso do pênis a relaxar.

Palpável – tangível. Câncer de próstata palpável significa que existe um caroço, uma lesão ou um nódulo que o dedo enluvado de um médico pode sentir durante o exame digital do reto.

Patologista – um médico que estuda células, tecidos e órgãos, e chega a conclusões sobre eles – encontrando respostas para perguntas como "Há câncer aqui?", e "O câncer foi completamente removido?".

Pedras na bexiga – minúsculas formações produzidas quando cristais de ácido úrico ou de cálcio se precipitam na urina.

Peniano – relativo ao pênis.

Perfuração – punção.

Períneo – a área entre o escroto e o reto.

PIN (neoplasia intra-epitelial prostática) – células anormais, encontradas em uma biópsia por agulha, constituindo fortes indícios de câncer prostático.

Piroterapia – uma forma não-invasiva de terapia termal usada para tratar HPB. Múltiplas ondas de ultra-som são dirigidas para um único ponto a alguma distância da fonte de energia. Somente o ponto de convergência, o alvo no qual todos esses raios se cruzam – o tecido prostático com HPB – é danificado.

PIV (pielograma intravenoso) – uma imagem de raio X do trato urinário, que funciona como uma imagem que reluz no escuro. Um contraste especial é injetado, tornando a urina visível e sua trajetória dos rins para fora do corpo facilmente rastreável. Este procedimento facilita a visão de qualquer bloqueio. Alguns homens têm graves reações alérgicas a esse contraste.

Placebo – uma pílula de açúcar que geralmente se dá aos participantes de um estudo médico. Os pacientes que tomam o placebo são comparados com os que tomam os medicamentos verdadeiros.

Prescrever ao acaso – Os médicos usam esta expressão quando discutem estudos médicos nos quais a alguns pacientes se prescreve um ou outro tratamento ao acaso.

Proliferação – disseminação ou crescimento, como na expressão "proliferação do câncer".

Próstata – uma glândula muscular em forma de noz, de mais ou menos 3,80 cm de comprimento, que fica diretamente abaixo da bexiga. Sua função principal é fazer parte do fluido para o sêmen.

Prostatectomia – uma operação para remover a próstata, ou parte dela.

Prostatectomia a laser – o uso da poderosa energia da luz dirigida para remover tecido prostático na HPB. Existem dois métodos distintos: prostatectomia a laser de não-contato e de contato.

Prostatectomia aberta – um procedimento cirúrgico para tratar a HPB. Exige uma incisão para remover a parte da próstata que fica ao redor da uretra. Há três maneiras de fazê-la: a suprapúbica, a retropúbica e a perineal.

Prostatectomia de não-contato a laser – um procedimento para tratar a HPB que não remove tecido da HPB, mas cria, em vez disso, um espaço ao redor da uretra, de modo que o tecido destruído morre, separa-se do tecido são e é reabsorvido pelo corpo.

Prostatectomia por contato a laser – uma forma de tratamento de HPB na qual a sonda a laser toca – e imediatamente vaporiza – o tecido da HPB.

Prostatectomia radical – a operação para remover a próstata; é o "padrão-ouro" para curar o câncer de próstata localizado. Existem duas abordagens: a prostatectomia retropúbica radical, que envolve uma incisão abdominal, e a prostatectomia perineal radical, que alcança a próstata através do períneo.

Prostatectomia radical "com preservação dos nervos" – aquilo que alguns médicos chamam de "abordagem anatômica da prostatectomia retropúbica radical"; ao fazê-lo, referem-se a importantes modificações que reduzem a perda de sangue, permitindo que um homem continue potente e continente depois de submeter-se a uma prostatectomia radical.

Prostático – relativo à próstata.

Prostatismo – um grupo de sintomas geralmente associados à HPB. Deles fazem parte o fluxo urinário fraco, a hesitação em começar a urinar e a dificuldade de manter e interromper o fluxo, quase sempre com a ocorrência de uma pequena quantidade de "gotejamento" em seguida.

Prostatismo silencioso – ocorre quando lesões dos rins ou da bexiga se desenvolvem sem quaisquer sintomas perceptíveis. Pode ser resultado do fato de a hiperplasia prostática benigna (HPB) não ter sido tratada.

Prostatite – inflamação da próstata. Quatro problemas entram nesta categoria: prostatite bacteriana aguda, prostatite bacteriana crônica, prostatite não-bacteriana e prostatodinia.

Prostatite bacteriana aguda – forma de prostatite associada a infecções do trato urinário, culturas positivas que identificam bactérias na próstata, e uma abundância de leucócitos nas secreções prostáticas. A prostatite bacteriana aguda chega de repente, acompanhada por febre e sintomas que exigem tratamento imediato.

Prostatite bacteriana crônica – uma forma de prostatite associada a infecções do trato urinário, culturas positivas que identificam bactérias na próstata, e uma abundância de leucócitos nas secreções prostáticas. Essa doença pode ser recorrente, voltando periodicamente durante anos depois de um episódio inicial de prostatite bacteriana aguda.

Prostatite "infecciosa" – um termo usado por alguns médicos para descrever a prostatite bacteriana, que de fato não é infecciosa; o homem que tem essa doença pode continuar levando uma vida sexual normal, sem se preocupar com a possibilidade de transmiti-la a outra pessoa.

Prostatite não-bacteriana – uma forma de prostatite associada a um excesso de leucócitos nas secreções prostáticas, mas sem um histórico de infecções do trato urinário, e sem bactérias que possam ser detectadas na próstata. Sua causa é um mistério.

Prostatodinia – este termo significa "próstata dolorosa". Os pacientes não apresentam nenhum histórico de infecções do trato urinário, e nenhum vestígio de bactérias encontradas na próstata e nas secreções prostáticas normais. Os sintomas da prostatodinia são basicamente idênticos aos da prostatite não-bacteriana; a diferença é feita através do diagnóstico. A prostatodinia pode ser causada por muitas coisas, particularmente pelos espasmos musculares no colo da bexiga, na uretra prostática, no períneo ou na superfície interna inferior da pelve.

Prostatose – termo vago e pouco útil que significa, apenas, "um problema na próstata".

Prótese – substituição artificial de uma parte do corpo que está faltando ou não funciona adequadamente.

PSA – antígeno prostático específico, uma enzima produzida pela próstata. Os níveis de PSA podem ser verificados através de um simples exame de sangue; quantidades elevadas de PSA no sangue podem ser um sinal da presença de câncer na próstata.

PSMA – antígeno da membrana prostato-específica – como o PSA, uma enzima produzida pela próstata, com a diferença de que é encontrada na membrana das células prostáticas. Um novo teste de obtenção de imagens, que envolve um anticorpo do PSMA e um traçador radioativo, pode ajudar a determinar se um homem tem células prostáticas cancerosas fora da periferia imediata da próstata.

Qualidade de vida – basicamente, esta expressão remete à idéia de até que ponto você acha que sua vida é boa. Quando a "qualidade de vida" é excelente, segue-se que o paciente está relativamente imune aos sintomas ou à dor. Quando é ruim, conclui-se que a dor ou os sintomas interferiram na capacidade de um homem funcionar, realizar suas atividades cotidianas e desfrutar sua vida.

Radiação local – radioterapia externa localizada, dirigida a uma ou várias metástases ósseas dolorosas. Esse tratamento não impede que surjam novas metástases, mas pode aliviar extraordinariamente a dor nos pontos tratados.

Radioterapia – ver *radioterapia externa*, *braquiterapia intersticial* e *terapia conformal tridimensional.*

Radioterapia externa – um tratamento curativo para o câncer de próstata. Envolve a irradiação, a partir do exterior, de energia de raio X sobre um tumor prostático. Essa irradiação é feita durante alguns minutos por sessão, ao longo de várias semanas.

Receptores – "fechaduras" extremamente específicas existentes nas células, que só são abertas ou ativadas por certos hormônios ou sinais químicos que funcionam como "chaves".

Recorrência local de câncer – quando o câncer volta a manifestar-se na próstata ou nos tecidos adjacentes após o tratamento.

Regeneração – reconstituição.

Ressectoscópio – um instrumento usado no procedimento da RTUP. Introduzido através do pênis, esse instrumento acende uma luz que dá aos cirurgiões uma visão da próstata à medida que vão retirando o tecido excessivo.

Retenção urinária – problema que ocorre quando a bexiga fica completa ou parcialmente cheia. Retenção urinária aguda significa que uma pessoa não consegue mais urinar. Trata-se de um problema muito grave, que exige tratamento imediato.

Retratar – ver e obter imagens de dentro do corpo através do uso de várias modalidades de energia (ultra-som, ressonância magnética (MRI) e raios X, etc.).

Retropúbico – termo que se aplica a um tipo de abordagem cirúrgica. Na prostatectomia retropúbica, o cirurgião faz uma incisão na parte inferior do abdome, separa os músculos abdominais e afasta a bexiga para um lado, sem abri-la, de modo a alcançar diretamente a próstata (ao contrário da abordagem suprapúbica, na qual a próstata é alcançada através de um corte na bexiga).

Rins – os principais filtros do corpo. Limpam o organismo de impurezas e, ao mesmo tempo, recuperam e reciclam materiais úteis.

RTUP – ressecção transuretral da próstata, a operação por excelência para tratar os sintomas de HPB. Não é necessário fazer uma incisão; pelo contrário, o tecido prostático é alcançado, cortado e removido na forma de minúsculos fragmentos através da uretra.

RTUP por eletrovaporização – nova e promissora abordagem da RTUP, na qual os cirurgiões usam um "rollerball" como eletrocautério, em vez da alça de corte. O tecido excrescente é vaporizado, e não extirpado, de tal modo que não haverá restos de fragmentos.

Secções por congelamento – numa avaliação de uma linfadenectomia pélvica, os linfonodos são removidos e, em seguida, levados a um patologista que procederá à análise das secções por congelamento, em busca de câncer. Esse termo significa exatamente o que parece à primeira vista – o tecido é congelado e, depois, cortado em fatias muito finas que serão examinadas por meio de um microscópio.

Seleção clonal – o processo através do qual células agressivas, de diferenciação mais pobre e desenvolvimento mais rápido, tomam de assalto as células mais lentas e bem diferenciadas à medida que um tumor se desenvolve.

Sêmen – o fluido que transporta o esperma e é expelido do corpo durante a ejaculação, ou clímax do ato sexual.

"Sementes" radioativas – ver *braquiterapia intersticial.*

Síndrome de RTUP – uma rara complicação da RTUP, que ocorre quando o corpo absorve quantidades excessivas do fluido irrigador usado durante o procedimento. Seus sintomas são: náusea, confusão, vômito, pressão sanguínea alta, queda da freqüência cardíaca e problemas visuais. A síndrome de RTUP é temporária e facilmente reversível através da ministração de diuréticos ou de uma solução salina, que ajudam a restaurar o equilíbrio normal dos fluidos e minerais do corpo.

Sintomas irritantes na HPB – sintomas que incluem a micção freqüente, sobretudo à noite; uma forte sensação de urgência em urinar; incapacidade de adiar a micção; sono interrompido pela necessidade de urinar.

Sintomas obstrusivos na HPB – estes incluem um fluxo urinário fraco, a hesitação em começar a urinar, a necessidade de fazer pressão ou esforçar-se para dar início ao fluxo da urina, um fluxo urinário intermitente (começa e é interrompido várias vezes), a dificuldade de interromper a micção, o "gotejamento", a sensação de não conseguir esvaziar completamente a bexiga e de não ser capaz de urinar de maneira alguma.

Sinusóides – câmaras esponjosas no interior do pênis que ficam ingurgitadas com sangue durante uma ereção.

Sistema de gradação de Gleason – uma maneira de classificar o grau de um câncer com base em seu aspecto sob o microscópio. As células bem diferenciadas recebem um número baixo (2, 3, 4), e as mal diferenciadas um número alto (8, 9, 10); as moderadamente bem diferenciadas ocupam o espaço intermediário da gradação. Ver também *diferenciação das células do câncer de próstata.*

Sonda de Foley – um cateter inserido no pênis e conduzido através da uretra até a bexiga, onde se fixa com um minúsculo balão inflado. Remove urina do corpo, e também pode ser usado para a irrigação e para impedir a formação de coágulos sanguíneos.

Sondas – tubos implantados e deixados no lugar para manter aberto um espaço que de outra forma se fecharia ou seria prensado. No caso de HPB, são colocados na uretra para protelar o crescimento excessivo de tecido prostático e ajudar a desobstruir o fluxo urinário.

Suprapúbico – um tipo de abordagem da próstata. Numa prostatectomia suprapúbica aberta, o cirurgião atinge a próstata através de uma incisão na pele e nos músculos da parte inferior do abdome, e em seguida passa pela bexiga para alcançar a próstata.

Suturas – pontos cirúrgicos usados para fechar uma incisão.

TC (tomografia computadorizada) – uma série circular de imagens de raio X feitas por uma máquina que se move ao redor do corpo. Um computador junta as fotos, gerando imagens que, como no processo de MRI, se assemelham a "fatias" anatômicas.

Tecido periprostático – tecido que circunda a próstata.

Tecidos "auxiliares do sexo" – glândulas como a próstata, as vesículas seminais e a glândula de Cowper, que produzem secreções que se tornam parte do fluido do sêmen.

Terapia conformal tridimensional – uma técnica para aumentar o potencial da radioterapia externa, aumentando a dose de radiação sobre o tumor prostático ao mesmo tempo que se corre um risco mínimo de lesar os tecidos adjacentes.

Terapia de "salvamento" – este é um termo médico que equivale a "Plano B". Significa que um paciente está sendo submetido a outra forma de tratamento porque o "Plano A", a primeira modalidade experimentada, não foi capaz de resolver o problema. A terapia de salvamento nem sempre funciona, e está freqüentemente associada a um alto índice de complicações.

Terapia hormonal – o uso de hormônios para tratar o câncer de próstata avançado. A terapia hormonal tem por objetivo eliminar os hormônios que alimentam a próstata. Num tumor prostático, algumas células respondem a essa terapia, outras não. Os médicos também a chamam de *terapia de privação de hormônios* ou *terapia antiandrogênica*, termos que, para eles, podem ser intercambiáveis.

Terapia por raio X – ver *radioterapia externa.*

Terapia termal – uso de calor para destruir tecidos.

Termoterapia – uma forma de terapia termal em que o tecido é aquecido a temperaturas superiores a 45 graus centígrados.

Teste BUN – teste do nitrogênio da uréia sanguínea; um teste sanguíneo para verificar o funcionamento dos rins.

Teste de creatinina – um exame de sangue para descobrir a possível deterioração das funções renais.

Teste de tumescência peniana noturna – uma avaliação para determinar se um homem tem ereção à noite, enquanto dorme.

Testículos – alojados no escroto, os testículos são os órgãos reprodutores do homem e a principal fonte do hormônio masculino, a testosterona, bem como do esperma.

Testosterona – o hormônio masculino (ou androgênio), que é importante para a próstata e essencial para o impulso sexual e a fertilidade. Também é responsável por características "masculinas" como os pêlos do corpo que surgem após a puberdade e um tom de voz mais grave. A diminuição da testosterona é um dos principais objetivos da terapia hormonal para o tratamento do câncer de próstata.

Transabdominal – através do abdome.

Transperineal – através do períneo.

Transretal – através do reto.

Tratamento paliativo – tratamento que leva a uma melhora dos sintomas e, por extensão, também da qualidade de vida – ainda que não possa fazer nada para curar a causa subjacente a esses sintomas.

Tratamento planejado por tomografia computadorizada – imagens de TC que mostram a extensão física da área visada (a próstata e os órgãos adjacentes) antes do tratamento por radioterapia.

Trombose venosa profunda – coágulos sanguíneos que se formam nas veias profundas das pernas; uma complicação potencial de cirurgias importantes como a prostatectomia radical. Na melhor das hipóteses, esses coágulos podem ser dolorosos. Na pior, podem ser fatais – basta que um fragmento de um desses coágulos se solte e suba para os pulmões, que devem, então, ser imediatamente tratados.

TUAP – aspiração transuretral ultra-sônica da próstata, uma técnica usada para tratar a HPB, envolvendo uma sonda ultra-sônica especial. O ultra-som incide sobre tecidos com um elevado teor de água (como o tecido da HPB), ao mesmo tempo que deixa ilesos os tecidos ao redor do colo da bexiga, do esfíncter uretral e de outras partes da próstata.

TULIP – prostatectomia transuretral guiada por ultra-som e induzida por laser. Um tratamento para a HPB que usa um laser de não-contato.O dispositivo TULIP a laser faz uma varredura ultra-sônica que oferece ao cirurgião uma imagem das áreas que serão visadas pelo laser, conferindo maior exatidão ao procedimento.

TUMT – termoterapia transuretral por microondas. Um tratamento para a HPB que usa microondas para gerar calor e destruir tecido ao redor da uretra, propiciando-lhe um maior espaço. Funciona por um controle remoto em miniatura: uma minúscula antena que visa o tecido da HPB circunda um cateter que atravessa o pênis e vai dar na uretra. O gerador de microondas fica nas imediações, mais exatamente no reto.

TUNA – ablação transuretral por meio de agulha. Um procedimento usado para tratar a HPB. Energia por radiofreqüência é conduzida através de minúsculas agulhas inseridas diretamente no tecido prostático através de um cateter especial. A agulha faz orifícios de vários tamanhos, no tecido da HPB visando a diminuição de sua pressão sobre a uretra.

Ultra-som – maneira indolor e não-invasiva de representação que cria uma imagem com ondas sonoras de alta freqüência, como o sonar de um submarino. O ultra-som pode ser aplicado externamente, através do abdome, ou por via transretal, através de um bastão introduzido no reto. O ultra-som transretal pode detectar diferenças entre tecido canceroso e normal da próstata.

Ureteres – canais musculares e unidirecionais que funcionam como tubos de creme dental, pressionando a urina para fora dos rins, na direção da bexiga.

Uretra – um tubo que, a exemplo da próstata, faz parte tanto do sistema urinário quanto do reprodutor. Funciona como um conduto não só para a urina, como também para as secreções dos canais ejaculatórios e da próstata.

Uretra prostática – a parte da uretra que atravessa a próstata.

Uretrite – inflamação da uretra, freqüentemente causada por uma infecção. Se não tratada, pode resultar em estreitamento uretral ou numa grave infecção que se alastra pelo vaso deferente e envolve o epidídimo.

Urinálise – um exame químico e microscópico da urina.

Urofluxometria – um teste para medir a quantidade de urina vertida por um homem durante a micção, bem como a velocidade de seu fluxo urinário.

Urologista – um médico especializado no diagnóstico e no tratamento médico e cirúrgico de problemas nos sistemas urinário e reprodutor masculinos.

Vascular – que diz respeito aos vasos sanguíneos.

Vasectomia – procedimento cirúrgico que é uma forma de contracepção masculina. Quando o vaso deferente é cortado, o esperma não consegue sair do pênis através da ejaculação, sendo, pelo contrário, reabsorvido pelo organismo.

Vaso deferente – na verdade existem dois desses cordões musculares, duros, mas os médicos costumam falar do vaso deferente como se se tratasse de uma só unidade. O vaso deferente percorre uma trajetória sinuosa desde o epidídimo até a base da próstata, onde encontra o duto da vesícula seminal para formar o canal ejaculatório.

Vasodilatadores – medicamentos que dilatam os vasos sanguíneos, criando um canal mais largo para a trajetória do sangue. No pênis, também podem levar o tecido muscular liso a relaxar, e as veias a se fechar; alguns vasodilatadores, injetados no pênis em minúsculas quantidades, são usados para produzir ereções.

Velocidade do PSA – o índice de mudança do PSA de ano para ano.

Venoso – que diz respeito às veias.

Vesículas seminais – glândulas que, assim como a próstata, são "auxiliares do sexo". O fluido secretado por essas glândulas é fundamental para assegurar a consistência do sêmen.

VLAP – prostatectomia visual a laser, um procedimento de não-contato. A VLAP usa uma sonda transuretral que, introduzida na ponta do pênis, direciona o laser diretamente para a próstata, a um ângulo de 90 graus.

YAG laser – ver *Neodímio (Nd): Yag laser.*

Zona de transição – o anel interno da próstata; tecido que circunda a uretra. É este o local da HPB.

Zona periférica – a área mais ampla da próstata, na qual se verifica a maior incidência de câncer.

Zonas da próstata – A próstata tem cinco regiões distintas. As duas mais comumente mencionadas são a zona de transição e a zona periférica.

Índice Remissivo

IMPRESSÃO E ACABAMENTO
YANGRAF
GRÁFICA E EDITORA LTDA.
TEL/FAX.: (011) 218-1788
RUA: COM. GIL PINHEIRO 137